Ernährung für Dummies – Schummelseite

Verwendete Maßeinheiten

Abkürzung	Maßeinheit	entspricht
g	Gramm	1 000 Milligramm; 1 000 000 Mikrogramm
mg	Milligramm	1/1 000 Gramm
µg	Mikrogramm	1/1 000 000 Gramm
kg	Kilogramm	1 000 Gramm; 2 Pfund
Pfund	Pfund	0, 5 Kilogramm; 500 Gramm
l	Liter	1 000 Milliliter; 10 Deziliter
dl	Deziliter	100 Milliliter; 1/10 Liter
ml	Milliliter	1/1 000 Liter

Charakteristische Präfixe und Suffixe in der Ernährungslehre

Wortteil	Bedeutung
Amyl-	Stärke
An-	ohne
Anti-	gegen
-ase	ein Enzym
Di-	zwei
-emia	im Blut enthalten
gastro-	den Magen betreffend
Gly-	kennzeichnend für Zuckerverbindungen
Hydr-, hydro-	Wasser (**auch:** Hydrogen)
Hyper-	zu hoch (über dem Durchschnitt)
Hypo-	zu niedrig (unter dem Durchschnitt)
Lakt-, lakti-, lakto- (**auch** lact-, lacti- lacto-)	Milch
Lip-, lipo-	Fett
Makro-	groß
Mikro-	klein
Mono-	ein
-ose	Zucker
Tri-	drei

Einfache Tricks, um Kalorien zu sparen

- ✔ Verwenden Sie fettarme oder fettfreie Milchprodukte
- ✔ Verwenden Sie Zuckerersatzstoffe anstelle von Zucker
- ✔ Entfernen Sie das Fett von der Oberfläche von Suppen und Soßen
- ✔ Wählen Sie fettarme Nachspeisen
- ✔ Essen Sie Geflügel ohne die Haut
- ✔ Vermeiden Sie fette, ölige Salatsoßen
- ✔ Essen Sie nur einseitig belegte Brote
- ✔ Vermeiden Sie fette Zutaten bei allen Gerichten
- ✔ Essen Sie Gemüse ohne Butter
- ✔ Entfernen Sie von Fleisch alle fetten Teile

Ernährung für Dummies – Schummelseite

Ein höherer Bedarf an Nährstoffen kann notwendig sein

- ✔ wenn Sie schwanger sind. Sie benötigen für ein gesundes Wachstum des Fötus eine höhere Dosis von einigen Vitaminen, Mineralstoffen und Proteinen.

  Das gleiche gilt, wenn Sie das Baby stillen.
- ✔ wenn Sie Medikamente einnehmen. Manche Medikamente beeinflussen die Absorption und die Verwendung bestimmter Vitamine und Mineralstoffe. Fragen Sie Ihren Arzt, wenn er Ihnen ein Medikament verschreibt, ob Sie zur Nahrungsergänzung Zusatzpräparate einnehmen sollen.
- ✔ wenn Sie rauchen. Raucher benötigen mehr Vitamin C als Nichtraucher.
- ✔ wenn Sie in die Wechseljahre kommen. Der Körper der Frau benötigt nun mehr Kalzium, um die Knochen zu stärken.

  Das trifft auch auf ältere Männer zu.
- ✔ wenn Sie sich ausschließlich vegetarisch ernähren – das heißt, dass Sie keinerlei tierische Nahrungsmittel zu sich nehmen, nicht einmal Milch und Eier. Sie sollten Vitamin-B12-Zusatzpräparate einnehmen, vielleicht auch noch Kalzium und Eisen.

Die 18 lebensnotwendigen Vitamine und Mineralstoffe

- ✔ Vitamin A
- ✔ Vitamin D
- ✔ Vitamin E
- ✔ Vitamin K
- ✔ Vitamin C
- ✔ Thiamin (Vitamin B1)
- ✔ Riboflavin (Vitamin B2)
- ✔ Niacin
- ✔ Vitamin B6
- ✔ Folsäure
- ✔ Vitamin B12
- ✔ Kalzium
- ✔ Phosphor
- ✔ Magnesium
- ✔ Eisen
- ✔ Zink
- ✔ Jod
- ✔ Selen

So erhalten Sie die Frische und den Nährwert von Nahrungsmitteln

- ✔ Waschen Sie die Hände vor (und nach) der Berührung von Nahrungsmittel.
- ✔ Waschen Sie Obst und Gemüse vor dem Verzehr oder dem Kochen.
- ✔ Befolgen Sie die Anweisungen auf der Verpackung hinsichtlich Aufbewahrung und Zubereitung der Speisen.
- ✔ Behandeln Sie rohen Fisch, rohes Fleisch und rohes Geflügel so, als wäre es bereits kontaminiert (oft ist es das auch!).
- ✔ Kochen, braten oder backen Sie die Speisen ausreichend lange.
- ✔ Halten Sie heiße Speisen warm und kalte Speisen kühl.
- ✔ Essen oder trinken Sie niemals etwas, was rohe Eier enthält.
- ✔ Trocknen Sie den Spüllappen nach dem Gebrauch, oder – besser – stecken Sie ihn in die Mikrowelle.
- ✔ Benutzen Sie unterschiedliche Schneidebretter für Fleisch, Fisch und Geflügel.
- ✔ Probieren Sie niemals Nahrungsmittel, die einen verdorbenen Eindruck erwecken, um festzustellen, ob es auch tatsächlich so ist. Beim geringsten Zweifel werfen Sie sie besser weg.

Ernährung
für Dummies

Carol Ann Rinzler

Ernährung für Dummies

Essen mit Köpfchen

Übersetzung aus dem
Amerikanischen von
Ingrid O'Connor

mitp

Die Deutsche Bibliothek – CIP-Einheitsaufnahme:

Rinzler, Carol Ann:
Ernährung für Dummies / Carol Ann Rinzler. Übers. aus dem
Amerikan. von Ingrid O'Connor. - Bonn : MITP-Verlag, 2000
Einheitssacht.: Nutrition For Dummies <dt.>
ISBN 3-8266-2876-4

ISBN 3-8266-2876-4
1. Auflage 2000

Übersetzung der amerikanischen Originalausgabe:
Carol Ann Rinzler: Nutrition For Dummies, 2nd edition

Printed in Germany

Ein Unternehmen der verlag moderne industrie AG & Co. KG, Landsberg

Lektorat: Sabine Müthing, Sabine Schulz
Korrektorat: Andrea Stumpf
Produktion: TYPisch Müller, Gräfelfing
Druck: Media-Print, Paderborn
Umschlaggestaltung: Sylvia Eifinger, Bornheim
Satz und Layout: Lieselotte und Conrad Neumann, München

Inhaltsverzeichnis

Teil V Nahrung und Medikamente 247

Einführung

Vor noch nicht allzu langer Zeit haben die Menschen entweder aus Hunger oder einfach aus Freude am Essen gegessen, was ihnen vorgesetzt wurde. Niemand sagte, »Meine Güte, diese Spargelcremesuppe hat aber viele Kalorien« oder fragte nach Vollkornbrot, wenn nur Weißbrot angeboten wurde, oder entfernte die Haut vom Hähnchen. Diese Zeiten sind vorbei. Heutzutage befinden wir uns am Esstisch auf einem Schlachtfeld, wo ein Kampf zwischen Gesundheit und Vergnügen ausgetragen wird. Ein Menü wird mit generalstabsmäßiger Präzision in Angriff genommen und für viele ist die Entscheidung zu essen, was gut für sie ist, anstelle von dem, was ihnen am besten schmeckt, eine Lebensaufgabe.

Dieses Buch wurde geschrieben, um den scheinbaren Widerspruch zwischen dem Wunsch nach guter Ernährung und dem Verlangen nach gutem, schmackhaftem Essen aufzuheben. Es ist wirklich so (hergehört!), dass das, was für den Körper gut ist, auch gut schmecken kann – und umgekehrt.

Worum es in diesem Buch geht

Ernährung für Dummies möchte Ihnen nicht das Gefühl geben, dass Sie wieder die Schulbank drücken und nach Anweisung des Lehrers alles aufschreiben müssen, was Sie von nun an bis zu Ihrem 104. Lebensjahr jeden Tag zu sich zu nehmen haben. Es möchte Ihnen vielmehr die Informationen vermitteln, die Sie benötigen, um bei der Auswahl der Nahrung vernünftig zu entscheiden – was immer heißt, dass die Auswahl sowohl den Gaumen und die Seele als auch den Körper erfreut. Einiges von dem, was Sie hier lesen werden, ist wirklich, w-i-r-k-l-i-c-h von fundamentaler Bedeutung: die Definition der Vitamine, Mineralstoffe, Proteine, Fette, Kohlenhydrate und – hätten Sie das für möglich gehalten? – unseres guten, alten Wassers. Wir geben Ihnen Tipps, wie Sie eine nährstoffreiche Einkaufsliste zusammenstellen und wie Sie die Nahrung so zubereiten, dass Sie es kaum erwarten können, mit dem Essen anzufangen.

Das Buch ist für diejenigen, die absolut nichts über Ernährung wissen (außer dass es sich hierbei um Essen handelt) eine gute Gelegenheit, sich mit der Materie vertraut zu machen. Für alle anderen, die mehr als nur oberflächlich darüber Bescheid wissen, ist es ein guter Wiederholungskurs, um in kürzester Zeit wieder auf dem neuesten Stand zu sein. Was hat sich verändert, seitdem Sie das letzte Mal eine Kalorientabelle zu Rate zogen? (Eine solche Tabelle finden Sie im Anhang.)

Als ein Bonus für die WWW-Surfer bieten wir im vierundzwanzigsten Kapitel interessante Web-Adressen an, wo Sie sich weitere Informationen zu den Themen besorgen können.

Wie dieses Buch aufgebaut ist

Das Buch ist in dreiundzwanzig »reguläre« Kapitel unterteilt, der sechste, letzte Teil »Zehn wichtige Hinweise«, besteht aus weiteren drei Kapiteln, gefolgt von einem Anhang. Sie können das Buch entweder von vorne bis hinten lesen oder jedes Kapitel für sich, ohne das vorhergehende oder nachfolgende kennen zu müssen. Machmal verweisen wir aber auf andere Kapitel, die ebenfalls Informationen über das betreffende Thema enthalten. Hier eine Zusammenfassung des Inhalts der einzelnen Teile:

Teil I: Die Grundlagen der Ernährung

Im ersten Kapitel wird erklärt, was unter Ernährung zu verstehen ist und welchen Einfluss sie auf den Körper hat. Hier finden Sie ebenfalls Informationen darüber, inwieweit Sie Testergebnissen, Zeitungsartikeln und Sendungen im Fernsehen, die sich mit Ernährung beschäftigen, trauen dürfen. Im zweiten Kapitel erfahren Sie in allen Einzelheiten, wie Ihr Verdauungssystem Nahrung und Getränke in die Nährstoffe umwandelt, die ein gesunder Körper benötigt. Das dritte Kapitel befasst sich mit Kalorien, den Energielieferanten in Nahrung und Getränken. Das vierte Kapitel sagt Ihnen, wie viele Nährstoffe der Körper im Einzelnen braucht, um topfit zu sein. Und im fünften Kapitel lernen Sie einige Regeln im Zusammenhang mit Präparaten zur Nahrungsergänzung – die Pillen, Pulver und Mittelchen, die den Nährwertgehalt der von Ihnen aufgenommenen Nahrung erhöhen sollen – kennen.

Teil II: Was alles in der Nahrung steckt

Kapitel 6 enthält alles über Proteine: wo Sie sie finden und was sie für den Körper tun. Im siebten Kapitel erhalten Sie eben diese Informationen über die Fette, im achten Kapitel über Kohlenhydrate: Zucker, Stärken und diese unverdauliche, aber absolut wichtige Substanz, die sich in Kohlenhydraten befindet – na, wie heisst sie denn gleich – richtig, Ballaststoffe. Im neunten Kapitel weise ich auf die Gefahren und, ja doch, neuerdings auch bewiesenen Vorteile des Alkoholkonsums hin.

Das zehnte Kapitel befasst sich mit Vitaminen, jenen Substanzen in den Nahrungsmitteln, die so viele wichtige chemische Reaktionen im Körper auslösen. Das elfte Kapitel behandelt die Mineralstoffe, die oft gemeinsam mit den Vitaminen ein Team bilden. Im zwölften Kapitel erkläre ich die Wirkung von Phytochemicals, die erst in letzter Zeit als wichtig erkannten Substanzen in der Nahrung. Das dreizehnte Kapitel ist ganz dem Wasser gewidmet, die lebensnotwendige Flüssigkeit, die bis zu 70 Prozent unseres Körpergewichts ausmacht. In diesem Kapitel lernen Sie auch die Funktion der Elektrolyten kennen. Hierbei handelt es sich um bestimmte Mineralstoffe, die den Wasserhaushalt (die Menge von Wasser innerhalb und außerhalb der Zellen) ausgleichen.

Teil III: Gesunde Ernährung

Im vierzehnten Kapitel befassen wir uns mit dem Unterschied zwischen Hunger (dem Bedürfnis nach Essen) und Appetit (der Lust nach Essen). Wenn Sie diese beiden Gefühle im Gleichgewicht halten können, wird es Ihnen nicht schwer fallen, ein gesundes Körpergewicht zu bewahren. Im fünfzehnten Kapitel lernen Sie, wie ein Ernährungsplan aussieht, der Sie gesund und fit erhält. Hier stütze ich mich auf die neuesten Richtlinien, die von dem U.S. Department of Agriculture and Health and Human Services herausgegeben wurden. Im sechzehnten Kapitel wird Ihnen gezeigt, wie Sie diese Richtlinien bei der Zubereitung eines appetitlichen, gesunden Essens anwenden können.

Teil IV: Die Nahrungszubereitung

Kapitel 17 stellt die einfache Frage und liefert die Antwort gleich mit: Was ist die und was geschieht bei der Weiterverarbeitung von Nahrungsmitteln? Im achtzehnten Kapitel wird gezeigt, wie das Kochen das Aussehen, den Geschmack und den Nährwertgehalt der Nahrungsmittel beeinflusst. Mit dem gleichen Thema befasst sich das neunzehnte Kapitel, nur werden hier die Nahrungsmittel eingefroren, eingemacht, getrocknet oder bestrahlt. Im neunzehnten Kapitel erhalten Sie eine Einführung in die Chemikalien, die den Nahrungsmitteln zugesetzt werden, um deren Haltbarkeit zu verlängern.

Teil V: Nahrung und Medikamente

Im einundzwanzigsten Kapitel wird erklärt, warum manche Nahrungsmittel bei einigen Personen einen Ausschlag und/oder Juckreiz verursachen. Hier werden auch Möglichkeiten aufgezeigt, wie Sie, wenn Sie zu den Betroffenen gehören, feststellen können, auf welche Medikamente Sie allergisch reagieren. Kapitel 22 behandelt das Thema Essen und Trinken und deren Einfluss auf unser Wohlbefinden – ein Thema, das zur Zeit unter Ernährungsspezialisten heftig diskutiert wird. Das dreiundzwanzigste Kapitel geht der Frage nach, wie manche Lebensmittel Krankheiten vorbeugen oder deren Symptome lindern können. Es handelt sich dabei um so schreckliche-aber-nicht-wirklich-ernsthafte Erkrankungen wie eine Erkältung bis hin zu den wirklichen Schreckgespenstern: Herzerkrankungen und Krebs.

Teil VI: Zehn wichtige Hinweise

Wäre ein ... *für Dummies*-Buch ohne den letzten Teil, »Zehn wichtige Hinweise«, überhaupt vorstellbar? Absolut nicht. In diesem Teil nenne ich Ihnen zehn wirklich interessante Webadressen, wo Sie jede Menge Informationen finden können. Anschließend fasse ich für Sie noch einmal zehn Lebensmittel zusammen, die den Ruf haben, einen fast »magischen« Einfluss auf uns auszuüben. Und zu guter Letzt erhalten Sie wertvolle Tipps und Tricks, wie Sie Nahrungsmittel zubereiten und aufbewahren, um deren Haltbarkeit zu verlängern.

Anhang:

Der Anhang ist für all diejenigen gedacht, die sich gerne an Fakten halten. Hier können Sie den Nährwert vieler gängiger Lebensmittel nachschlagen und sich so Ihren täglichen Ernährungsplan zusammenstellen.

Die Icons in diesem Buch

Wenn Sie dieses Buch lesen, werden Ihnen folgende Icons begegnen. Sie erscheinen immer am linken Rand und sollen Ihre Aufmerksamkeit auf interessante und nützliche Informationen lenken.

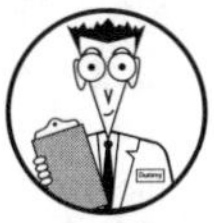

Dieses schlaue Kerlchen erklärt Ihnen die Begriffe, die von Ernährungsspezialisten gerne verwendet werden, jedoch nicht allgemein bekannt sind.

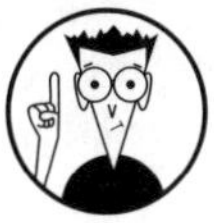

Der gleiche Typ wie oben. Hier liefert er aber klare und genaue Erklärungen für technische Begriffe und Prozesse.

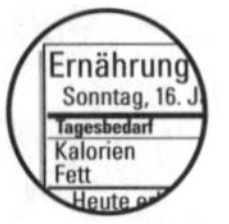

Dieses Icon weist auf wissenschaftliche Studien, Statistiken, Definitionen und Empfehlungen hin, die von der einen oder anderen offiziellen Stelle herausgegeben wurden, um einen gemeinsamen Standard festzulegen.

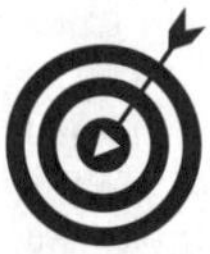

Ins Schwarze getroffen! Hier finden Sie genaue Informationen darüber, wie Sie Ihre Ernährung und Gesundheit verbessern können.

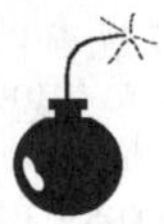

Dieses Icon weist auf die Fallen hin, die überall lauern, wie etwa die Hähnchenhaut oder wie Sie ein an und für sich fettarmes Nahrungsmittel in ein fett- und cholesterinhaltiges verwandeln.

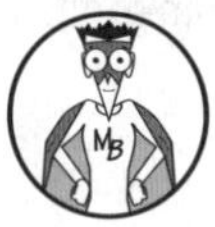

Wenn Sie dieses Zeichen sehen, sind wir dabei, Mythen rund um die Ernährung zu zerstören. In der Ernährungslehre wimmelt es von Tatsachen, die »man weiß«. Wenn dieser Kerl auftaucht, werden Sie erfahren, wie es wirklich ist, wenn es »keiner genau weiß.«

Teil I

Die Grundlagen der Ernährung

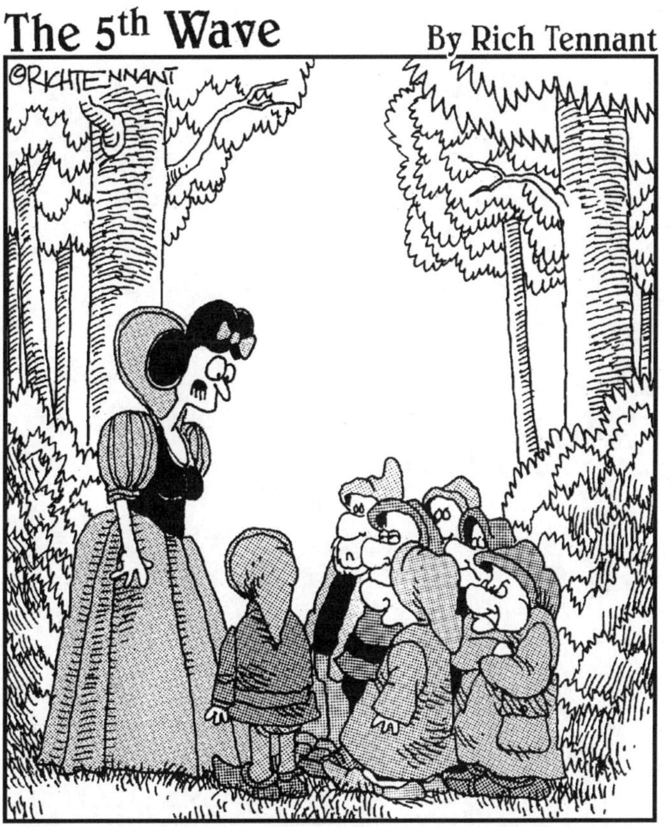

»Schlaff? Müde? Mürrisch? Jungs, habt Ihr Eure Multivitaminpräparate schon wieder nicht eingenommen?«

In diesem Teil...

Um richtig zu essen, müssen Sie mit den Grundlagen der Ernährung vertraut sein. In diesem Teil des Buches wird Ihnen das entsprechende Wissen vermittelt und erklärt, was unter Verdauung zu verstehen ist (wie der Körper Nahrung in Nährstoffe umwandelt). Sie erfahren, warum Kalorien wichtig für uns sind, und auch, wie viele Vitamine, Mineralien und andere gute Dinge Sie täglich zu sich nehmen sollten.

Was ist unter Ernährung überhaupt zu verstehen?

1

In diesem Kapitel

- Warum Ernährung wichtig ist
- Nahrung ist nicht gleich Nahrung
- Wichtige Informationsquellen über Ernährung
- Wie man eine Ernährungsstudie richtig liest

Willkommen an Bord! Sie sind am Beginn Ihrer *Fantastischen Reise*. (Sie wissen doch. Das ist der Film von 1966 mit Raquel Welch, wo sie und ein paar andere Typen in die Größe von Molekülen verwandelt wurden, um durch den Körper eines Politikers, der von einem Mann erschossen wurde, welcher... (Oje, schauen Sie lieber mal im Fernsehprogramm nach, vielleicht wird der Film ja demnächst wiederholt.)

Jedenfalls werden Sie, wenn Sie sich Kapitel für Kapitel durch dieses Buch lesen, einem Pfad folgen, der den Weg der aufgenommenen Nahrung (in fester oder flüssiger Form) vom Teller zu Ihrem Mund in die Verdauungsorgane und in jedes Gewebe und jede Zelle beschreibt. Auf dieser Reise können Sie auch beobachten, wie Ihre Organe, ja wie Ihr ganzer Körper funktioniert. Sie werden entdecken, warum einige Nahrungsmittel und Getränke für die Erhaltung Ihrer Gesundheit unentbehrlich sind und Sie lernen auch, wie Sie das meiste (aus der Nahrung) für Ihren Einsatz (an Kalorien) erhalten. Gute Reise!

Ernährung ist gleich Leben

Ernährungslehre ist die Wissenschaft, die untersucht, wie der Körper Nahrung verarbeitet. Ernährung bedeutet Leben. Alle lebenden Organismen, also auch Sie, benötigen Nahrung und Wasser. Damit allein ist es aber nicht getan. Sie brauchen gute Nahrung, das heißt, Nahrungsmittel, die dem Körper die richtigen Nährstoffe zur Verfügung stellen. Wenn Sie mit dem Essen und Trinken aufhören, werden Sie sterben. Schluss, Punkt, vorbei. Wenn Ihre Nahrung zu wenig Nährstoffe enthält, können folgende Symptome auftreten:

- ✔ die Knochen biegen sich oder brechen (Kalziummangel),
- ✔ Zahnfleischbluten (Mangel an Vitamin C),
- ✔ die Zellen werden nicht ausreichend mit Sauerstoff versorgt (Eisenmangel).

Und so weiter, und so fort. Damit Sie verstehen, wie die richtige Ernährung Sie vor diesen düsteren Aussichten bewahren kann, müssen Sie mit der Materie vertraut sein, deren Sprache und Konzept verstehen. Chemiekenntnisse können nicht schaden (nur keine Angst: Chemie ist gar nicht so schwer, wenn sie in einfachen Worten erklärt wird). Eine oberflächliche Kenntnis der Soziologie und Psychologie ist auch nicht schlecht, denn, obwohl es sich bei Ernährung hauptsächlich darum handelt, wie Nahrung Ihren Körper am Laufen hält, ist es auch nützlich zu wissen, wie kulturelle Einflüsse und individuelle Neigungen auf unsere Nahrungsauswahl wirken.

Kurz gesagt: Ernährung handelt davon, warum wir essen, was wir essen, und wie die aufgenommene Nahrung unseren Körper und unsere Gesundheit beeinflusst.

Erste Prinzipien

Ernährung befasst sich in erster Linie damit, welche Nahrung, zu der auch Getränke gehören, (in welchen Mengen) wir benötigen, um ausreichend Energie und Aufbaustoffe für den Aufbau und Erhalt jedes unserer Organe und unseres Organismus zur Verfügung zu stellen. Um das zu tun, muss man über zwei grundsätzliche Eigenschaften der Nahrung Bescheid wissen: Energie und Nährstoffe.

Energie aus Nahrung

Energie befähigt dazu, etwas zu tun. Jeder Bissen, den Sie zu sich nehmen, ist ein Energielieferant, sogar dann, wenn er keinerlei Nährstoffe enthält. Die in der Nahrung enthaltene Energie wird in *Kalorien* gemessen, das ist die Wärme, die die Körperzellen bei der Umwandlung der Nahrung erzeugt. Im nächsten Kapitel werden Sie alles zum Thema Stoffwechsel, und in Kapitel 3 über Kalorien erfahren. Aber hier an dieser Stelle reicht es völlig aus, wenn Sie wissen, dass Nahrung der Treibstoff für Ihren Körper ist. Ohne ausreichende Nahrung geben Sie Ihrem Körper nicht genügend Energie.

Nährstoffe in der Nahrung

(Fachjargon) *Nährstoffe* sind chemische Substanzen, mit denen der Körper Körpergewebe aufbaut, erhält und repariert. Weiterhin ermöglichen sie den Zellen Nachrichten auszutauschen, damit wichtige chemische Reaktionen stattfinden können, wie zum Beispiel

- ✔ Atmung
- ✔ Bewegung
- ✔ Ausscheidung
- ✔ Denken
- ✔ Sehen
- ✔ Hören
- ✔ Riechen
- ✔ Schmecken

...und alles andere, was einen lebenden Körper ausmacht.

Die Nahrung stellt zwei unterschiedliche, genau voneinander abgegrenzte Gruppen an Nährstoffen zur Verfügung:

- ✔ Makro-Nährstoffe (makro=groß): Proteine, Fett, Kohlenhydrate, Wasser
- ✔ Mikro-Nährstoffe (mikro=klein): Vitamine und Mineralstoffe

Worin besteht der Unterschied zwischen diesen beiden Gruppen? In der Menge, die Sie davon täglich benötigen. Der Tagesbedarf an Makro-Nährstoffen liegt in der Regel über einem Gramm. Ein Mann braucht zum Beispiel jeden Tag 63 Gramm Protein; eine Frau etwa 50 Gramm.

Der Tagesbedarf an Mikro-Nährstoffen ist wesentlich geringer. So wird die empfohlene Tagesmenge (RDA: Recommended Dietary Allowance) für Vitamin C in Milligramm (1/1000 eines Gramms), die für Vitamin D, Vitamin B12 und Folsäure sogar in kleineren Maßen, in Mikrogramm (1/1000000 eines Gramms), angegeben. In Kapitel 4 erfahren Sie eine Menge mehr über RDAs, einschließlich der empfohlenen Tagesdosis für verschiedene Altersgruppen.

Wichtige Nährstoffe für Felix, Waldi und Ihre Lieblingsgeranie

Vitamin C ist nicht der einzige Nährstoff, der für eine Art von Lebewesen unentbehrlich, für eine andere aber ohne Bedeutung ist. Viele organische Komponenten (Substanzen, die den Vitaminen ähnlich sind) und Elemente (Mineralien) sind für Ihre grünen oder haarigen Freunde äußerst wichtig, aber nicht für Sie, weil Sie diese entweder aus der zu sich genommenen Nahrung synthetisieren oder weil diese in den Lebensmittel ausreichend vorhanden sind und Sie davon so wenig benötigen, dass Sie immer ausreichend damit versorgt sind.

Zwei gute Beispiele für organische Komponenten sind Cholin und Myo-Inosit. Cholin ist für viele Tierarten lebenswichtig, einschließlich Hunde, Katzen, Hamster und Meerschweinchen. Der Mensch kann diesen Stoff selbst erzeugen oder gewinnt ihn aus Eiern, Leber, Sojabohnen, Blumenkohl und grünem Salat. Ohne Aufnahme von Myo-Inosit können Meerschweinchen und Hamster nicht leben; auch der menschliche Körper benötigt es für viele Prozesse, wie zum Beispiel die Übertragung von Signalen zwischen den Zellen, er erzeugt es jedoch selbst.

Die nachfolgende Liste nennt einige Nährstoffe, die für Tiere und/oder Pflanzen unentbehrlich sind, auf die Sie aber verzichten können:

Organische Komponenten	Elemente
Karnitin	Arsen
Myo-Inosit	Kadmium
Taurin	Blei
	Nickel
	Silizium
	Zinn
	Vanadin

Was ist ein lebensnotwendiger Nährstoff?

Der gesunde Menschenverstand sagt uns, dass ein lebenswichtiger Nährstoff der Erhaltung eines gesunden Körpers dient. Aber wer sagt denn, dass ein vernünftiger Mensch wie ein Ernährungsspezialist denkt? In deren Sprache ist ein *lebensnotwendiger Nährstoff* etwas ganz Bestimmtes:

✔ **Der Körper kann einen lebensnotwendigen Nährstoff nicht selbst herstellen.** Sie müssen diese in Form von Nahrung oder anderer Ersatzstoffe zu sich nehmen.

✔ **Das Fehlen eines lebensnotwendigen Nährstoffes äußert sich in einem spezifischen Krankheitsbild.** So leiden zum Beispiel Menschen, die längere Zeit keine Proteine zu sich nehmen, an Kwashiorkor, ein Mangel an Vitamin C führt zu Skorbut. Sobald sie die fehlenden Nährstoffe zu sich nehmen, heilen diese Krankheiten von selbst, aber es müssen genau die richtigen Nährstoffe sein. Mit anderen Worten: Die Krankheiten, die sich aufgrund eines Proteinmangels einstellen, können nicht durch eine extra Portion Vitamin C geheilt werden.

✔ **Nicht alle lebensnotwendigen Nährstoffe sind für alle Tierarten lebensnotwendig.** Obwohl zum Beispiel Vitamin C für den Menschen lebensnotwendig ist, kann der Hund darauf verzichten. Der Körper des Hundes erzeugt selbst die Menge an Vitamin C, die er benötigt. Schauen Sie sich mal die Liste der Inhaltsstoffe auf einer Dose oder einer Schachtel Hundefutter an. Sehen Sie? Kein Vitamin C. Der Hund versorgt sich selbst damit.

Lebensnotwendige Nährstoffe für den Menschen enthalten viele bekannte Vitamine und Mineralstoffe, einige Aminosäuren (der Baustoff der Proteine) und wenigstens zwei Fettsäuren. Mehr hierzu erfahren Sie in den Kapiteln 6, 7, 10 und 11.

Weitere interessante Nahrungsbestandteile

Der letzte Schrei in der Ernährung sind derzeit die Phytochemicals (nichtnutritive Wirkstoffe), eine Gruppe ganz besonderer Komponenten in pflanzlichen Nahrungsmitteln. Der Name Pytochemicals leitet sich von *phyto* (das griechische Wort für Pflanze) ab. Vielleicht war Ihnen der Begriff selbst bisher noch unbekannt. Sie werden dennoch mit einigen Phytochemicals bereits vertraut sein, wie etwa dem Beta-Karotin, einem dunkelgelben Pigment in Früchten und Gemüse, das Ihr Körper in eine Form des Vitamin A umwandeln kann. Die absoluten Stars unter den Phytochemicals sind derzeit die Phytoöstrogene – hormonähnliche Chemikalien in Pflanzen. Diese Komponenten ziehen die Aufmerksamkeit deshalb an sich, weil die Beobachtung gemacht wurde, dass eine an diesen Stoffen reiche Ernährung, wie zum Beispiel an Isoflavonen, die sich in Sojabohnen befinden, das Risiko einer Herzerkrankung und einer Erkrankung an Brust-, Eierstock-, Gebärmutter- oder Prostatakrebs senken können. Diese Beobachtung ist ganz, ganz neu und noch nicht bewiesen. Mehr über Phytochemicals und Phytoöstrogene erfahren Sie in Kapitel 12. Für den Moment reicht es, wenn Sie diese Begriffe im Kopf behalten, so dass Sie das nächste Mal, wenn Sie sie hören, wissen, was gemeint ist.

Man ist, was man isst

Ich gehe jede Wette ein, dass Sie diesen Satz schon zigmal gehört haben. Er kann aber gar nicht oft genug wiederholt werden, denn der menschliche Körper besteht wirklich aus den Nährstoffen, die er aus der Nahrung bekommt: Wasser, Proteine, Fett, Kohlenhydrate, Vitamine und Mineralstoffe. Im Durchschnitt besteht Ihr Gewicht zu

- ✔ 60 Prozent aus Wasser,
- ✔ 20 Prozent aus Fett,
- ✔ 20 Prozent aus einer Kombination von im wesentlichen Proteinen plus Kohlenhydraten, Mineralstoffen und Vitaminen.

Das ist die sogenannte 60-20-20-Regel – nicht schwer zu merken, oder?

Ihr ernährungsbedingter Status

Ernährungsbedinger Status bezeichnet Ihren Gesundheitszustand im Verhältnis zu Ihrer Ernährung. So bekommen Menschen, die Hunger leiden, nicht ausreichend Nährstoffe oder Kalorien, die notwendig sind, um gesund zu bleiben. Diese Leute sind *unterversorgt,* was, mild ausgedrückt soviel heißt wie, dass ihr ernährungsbedingter Status nicht gut ist. Diese Unterversorgung kann verschiedene Gründe haben:

- ✔ Die Ernährung besteht aus zu wenig Nahrung. Dies kann die Folge einer Hungerkatastrophe sein, aber auch freiwillig erfolgen, weil eine Essstörung vorliegt oder weil irgendetwas passiert ist, das dem Betreffenden den Appetit verdorben hat. Ältere Leute können zum Beispiel an Unterernährung leiden, weil sie keine Zähne mehr haben oder unter im Alter häufig auftretender Appetitlosigkeit leiden oder einfach, weil sie das Essen vergessen.
- ✔ Eine Ernährung, die uns zwar mit einer ausreichenden Menge an Kalorien versorgt, aber einen bestimmten Nährstoff, wie etwa Vitamin C, nicht enthält.
- ✔ Eine Stoffwechselstörung, die den Körper daran hindert, bestimmte Nährstoffe, wie etwa Proteine oder Kohlenhydrate, aufzunehmen.
- ✔ Eine medizinische Ursache, die Ihren Körper an der Verwertung der Nährstoffe hindert. So sind zum Beispiel Personen, die zuviel Alkohol trinken, oft unterversorgt, da Alkohol zum einen den Appetit unterdrückt und zum anderen den Körper daran hindert, die Nährstoffe, die er aufnimmt, in eine für ihn wichtige Substanz umzuwandeln.

Eine Ärztin hat viele Möglichkeiten, Ihren ernährungsbedingten Status festzustellen.

- ✔ Sie kann eine Untersuchung durchführen, um festzustellen, ob Sie aus körperlichen Gründen (zum Beispiel dem Tragen einer Zahnprothese) Schwierigkeiten damit haben, bestimmte Lebensmittel zu essen, oder die es verhindern, Nährstoffe zu absorbieren.
- ✔ Sie kann anhand einer Untersuchung ganz offensichtliche äußere Anzeichen einer mangelhaften Ernährung feststellen, wie etwa stumpfes Haar und glanzlose Augen (ein Mangel an Vitaminen?), schlechte Körperhaltung (nicht genügend Kalzium zur Stärkung des Rückgrats?) oder extremes Untergewicht (nicht genug Nahrung? Eine unbekannte Krankheit?).

- Sie kann Labortests mit Ihrem Blut und Urin durchführen lassen, um frühzeitig die Hinweise auf eine mangelhafte Ernährung aufzuspüren, wie etwa der Mangel an roten Blutkörperchen, der auf eine Anämie infolge eines Eisenmangels hinweist.

In jedem Lebensalter ist es das Ziel einer guten Ernährung einen gesunden ernährungsbedingten Status aufrecht zu erhalten.

Informationen über die richtige Ernährung

Fundierte Informationen über die Ernährung zu erhalten, kann sich als schwierig erweisen. Den größten Teil erhalten Sie wahrscheinlich aus dem Radio oder dem Fernsehen, Ihrer Tageszeitung, Ihrer bevorzugten Zeitschrift und einer Anzahl von Büchern über Ernährungsfragen. Aber wie stellen Sie fest, dass das, was Sie gelesen oder gehört haben, auch wirklich richtig ist?

Ernährungsspezialisten

Informationen über die Ernährung können aus vielen Quellen stammen: Wissenschaftler, Journalisten oder einfach jemand, der mit einer neuen Theorie daherkommt (Artischocken haben eine krebsvorbeugende Wirkung! Essen Sie niemals Kirschen und Käse zu einer Mahlzeit! Vitamin C kann Nesselsucht verursachen!), je bizarrer, desto besser. Es gibt aber eine Berufsgruppe, der Sie mehr vertrauen können als anderen - den Ernährungsspezialisten. Zum Beispiel:

- **Ernährungswissenschaftler:** Personen, die zu dieser Berufsgruppe gehören, haben ein Studium der Chemie, Biologie, Biochemie oder Lebensmittelchemie absolviert und untersuchen den Einfluss von Nahrung auf Tiere und Menschen.
- **Ernährungsforscher:** Hierbei handelt es sich entweder um Ernährungswissenschaftler oder auch Akademiker aus anderen wissenschaftlichen Bereichen, wie etwa Medizin und Soziologie, deren Forschungen (Studie oder Studien) sich auf die Auswirkungen von Essen konzentrieren.
- **Ernährungsberater**: Nach der Ausbildung zum Diätassistenten kann man sich über die Deutsche Gesellschaft für Ernährung zum Ernährungsberater weiterbilden.
- **Diätassistent**: Die Ausbildung umfasst einen 3-Jährigen Schulbesuch mit 6-Monatigem Praktikum.
- **Ernährungsjournalist:** Diese Personengruppe spezialisiert sich auf die Verbreitung von Informationen über Nahrung, betrachtet aus einem medizinischen und/oder wissenschaftlichen Aspekt. Wie auch andere Journalisten, die sich in der Berichterstattung etwa auf Politik oder Sport konzentrieren, eignen sich auch diese ihr Fachwissen durch jahrelange Beschäftigung mit dieser Materie an. Die meisten von ihnen sind mit wissenschaftlichem Rüstzeug ausgestattet, das es ihnen ermöglicht, technische Informationen in die Sprache von Laien zu übersetzen; einige unter ihnen haben sogar eine Ausbildung zum Diätassistenten, Ernährungsberater oder Ernährungswissenschaftler.

Verbraucher aufgepasst: Ganz egal, woher die Meldung kommt, sie muss immer den »Plausibilitätstest« bestehen. Mit anderen Worten, wenn Ihnen ein Artikel oder Bericht lächerlich vorkommt, dann ist er das wahrscheinlich auch.

Sie hätten gerne ein paar Anhaltspunkte, woran Sie erkennen, ob Sie Informationen trauen können? Dann lesen Sie weiter.

Können Sie diesen Informationen trauen?

Sie lesen in Ihrer Tageszeitung oder sehen in den Abendnachrichten, dass einige Forscher, die für eine vertrauenswürdige, namhafte wissenschaftliche Organisation eine Studie durchgeführt haben, bekannt geben, dass wieder einmal etwas, das Sie bisher für unbedenklich hielten, gesundheitsschädlich sein kann. Zum Beispiel:

- ✔ Kaffee belastet das Herz.
- ✔ Salziges Essen erhöht den Blutdruck.
- ✔ Fettes Essen erhöht das Krebsrisiko.

Sie schreiten gleich zur Tat und entfernen diese einst als harmlos eingestuften und jetzt als gefährlich erkannten Lebensmittel, Getränke oder Zusatzstoffe aus Ihrem Vorratsschrank. Und was geschieht danach? Zwei Wochen, zwei Monate oder zwei Jahre später, veröffentlicht eine zweite, ebenfalls namhafte Gruppe von Forschern eine zweite Studie, die beweist, dass die erste Gruppe sich geirrt hatte: Tatsächlich hat der Genuss von Kaffee keinen Einfluss auf Herzerkrankungen und kann sogar zu höheren sportlichen Leistungen beitragen. Salz hat keinen überhöhten Blutdruck zur Folge, außer bei ganz bestimmten, äußerst empfindlichen Personen. Nur *einige* Fette sind gefährlich.

Wer hat recht? Keiner weiß es genau. Das lässt Sie, den Laien, allein bei der Suche nach der richtigen Antwort. Keine Angst – auch wenn Sie kein Ernährungsspezialist sind, heisst das noch lange nicht, dass Sie nicht aufgrund Ihres gesunden Menschenverstandes eine Studie beurteilen können und sagen: Ja, das könnte stimmen, oder nein, das ist nicht so.

Wurde diese Studie mit Menschen durchgeführt:

Klar, Tierversuche können die Wissenschaftler auf mögliche Probleme hinweisen, aber diese Versuche allein sind kein abschließender Beweis.

Die unterschiedlichen Lebewesen können völlig unterschiedlich auf Chemikalien und Krankheiten reagieren. Natürlich wird ein so starkes Gift wie Zyanid jedes Lebewesen schädigen. Andererseits gibt es jedoch viele Nahrungsmittel und Medikamente, die von einer Laborratte nicht vertragen werden, aber von Ihnen durchaus. Und umgekehrt verhält es sich genauso. So kann man zum Beispiel keinen schädlichen Effekt auf die Embryos von Mäusen und Ratten bei der Verabreichung von Thalidomid feststellen, einem Beruhigungsmittel, das beim Affenfötus – und beim Menschen — zu deformierten Gliedern führen kann.

Woraus besteht der Körper?

Zucker und Salz, Gott erhalt's ... Hoppla. Was ich sagen wollte, war: Wasser und Fett und Protein und Kohlenhydrate und Vitamine und Mineralstoffe.

Im Durchschnitt besteht Ihr Körpergewicht aus 60 Prozent Wasser, 20 Prozent Fett (etwas weniger, wenn Sie ein Mann sind) und 20 Prozent aus einer Kombination von zum größten Teil Proteinen sowie Kohlenhydraten, Mineralstoffen, Vitaminen und anderen natürlich vorkommenden Biochemikalien.

Wenn wir von diesen Zahlen ausgehen kommen wir zu dem Schluss, dass eine Person, die 65 Kilo wiegt, aus

✔ etwa 39 Kilo Wasser,

✔ etwa 13 Kilo Körperfett,

✔ etwa 13 Kilo aus einer Kombination von Proteinen (bis zu 11,5 Kilo), Mineralstoffen (bis zu 3 Kilo), Kohlenhydraten (bis zu 650 Gramm) und Vitaminen (Spuren)

besteht.

Ja, Sie haben ganz recht. Die letzten Zahlen ergeben zusammen mehr als 13 Kilo. Das kommt daher, dass »bis zu« (wie in »bis zu 11,5 Kilo Protein«) von Mensch zu Mensch unterschiedlich sein kann.

So hat zum Beispiel der Körper einer jungen Person im Verhältnis mehr Muskeln und weniger Fett als der Körper einer älteren Person, wohingegen der Körper einer Frau im Verhältnis weniger Muskeln und mehr Fett als der Körper eines Mannes hat. Das bedeutet, dass bei einem Mann der Gewichtsanteil von Protein und Kalzium höher ist, bei der Frau wiederum der Anteil von Fett. Proteingeladene Muskeln und mineralgeladene Knochen sind dichteres Gewebe als Fett.

Wenn Sie einen Mann und eine Frau gleicher Größe und gleicher Statur auf die Waage stellen, wird sie das Spiel immer gewinnen.

Wurde diese Studie mit einer ausreichenden Anzahl Personen durchgeführt?

Es reicht nicht aus, wenn ein Produkt nur von ein paar Leuten getestet wird. Die Gruppe der Testpersonen muss groß genug sein und sich auch aus den unterschiedlichsten Menschen zusammensetzen. Wenn nicht genügend Leute an einer Studie teilgenommen haben – einige hundert bis mehrere tausend –, man also keine Regelmäßigkeit bei den Ergebnissen feststellen kann, kann es immer sein, dass ein Effekt nur einmalig und zufällig eintrat. Auch wenn die Untersuchungen nur einen Typ Menschen oder eine ethnische Gruppe berücksichtigen, können die Ergebnisse nicht auf alle Menschen übertragen werden. So wurde die erste Untersuchung, die das erhöhte Risiko einer Herzerkrankung bei einem erhöhten Cholesterinspiegel im Blut nachwies, nur mit Männern durchgeführt. Das gleiche gilt für eine Untersuchung, die belegte, dass die Verabreichung einer geringen Dosis an Aspirin das Risiko, einen weiteren Herzinfarkt zu bekommen, senkte. Erst spätere Untersuchungen, die auch Frauen mit einbezogen, erlaubten den Wissenschaftlern diese Erkenntnisse auch auf Frauen zu übertragen.

Deutet etwas im Aufbau und in der Durchführung dieser Untersuchung darauf hin, das die Richtigkeit der Aussagen beeinflussen könnte?

So ist zum Beispiel eine Untersuchung, bei der Leute erzählen, was sie getan haben, nicht so genau wie eine, bei der Forscher die Leute während der Untersuchung beobachten. Das liegt daran, dass wir unserer Erinnerung nicht immer trauen können. Menschen sind vergesslich oder sie versuchen, oft unabsichtlich, Details so zu ändern, dass sie besser zu den gestellten Fragen passen.

Klingen die Ergebnisse einer Untersuchung vernünftig?

Wenn Ihnen die Antwort unlogisch vorkommt, ist die Chance groß, dass es den Wissenschaftlern nicht anders ergeht. So wurde zum Beispiel 1990 anhand einer langangelegten Untersuchung an der Harvard School of Public Health nachgewiesen, dass fettreiche Ernährung das Risiko, an einem Darmkrebs zu erkranken, erhöht. Die Daten zeigten jedoch, dass dieser Zusammenhang nur bei dem Verzehr von fettem Rindfleisch und nicht bei dem von fettreichen Milchprodukten hergestellt werden kann. Kurz gesagt, diese Untersuchung muss nochmals in geänderter Form gemacht werden, wenn man den Ergebnissen trauen will.

Die Verdauung: Tag und Nacht im Einsatz

2

In diesem Kapitel

- Die Verdauungsorgane
- Der Weg der Nahrung durch den Körper
- Die Aufnahme von Nährstoffen und die Weitergabe an den Körper

Wenn Sie etwas Gutes sehen (oder riechen), werden Ihre Verdauungsorgane aktiv. Ihr Mund wird wässrig, der Magen zieht sich zusammen, Drüsen scheiden chemische Stoffe aus, welche die Nahrung in Nährstoffe verwandeln werden, die wiederum für den Aufbau von neuem Gewebe und für die Energieversorgung notwendig sind, und das geht so Tag für Tag, Monate, Jahre.

Der Verdauungsapparat

Ihr Verdauungsapparat wird wohl nie einen Oscar, Bambi oder sonstigen Preis gewinnen, aber er verdient ganz sicher einen Applaus für seine Fähigkeit, komplexe Nahrung in lebensnotwendige Nährstoffe umzuwandeln. Hierfür benötigt er kein Heer von Mitarbeitern, sondern nur eine Gruppe von Verdauungsorganen, wovon jedes einzelne seine spezifische Rolle im Verdauungsprozess übernimmt.

Die Verdauungsorgane

Auch wenn die Verdauungsorgane aussergewöhnlich clever konstruiert sind, stellen sie im Prinzip nur eine lange Röhre dar, die im Mund beginnt, durch Ihre Kehle und Ihren Magen führt, weiter zu Ihrem Dünn- und Dickdarm und vorbei am Mastdarm gleitet und im After endet.

Auf diesem Weg durch den Körper werden mit Unterstützung von Leber, Bauchspeicheldrüse und Gallenblase die verwertbaren (verdaulichen) Teile der Nahrung in einfache Bestandteile umgewandelt, die vom Körper leicht absorbiert werden können und die dieser als Energie verbrennt oder beim Aufbau von Zellen verwendet. Die unverdaulichen Bestandteile der Nahrung werden sozusagen gebündelt und als Abfall ausgeschieden.

Abbildung 2.1 stellt die Körperteile und Organe, die zum Verdauungsapparat gehören, dar.

Verdauung: Ein doppelter Vorgang

Der Verdauungsvorgang besteht aus zwei Teilen – die eine Hälfte ist mechanisch und die andere Hälfte chemisch.

- ✔ Der mechanische Teil der Verdauung findet im Mund und im Magen statt. Die Zähne zerteilen die Nahrung in kleinere Teile, so dass wir diese schlucken können, ohne daran zu ersticken. Im Magen wird diese Nahrung sozusagen zermahlen, also in noch kleinere Partikel zerlegt.

- ✔ Der chemische Teil findet im Verdauungstrakt überall da statt, wo Enzyme und andere Substanzen, wie zum Beispiel *Salzsäure* (aus dem Magen) und *Galle* (aus der Gallenblase), die Nahrung zersetzen und die darin enthaltenen Nährstoffe freisetzen.

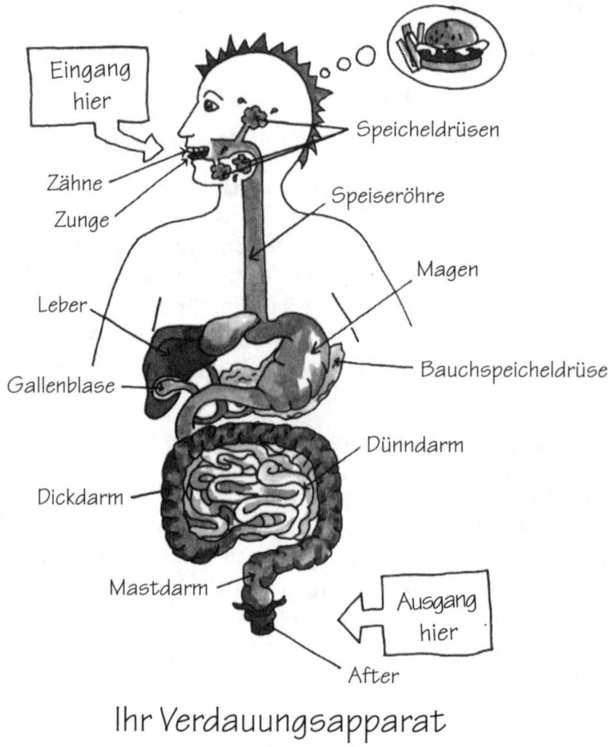

Abbildung 2.1: Ihr Verdauungsapparat in seiner ganzen Schönheit

Wie Ihr Körper die Nahrung verdaut

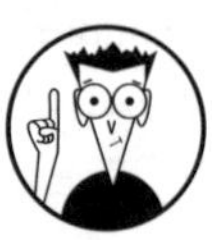

Jedes Verdauungsorgan hat im Verdauungsprozess eine bestimmte Rolle. Der erste Akt der Vorstellung findet aber bereits an zwei Orten statt, die niemand zum Verdauungsapparat zählt: Augen und Nase.

Die Augen und die Nase

Immer wenn Sie appetitlich angerichtetes Essen sehen, reagieren Sie darauf nach einem konditionierten Verhalten (mehr Informationen darüber, wie Ihr Verdauungsapparat konditioniert wird, um auf Nahrung zu reagieren, finden Sie in Kapitel 14). Anders gesagt: Ihre Gedanken – Oh! Das schaut gut aus! – veranlassen Ihr Gehirn dazu, den Verdauungsorganen die Nachricht zu übermitteln, sich schon mal bereit zu machen.

Das was in Ihrer Nase stattfindet ist rein körperlicher Natur. Der verlockende Geruch von gutem Essen wird von Molekülen übertragen, die von der Oberfläche der Nahrung aufsteigen und zu Membranen in Ihren Nasenflügeln gelangen, wo sich Rezeptoren an den Geruchsnerven befinden, die die Informationen von der Nase an das Gehirn weitergeben. Wann immer die Rezeptoren dem Gehirn melden, dass es was Gutes gibt, sendet dieses auffordernde Meldungen an Ihren Mund und den Verdauungstrakt.

In beiden Fällen – Augen und Nase – sind die Ergebnisse gleich: »Bring den Speichel schon mal zum Laufen. Sag dem Magen Bescheid. Warn den Dünndarm vor.« Allein schon das Aussehen und der Geruch von Essen lässt Ihnen also das Wasser im Mund zusammenlaufen und Ihr Magen fängt an zu knurren.

Aber halt! Mal angenommen, Sie mögen das, was Sie sehen oder riechen, überhaupt nicht? Einige Leute fangen schon allein bei dem Gedanken an Leber zu würgen an oder verlassen fluchtartig den Raum. In diesem Fall tritt Ihr Körper als Beschützer auf: Sie reagieren *ablehnend* auf etwas – eine Reaktion ähnlich derjenigen, wenn man Babys etwas Bitteres oder Saures zu essen gibt.

Nase und Mund verziehen sich angewidert, so als wollten diese die Öffnungen so klein wie möglich machen, um Geruch und Geschmack möglichst nicht eindringen zu lassen. Ihr Hals wird eng, und der Magen *dreht sich um* – Muskeln ziehen sich zusammen, aber nicht, weil sie es kaum erwarten können, bis die Nahrung da ist, sondern weil sie sich darauf vorbereiten, die unerwünschte Nahrung wieder nach draußen zu befördern. Das ist kein angenehmes Gefühl.

Aber gehen wir mal davon aus, dass Sie das mögen, was sich auf Ihrem Teller befindet. Nur zu. Essen Sie.

Der Mund

Sobald das Essen Ihren Mund erreicht, treten Zähne und Speicheldrüsen in Aktion. Die Zähne zerkauen die feste Nahrung in kleinere, leichter zu bewegende Stückchen. Dies hat zur Folge

- ✔ dass das Essen beim Schlucken nicht im Hals stecken bleibt,
- ✔ dass sie die harten, unverdaulichen Schalen von Obst, Gemüse, Vollkorn (Ballaststoffe) aufbrechen, so dass die Enzyme, die die Verdauung unterstützen, an die Nährstoffe im Inneren der Nahrung gelangen.

Zur gleichen Zeit wird von Drüsen unter Ihrer Zunge und im Rachen eine wässrige Flüssigkeit erzeugt, der *Speichel*, welcher zwei wichtige Funktionen erfüllt:

- ✔ Der Speichel durchfeuchtet die Nahrung, so dass diese eine kompaktere Form annimmt, die Sie mit Hilfe der Zunge in den Rachenraum befördern und hinunterschlucken. Die Nahrung fällt sozusagen die *Speiseröhre* hinunter in den Magen.
- ✔ Im Speichel befinden sich *Amylasen*, das sind Enzyme, die die Verdauung komplexer Kohlenhydrate (Stärken) einleiten, indem sie Stärkemoleküle in Zucker umwandeln. (Die Verdauung von Proteinen und Fetten beginnt nicht im Mund.)

Der Magen

Wenn Sie Ihren Verdauungsapparat auf einem Tisch ausbreiten und betrachten könnten, würde das meiste davon wie eine einfache, eher enge Röhre aussehen. Eine Ausnahme ist der Magen, der eine bauchige Form aufweist, die sich direkt unterhalb der Speiseröhre befindet.

So wie fast die gesamte Verdauungsröhre ist auch die Darmwand mit starken Muskeln versehen, die durch rhythmische Kontraktionen – die sogenannte Peristaltik – die Nahrung im Körper weiterbewegen und Ihren Magen zu einer Art Küchenmaschine machen, deren Mechanismus bereits zerkleinerte Nahrung in noch kleinere Teilchen zerlegt.

Während dieses Prozesses erzeugen Drüsen im Magen *Säfte* – ein stark wirksames Gebräu aus Enzymen, Salzsäure und Schleim.

Ein Enzym, das im Magen vorkommt – gastrische Alkoholdehydrogenase – wandelt kleine Mengen an Alkohol (ein ungewöhnliches Nahrungsmittel, das bereits vor der Verdauung direkt in das Blut gelangen kann) um, bevor dieser verdaut wird. Mehr über die Verdauung von Alkohol und darüber, warum Männer mehr davon vertragen als Frauen, finden Sie in Kapitel 9.

Andere Enzyme und Magensäfte beginnen nun mit der Verdauung von Proteinen und Fetten, indem sie diese in ihre einzelnen Komponenten zerlegen – Aminosäuren und Fettsäuren.

Halt! Wenn die Begriffe Aminosäuren und Fettsäuren völlig neu für Sie sind und Sie auf der Stelle mehr darüber wissen möchten, legen Sie einen Bleistift zwischen diese Seiten und blättern Sie vor bis Kapitel 6 und 7, wo sie ausführlich beschrieben werden.

Und nochmal halt! Im Allgemeinen wird die Verdauung von Kohlenhydraten im Magen abrupt – jedoch vorübergehend – gestoppt, weil die Magensäfte derart sauer sind, dass diese die Amylasen, – jene Enzyme, die komplexe Kohlenhydrate in einfache Zucker umwandeln – inaktivieren. Allerdings können die Säuren auch einige Kohlenhydratverbindungen spalten, so dass dennoch ein wenig Verdauung stattfinden kann.

Zurück an den Ort des Geschehens: Nach und nach wird die Nahrung in Ihrem Magen zu einem dicken, suppigen Speisebrei zermalmt. Sobald dieser Brei in den Dünndarm gelangt, wird die Verdauung der Kohlenhydrate erneut und verstärkt aufgenommen. Der Nahrung werden nun die Nährstoffe entzogen.

Wie aus Stärke Zucker wird

Die Enzyme im Speichel kümmern sich nicht um Proteine und Fette, sind jedoch an der Verdauung von komplexen Kohlenhydraten, langen, eine Kettenstruktur aufweisenden Molekülen, wie die Stärke, beteiligt. Die Moleküle werden in einzelne Zucker aufgespaltet. Sie können selbst einen Test durchführen, der die Wirkung der Amylase auf Kohlenhydrate illustriert.

1. **Legen Sie einen einfachen, ungesalzenen Cracker auf Ihre Zunge. Kein Käse, keine Leberwurst, nur den Cracker, bitte.**
2. **Schließen Sie den Mund und lassen Sie das Gebäck einige Minuten auf Ihrer Zunge ruhen.** Bemerken Sie den plötzlich leicht süßen Geschmack? Das rührt daher, dass die Enzyme im Speichel ein langes, komplexes Stärkemolekül in seine Komponenten (Zucker) aufspalten.
3. **Okay, Sie können den Cracker jetzt runterschlucken. Die weitere Verdauung der Stärke findet weiter unten statt, in Ihrem Dünndarm.**

Der Dünndarm

Legen Sie die flache Hand auf Ihren Bauchnabel, der Daumen zeigt Richtung Brust, der kleine Finger genau entgegengesetzt.

Ihre Hand bedeckt nun fast den ganzen Teil des Körpers, unter dem sich unser etwa 6 m langer Dünndarm zusammengerollt verbirgt. Sobald Speisebrei aus dem Magen in diesen Teil des Verdauungsapparates gelangt, werden weitere Magensäfte freigesetzt. Diese enthalten:

- ✔ Enzyme der Bauchspeicheldrüse und des Darmes, welche die Umsetzung von Proteinen in Aminosäuren beenden;
- ✔ Galle, eine grünliche Flüssigkeit, die in der Leber produziert und in der Gallenblase gespeichert wird und es ermöglicht, dass sich Fette und Wasser mischen;
- ✔ alkalische Säfte der Bauchspeicheldrüse, welche den sauren Speisebrei etwas neutralisieren, so dass die Amylasen ihre Arbeit wieder aufnehmen können, nämlich komplexe Kohlenhydrate in Zucker umzuwandeln.
- ✔ die Alkoholdehydrogenase im Darm, wo nun der Alkohol verdaut wird, der noch nicht von Ihrem Blut absorbiert wurde.

Durch's Schlüsselloch betrachtet: Der erste Mensch, der den Eingeweiden eines Menschen bei der Arbeit zusah

William Beaumont war ein Chirurg in der Armee der Vereinigten Staaten im frühen 19. Jahrhundert. Seinen Namen in den medizinischen Geschichtsbüchern verdankt er einem Ereignis, das am 6. Juni 1822 stattfand. Alexis St. Martin, ein französich-kanadischer Pelzhändler, wurde von einer Muskete verwundet, aus der sich aus Versehen ein Schuss gelöst hatte. Die Kugel trat im Rücken ein und kam vorne in Höhe des Magens wieder zum Vorschein. Obwohl die Wunde verheilte, blieben für immer offene Stellen.

Die Verwundung hatte aber dem offensichtlich sonnigen Gemüt von St. Martin nicht geschadet. Zwei Jahre nach dem Vorfall, als alle Versuche, die Öffnung in seinen Eingeweiden zu schließen, gescheitert waren, erlaubte er Dr. Beaumont die Wunde als Fenster in seinen Körper hinein zu benutzen. (Damit keine Nahrung und keine Flüssigkeit aus der Wunde austreten konnten, bedeckte er diese stets mit einem Baumwollverband.)

Beaumonts Untersuchungsmethode war äusserst simpel. Am 1. August 1825 band er kleine Essensstückchen (gekochtes Fleisch, rohes Fleisch, Kraut, Brot) an einem Seidenfaden fest, entfernte den Verband und schob den Faden vorsichtig in das Loch in St. Martins Magen.

Eine Stunde später zog er den Faden wieder heraus. Das Kraut und das Brot waren halb verdaut, das Fleisch jedoch noch unverändert. Nach einer weiteren Stunde zog er den Faden wieder heraus. Diesmal war nur das rohe Fleisch noch unversehen. An diesem Punkt endete an diesem Tag der Versuch, da St. Martin über Kopfschmerzen und ein Unwohlsein im Magen klagte. Diese Versuche wurden jedoch noch 230 Mal wiederholt. Beaumont entdeckte – mit Hilfe seines aussergewöhnlich entgegenkommenden Patienten –, dass Kohlenhydrate (Kraut und Brot) relativ schnell verdaut werden. Für die Proteine und das Fett (im Rindfleisch) benötigte der Magen für die Verdauung bis zu acht Stunden.

Beaumont schloss daraus, dies rühre daher, dass das Kraut in kleine Teile zerschnitten und das Brot von poröser Struktur war. Ernährungsspezialisten wissen heute, dass Kohlenhydrate einfach schneller als Proteine, und Fette am langsamsten verdaut werden.

Beaumont entnahm seinem Patienten auch Magensaft, den er konstant auf 37 Grad hielt (es handelte sich dabei um die Temperatur, die er mit einem Thermometer im Magen gemessen hatte) und in die er ein Stückchen Fleisch legte. Es dauerte genau zehn Stunden, bis das Fleisch auseinanderfiel.

Die Wege von Beaumont und St. Martin trennten sich 1833. Der Patient hatte es mittlerweile zum Feldwebel in der Armee der Vereinigten Staaten gebracht und war in eine andere Stadt versetzt worden. Der Arzt blieb zurück und schrieb »Experiments and Observations on the Gastric Juice and the Physiology of Digestion«. Diese Abhandlung wird heute als ein Markstein im Studium des menschlichen Verdauungssystems betrachtet.

Während all diese Chemikalien auf die Nahrung einwirken, wird diese durch die peristaltischen Bewegungen im Dünndarm weiterbewegt. Dabei absorbiert der Körper Zucker, Aminosäuren, Fettsäuren, Vitamine und Mineralstoffe in Zellen, die sich an den Wänden des Dünndarms befinden.

Die Wände des Dünndarms sind faltig und haben Ausbuchtungen, die als »finger-ähnlich« oder »kleine Zotteln« beschrieben werden. Der Fachausdruck für diese kleinen Finger bzw. Zotteln ist *villi* (Darmzottel).

Jeder Villus ist wiederum mit noch kleineren Ausbuchtungen, *Mikrovilli*, versehen. Jeder Villus und Mikrovillus ist darauf programmiert, einen bestimmten – und nur diesen – Nährstoff zu akzeptieren.

Bei der Absorption der Nährstoffe ist es nicht von Bedeutung, wie schnell sie im Dünndarm ankommen, sondern wie schnell sie in ihre Grundbestandteile zerlegt werden.

- ✔ Kohlenhydrate – die sich schnell in Zucker umwandeln – werden zuerst absorbiert.
- ✔ Proteine in Form von Aminosäuren sind als nächste dran.
- ✔ Fette – bei denen es am längsten dauert, bis sie in Fettsäuren umgewandelt werden – bilden den Schluss. Das ist auch der Grund, warum Sie sich nach einem fetten Essen länger satt fühlen, als wenn Sie ein Gemüsegericht oder einen Salat gegessen haben.
- ✔ Wasserlösliche Vitamine werden vor den fettlöslichen aufgenommen.

Sobald das Essen verdaut und die Nährstoffe im Dünndarm absorbiert wurden, passiert folgendes:

- ✔ Die Aminosäuren, Zucker, Vitamin C, die B-Vitamine, Eisen, Kalzium und Magnesium werden über den Blutkreislauf zur Leber befördert, wo sie weiterverarbeitet und auf dann auf den ganzen Körper verteilt werden.
- ✔ Fettsäuren, Cholesterin und die Vitamine A, D, E und K gelangen zuerst in die Lymphgefäße und dann ins Blut. Auch sie werden zur Leber transportiert, weiterverarbeitet und zu anderen Körperzellen verschickt.

In den Zellen werden die Nährstoffe umgewandelt *(Metabolismus)*: Dies führt zur Erzeugung von Wärme und Energie oder zum Aufbau von neuem Gewebe.

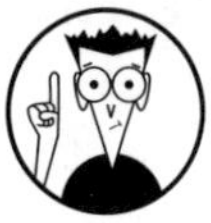

Kauen! Kauen! Alles über den Nahrungstransport

Stellen Sie sich Ihren Dünndarm als einen großen Bahnhof vor, wo die scheinbar chaotische Abfahrt und Ankunft von Zügen in Wahrheit einem effizienten, genauen Fahrplan folgt. Das Geschehen spielt sich auf drei Ebenen in diesem riesigen Bahnhof ab.

- ✔ 1. Ebene: Duodenum (ganz oben, gleich nach dem Magen)
- ✔ 2. Ebene: Jejenum (in der Mitte)
- ✔ 3. Ebene: Ileum (der letzte Teil vor dem Dickdarm)

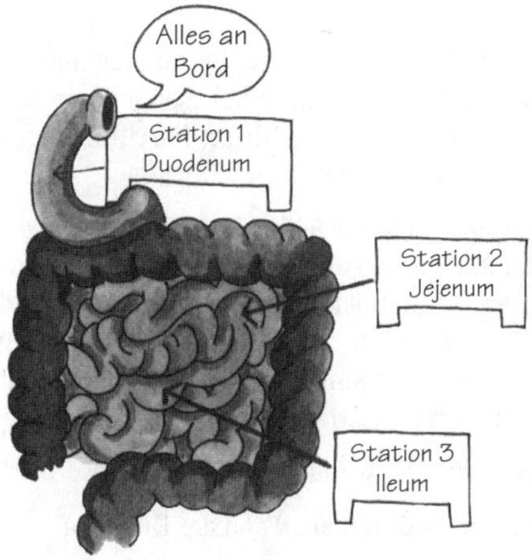

Dünndarm

In dieser dreigeschossigen Röhre geht es sehr lebhaft zu. Millionen von »Zügen« (die Nährstoffe) fahren auf Millionen von »Gleisen« (die Mikrovilli), die immer nur für einen bestimmten Zug reserviert sind, ein und ab.

Dieses System absorbiert und verschickt Nährstoffe, die zu mehr als 90 Prozent aus den Proteinen, Fetten und Kohlenhydraten stammen, die wir essen, zuzüglich eines wesentlich kleineren Anteils an Vitaminen und Mineralstoffen.

Der Fahrplan sieht in etwa so aus:

1. Ebene	Das Duodenum	Eisen, Kalzium, Magnesium
2. Ebene	Das Jejenum	Einfache Zucker (die Endprodukte bei der Verdauung von Kohlenhydraten) und wasserlösliche Vitamine (Vitamin C und die B-Vitamine – ausser Vitamin B12)
3. Ebene	Das Ileum	Aminosäuren (die Endprodukte bei der Verdauung von Proteinen), fettlösliche Vitamine (Vitamin A, D, E und K), Fettsäuren (die Endprodukte bei der Verdauung von Fett), Cholesterin, Vitamin B12, Natrium, Kalium und Alkohol.

Dieser Prozess der Umwandlung in Energie wird *Katabolismus* genannt (von *katabole*, griech. zerschmettern). Der Prozess der Umwandlung der Nährstoffe für den Aufbau neuen Gewebes heisst *Anabolismus* (von *anabole*, griech. errichten).

Die Schilderung des Ablaufs dieser zwei Prozesse füllt ein eigenes Kapitel. Und nicht nur das, das gesamte Thema ist so komplex, dass es sieben unterschiedliche Kapitel, jedes einer bestimmten Art von Nährstoff gewidmet, füllt. Mehr über die Umwandlung von Proteinen erfahren Sie in Kapitel 6. Weitergehend werden Fette in Kapitel 7, Kohlenhydrate in Kapitel 8, Alkohol in Kapitel 9, Vitamine in Kapitel 10, Mineralstoffe in Kapitel 11 und Wasser in Kapitel 13 besprochen.

Der Dickdarm

Nachdem jeder, wirklich jeder nützliche, verdauliche Bestandteil außer Wasser dem Essen entzogen wurde, wandert der Rest – unverdauliches Zeug wie Ballaststoffe – in den oberen Teil des Dickdarms. Seine Hauptfunktion besteht darin, das Wasser aus dieser Mischung aufzunehmen und die verbleibende Masse in kompakte Bündel, den Kot, zu pressen.

Der *Kot* (dessen braune Farbe von den übriggebliebenen Pigmenten der Galle stammt) besteht aus unverdaulichen Nahrungsbestandteilen und abgestoßenen Zellen von der Innenfläche des Darms und Bakterien – jede Menge Bakterien. Tatsächlich machen etwa 30 Prozent des Gesamtgewichts des Kots die Bakterien aus. Nein, das bedeutet nicht, dass Sie krank sind. Im Gegenteil, das beweist, dass Sie gesund und munter sind. Diese Bakterien sind Ihnen freundlich gesinnt. Es sind Mikroorganismen, die immer in Ihrem Dickdarm anzutreffen sind, wo sie

- ✔ Vitamin B12 herstellen, das durch die Wand des Dickdarms absorbiert wird.
- ✔ Vitamin K herstellen, das ebenfalls durch die Wand des Dickdarm absorbiert wird.
- ✔ Aminosäuren aufspalten und Stickstoff produzieren (welcher dem Kot seinen charakteristischen Geruch verleiht).
- ✔ einen Festtagsschmauß mit unverdaulichen komplexen Kohlenhydraten (Ballaststoffe) veranstalten, was manchmal zu diesen unangenehmen Blähungen führt und Sie schnell zum sozial Geächteten macht.

Wenn die Bakterien mit ihrer Arbeit fertig sind, wandert der Kot – die traurigen Überreste Ihres gestrigen Mahls – zum Mastdarm und verlässt durch den After Ihren Körper.

Verdauung beendet!

Kalorien: Die Energielieferanten

3

In diesem Kapitel

- Was ist eine Kalorie
- Warum Kalorie nicht gleich Kalorie ist
- Warum Männer in der Regel mehr Kalorien als Frauen benötigen
- Was passiert, wenn wir zu viele (oder zu wenige) Kalorien aufnehmen

Autos verbrennen Benzin, um die Energie zu erzeugen, die zum Fahren benötigt wird. Ihr Körper verbrennt Energie, bzw. wandelt sie um und erzeugt damit Energie, die in Form von Wärme auftritt. Diese Wärme erhält Ihre Körpertemperatur aufrecht und verleiht Ihnen (als Energie) die Kraft, sich zu bewegen.

Ernährungsspezialisten messen die Erwärmung, die bei der Umwandlung von Nahrung erzeugt wird, in Kilojoule. Da jedoch der Ausdruck *Kilokalorie weiter verbreitet ist, verwenden wir ihn in diesem Buch.* Eine Kilokalorie ist die Menge an Energie, die benötigt wird, um die Temperatur von einem Kilogramm Wasser auf Meeresspiegel um ein Grad Celsius zu erhöhen.

In der Umgangssprache wird das Wort *Kalorie* für *Kilokalorie* verwendet. Das ist streng wissenschaftlich betrachtet falsch: Eine Kalorie ist der tausendste Teil einer Kilokalorie. Da man das Wort Kalorie aber schneller sagen und sich besser merken kann, wird es in den meisten Fällen benutzt. Wenige Begriffe aus dem Bereich der Ernährung haben aber auch abgesehen davon so viel Verwirrung gestiftet wie die bescheidene Kalorie. Lesen Sie weiter, um herauszufinden, was Kalorien für Sie und Ihre Ernährung bedeuten.

Die Menge der Kalorien in der Nahrung

Wenn Sie zum Beispiel lesen, dass in einer Banane 105 Kalorien enthalten sind, heisst das, dass bei der Umwandlung der Banane 105 Kalorien an Wärme erzeugt werden, die Ihr Körper zur Arbeit verwenden kann.

Sie fragen sich vielleicht, welche Nahrungsmittel am meisten Kalorien alten. Hier die Antwort:

- Ein Gramm Protein hat vier Kalorien.
- Ein Gramm Fett hat neun Kalorien.
- Ein Gramm Kohlenhydrate hat vier Kalorien.
- Ein Gramm Alkohol hat sieben Kalorien.

Anders gesagt: Jedes Gramm Protein und Kohlenhydrate enthält weniger als die Hälfte der Kalorien von einem Gramm Fett. Deshalb sind in einem Streichkäse viele Kalorien und in einem Brötchen (natürlich ohne Käse) wenige enthalten.

Seien Sie achtsam. Überall lauern Kalorienbomben. Manchmal sieht es auf den ersten Blick so aus, als würde es sich um die gleiche Sache handeln. Zum Beispiel Fleisch: Eine Hühnerbrust und eine Bulette sind beide reich an Proteinen, sollten also die gleiche Menge Kalorien in, sagen wir mal, 100 Gramm haben. Leider ist dem aber nicht so. Die Hühnerbrust hat ohne Haut wenig Fett, die Bulette ist voll damit. 100 Gramm Hühnerbrust haben 150 Kalorien, die gleiche Menge an Hackfleisch hat, je nachdem, von welchem Körperteil des Tieres es stammt, 250 bis 270.

Die Bestimmung der Kalorienmenge

Ernährungswissenschaftler bestimmen die Menge der Kalorien in der Nahrung, indem sie diese in einem *Kalorimeter* verbrennen. Diese »Schachtel« besteht aus zwei Kammern – einer inneren und einer äußeren. Ein bestimmtes Nahrungsmittel wird gewogen und in ein Gefäß gelegt. Alles zusammen wird in die innere Kammer des Kalorimeters gestellt. Anschließend wird die Kammer mit Sauerstoff gefüllt und luftdicht verschlossen. In der äußeren Kammer befindet sich eine genau bemessene Menge an kaltem Wasser. Der Sauerstoff in der inneren Kammer wird nun durch einen elektrischen Funken entzündet. Die Nahrung fängt zu brennen an und der Anstieg der Temperatur des Wassers in der äußeren Kammer wird mit einem Thermometer gemessen und aufgezeichnet. Wenn sich die Temperatur des Wassers um ein Grad Celsius pro Kilogramm erhöht, enthält die Nahrung eine Kalorie. Zwei Grad, zwei Kalorien. 500 Grad, 500 Kalorien – eine Tafel Schokolade.

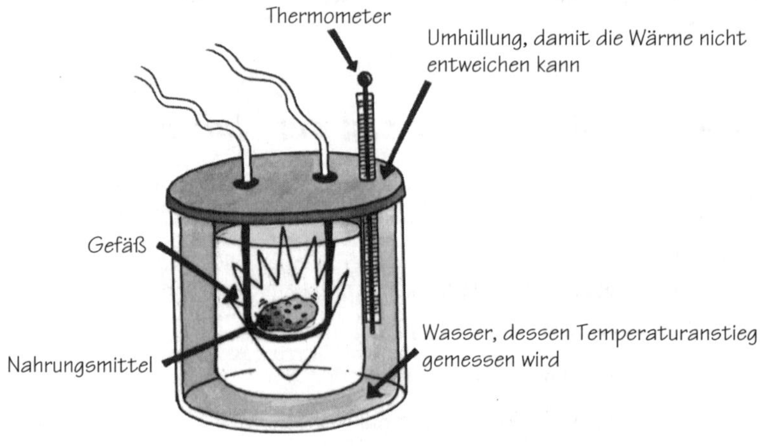

Kalorimeter

Leere Kalorien

In jedem Essen stecken Kalorien. Alle Kalorien liefern Energie. Aber nicht alle Kalorien kommen zusammen mit wertvollen Nährstoffen wie Aminosäuren, Fettsäuren, Ballaststoffen, Vitaminen und Mineralstoffen.

Einige Nahrungsmittel liefern nur »leere Kalorien«. Diese Bezeichnung bedeutet nicht, dass diese Kalorien keine Energie liefern oder ein Loch in der Mitte haben. Vielmehr steht es für »nackte Kalorien«, die ohne wertvolle Begleitstoffe in der Nahrung verzehrt werden.

Die am weitesten verbreiteten Nahrungsmittel in dieser Gruppe sind Zucker und Äthanol (der Alkohol, der sich in Bier, Wein und Schnaps befindet). Zucker und Äthanol liefern Ihnen zwar Energie, aber keine Nährstoffe. (In Kapitel 8 finden Sie mehr über Zucker, in Kapitel 9 mehr über Alkohol.)

Personen, die zu viel Alkohol trinken, sind zwar nicht alle dünn, aber der Umstand, dass sie Nahrung oft durch Alkohol ersetzen, führt immer zu einer ernährungsbedingten Erkrankung, die meist auf einem Mangel an Thiamin (Vitamin B1) beruht.

Es muss in diesem Zusammenhang fairerweise darauf hingewiesen werden, dass sich Zucker und Alkohol oft in solchen Nahrungsmitteln befinden, die auch Nährstoffe enthalten. So kommt zum Beispiel Zucker in Brot und Alkohol in Bier vor – zwei sehr unterschiedliche Nahrungsmittel, die aber beide Kalzium, Phosphor, Eisen, Kalium, Natrium und B-Vitamine enthalten.

Es gibt auch in den westlichen Industrieländern Menschen, die an ernährungsbedingten Mangelerscheinungen leiden, weil sie nicht genug Geld haben, um in ausreichender Menge Nahrungsmittel zu kaufen.

Aber auch jene, die es sich leisten könnten, leiden an Mangelerscheinungen, da sie einfach nicht wissen, wie sie die Nahrungsmittel zusammenstellen sollen, damit sie sowohl Kalorien als auch Nährstoffe zu sich nehmen. Bei dieser Personengruppe können ernste gesundheitliche Probleme auftreten.

Jede Kalorie zählt

Leute, die behaupten, dass »Kalorien nicht zählen« oder dass »manche Kalorien weniger zählen als andere«, wollen sie meist von einer Ernährungsweise überzeugen, bei der man hauptsächlich eine Gruppe von Nahrungsmitteln zu sich nehmen und andere fast ganz weglassen soll. Ein Beispiel hierfür ist die in jeder Generation von Fastenden neu auftauchende »proteinreiche Kost«. Es wird empfohlen, die Aufnahme von Kohlenhydraten stark oder ganz einzuschränken, weil davon ausgegangen wird, dass das in der Nahrung enthaltene Protein direkt zu den Muskeln, die haupsächlich aus Protein bestehen, transportiert wird, wohingegen alles andere sich als Fett ansetzt. Anders ausgedrückt: Hier wird behauptet, dass Sie so viel an proteinreichen Nahrungsmitteln verzehren können, wie Sie wollen. Ganz egal, wie viele Kalorien Sie dabei zu sich nehmen, diese werden sich direkt in Muskeln verwandeln, und sich nicht um Ihre Körpermitte in Form von Fett anlagern.

Wäre das nicht toll, wenn es stimmen würde? Das Problem ist nur, dass es nicht stimmt.

Hier erfahren Sie nun die reine Wahrheit: Alle Kalorien, ganz egal aus welchen Nahrungsmitteln sie stammen, liefern Energie. Wenn Sie regelmäßig mehr Energie (in Form von Kalorien) aufnehmen, als Sie verbrauchen, werden Sie zunehmen. Wenn Sie weniger aufnehmen, als Sie verbrauchen, werden Sie abnehmen. Diese Regel gilt für jeden von uns.

Wie viele Kalorien brauche ich?

Stellen Sie sich Ihren Energiebedarf wie ein Bankkonto vor. Wenn Sie Kalorien aufnehmen, zahlen Sie auf Ihr Konto ein. Der Kontostand verringert sich, wenn Ihr Körper bei der Verrichtung von Arbeit Energie verbraucht. Die Ernährungsspezialisten unterteilen den täglichen Energiebedarf in zwei Teile:

✔ die Energie, die Ihr Körper im Ruhezustand verbraucht (Grundumsatz, kurz GU)

✔ die Energie, die Ihr Körper bei der Bewegung verbraucht

Damit sich Ihr Energiekonto immer ausgleicht, sollten Sie täglich so viel einzahlen, wie Sie ausgeben.

Energieverbrauch im Ruhezustand

Ihr Körper arbeitet, auch dann, wenn Sie sich nicht bewegen. Ihr Herz schlägt. Ihre Lungen dehnen sich aus und ziehen sich zusammen. Ihre Eingeweide verdauen Nahrung. Ihre Leber verarbeitet Nährstoffe. Ihre Drüsen scheiden Hormone aus. Ihre Muskeln sind für gewöhnlich ganz leicht angespannt. Zellen geben ständig elektrische Impulse weiter und Ihr Gehirn sendet ohne Unterlass Signale an jeden einzelnen Körperteil aus.

Die Energie, die Ihr Körper benötigt, um all das zu tun, nennt man, welch eine Überraschung, den Grundumsatz (kurz: GU). Dieser GU, der auch *Ausgangsmetabolismus* heisst, verbraucht 60 bis 70 Prozent des täglichen Energiebedarfs.

In der Regel verbrauchen Kinder und Jugendliche mehr Energie pro Kilo Körpergewicht als Erwachsene, da der Körper ständig neues Gewebe bildet. Der Durchschnittsmann verbraucht mehr Energie als die Durchschnittsfrau, da er über eine größere Körpermasse und mehr Muskeln verfügt.

Um Ihren persönlichen Grundumsatz zu ermitteln, müssen Sie Ihr Gewicht in Kilogramm nur in die entsprechende Zeile der Tabelle 3.1 einfügen.

Die Tabelle 3.1 hilft Ihnen dabei, Ihren persönlichen GU, abhängig von Alter und Geschlecht, zu ermitteln.

Alter und Geschlecht	Formel für die Ermittlung des GU
Männlich	
0-3 Jahre	(60.9 x Gewicht in kg) –54
3-10 Jahre	(22.7 x Gewicht in kg) +495
10-18 Jahre	(17.5 x Gewicht in kg) +651

Alter und Geschlecht	Formel für die Ermittlung des GU
18-30 Jahre	(15.3 x Gewicht in kg) +679
30-60 Jahre	(11.6 x Gewicht in kg) +879
>60 Jahre	(13.5 x Gewicht in kg) +487
Weiblich	
0-3 Jahre	(61.0 x Gewicht in kg) –51
3-10 Jahre	(22.5 x Gewicht in kg) +499
10-18 Jahre	(12.2 x Gewicht in kg) +746
18-30 Jahre	(14.7 x Gewicht in kg) +496
30-60 Jahre	(8.7 x Gewicht in kg) +829
>60 Jahre	(10.5 x Gewicht in kg) +596

(Quelle: The National Research Council, Washington, D.C.)

Tabelle 3.1: Der Kalorienverbrauch im Ruhezustand

Geschlecht, Drüsen und Schokolade

Eine *Drüse* ist ein Organ, das Hormone ausscheidet. Hormone sind chemische Substanzen, die die Funktion – und manchmal auch die Struktur – anderer Körperteile ändern können.

So scheidet zum Beispiel Ihre Bauchspeicheldrüse *Insulin* aus, ein Hormon, das für die Verdauung und die Umwandlung von Kohlenhydraten notwendig ist. In der Pubertät scheiden die Geschlechtsdrüsen entweder die weiblichen Hormone Östrogen und Progesteron oder das männliche Hormon Testosteron aus. Diese Hormone bewirken die Entwicklung von sekundären Geschlechtsmerkmalen, wie die Behaarung des Körpers und des Gesichts.

Hormone können auch Einfluss auf unseren Grundumsatz haben. Die Hypophyse, eine kleine Drüse im Zentrum des Gehirns, stimuliert unsere Schilddrüse (welche sich vorne im Hals befindet) ein Hormon auszuscheiden, das wiederum Einfluss darauf ausübt, wie schnell unser Körper Nährstoffe zur Energieerzeugung verbrennt.

Wenn die Schilddrüse nicht genügend Hormone ausschüttet (was man als *Schilddrüsenunterfunktion* bezeichnet), wird die Nahrung langsamer verbrannt und der tägliche Energiebedarf im Ruhezustand sinkt. Genau das Gegenteil ist der Fall, wenn die Schilddrüse zu viele Hormone (*Schilddrüsenüberfunktion*) ausschüttet.

Auf Angst und Aufregung reagieren unsere Nebennierendrüsen (zwei kleine Drüsen, jeweils eine am oberen Ende der Nieren) durch die Ausschüttung von *Adrenalin*, einem Hormon, das unseren Körper in einen kampfbereiten Zustand versetzt. Der Herzschlag erhöht sich, die Atmung wird schneller, die Muskeln spannen sich an. Die Nahrung wird nun schneller verbrannt, um die Energie zu erzeugen, die man benötigt, um entweder zu kämpfen oder zu fliehen. Dieser Zustand ist jedoch nur temporär, im Vergleich zu den Sexualhormonen, die uns unser ganzes Leben lang beeinflussen.

Wie die Hormone unseren Energiebedarf beeinflussen

Wenn Sie eine Frau sind, wissen Sie, dass Ihr Appetit mit dem Menstruationszyklus steigt oder fällt. Diese Schwankungen verlaufen parallel zu unserem Grundumsatz, welcher sich kurz vor dem Eisprung erhöht. Zu Beginn der Monatsblutung ist der Appetit am größten, dann fällt er abrupt ab. Ja, es ist tatsächlich so, dass Sie vor Beginn der Periode hungriger sind (und mehr Energie benötigen).

Für einen Mann (dem Erzeuger einer Menge von Testosteron), der in den Industrieländern zu Hause ist, ist es einfacher, seinen Bedarf an Nährstoffen durch die hier zur Verfügung stehende Nahrung zu decken. Seine Knochen sind von Natur aus stärker gebaut, er muss also weniger Kalzium durch die Nahrung oder durch Vitaminpräparate zu sich nehmen, um einer späteren *Osteoporose* (Knochenschwund) vorzubeugen. Da der monatliche Blutverlust während der Menstruation ebenfalls ausbleibt, benötigt ein Mann auch nur zwei Drittel der Menge an Eisen, die eine Frau braucht. Das Tollste aber am Mannsein ist, dass er bei gleichem Gewicht mehr essen darf als eine Frau, ohne zuzunehmen.

Es ist nicht der Zufall, der entscheidet, dass in der Pubertät die Jungen breitere Schultern und Bizeps entwickeln, wohingegen die Mädchen breitere Hüften bekommen. Testosteron, das männliche Hormon, fördert das Wachstum von Muskeln und Knochen, Östrogen, das weibliche Hormon, hingegen das der Fettzellen.

Im Vergleich weist daher der männliche Körper mehr Muskeln, der weibliche hingegen mehr Fett auf. Die Muskeln sind ein *aktives* Gewebe, sie dehnen sich aus und ziehen sich zusammen, verrichten also Arbeit. Und weil Muskeln das können, verbrauchen sie mehr Energie als Fett, welches den Körper isoliert und ein Energiedepot darstellt, sich aber von sich aus keinen Zentimeter bewegt. Das bedeutet, dass der Grundumsatz eines Mannes im Durchschnitt 10 Prozent höher ist als der einer Frau. Praktisch gesehen darf ein Mann, bei gleichem Gewicht, 10 Prozent mehr essen als eine Frau, die genauso alt ist und die gleiche körperliche Arbeit verrichtet.

Ganz egal wie sehr Frauen hungern, nichts kann diese Ungerechtigkeit ändern. Sie kann sich einem Fitnessprogramm unterziehen, das ihren Körperfettanteil derart reduziert, dass die Menstruation ausbleibt, was bei professionellen Sportlerinnen immer eine Gefahr darstellt. Aber sie wird im Vergleich immer noch mehr Körperfett haben als ein Mann mit dem gleichen Gewicht. Wenn sie bei gleicher körperlicher Anstrengung soviel isst wie er, braucht sie weniger Kalorien, um ihr Gewicht zu halten.

Und hier eine wirklich lausige Alternative. Muskeln wiegen mehr als Fett. Diese Erfahrung machen viele Leute, die mit einem Fitnessprogramm beginnen, um abzunehmen. Nachdem sie einen Monat lang die Langhanteln geschwungen und der treppauf-treppab Routine der Step Aerobic gefolgt sind, bemerken sie, dass die Kleidung wieder lockerer sitzt. Aber die Waage zeigt trotzdem mehr an, da sie nun Muskeln gegen Fett eingetauscht haben – und Sie wissen, was das bedeutet: Manchmal kann man nicht gewinnen, ohne vorher etwas zu verlieren. (Es tut mir leid, aber ich konnte nicht widerstehen.)

Arbeitsenergie

Die zweitgrößte Energiemenge, die sie verbraten, brauchen Sie für die Verrichtung von körperlicher Arbeit. Das beinhaltet jede Bewegung: Das morgendliche Zähneputzen genauso wie die Gartenarbeit oder das Training im Fitnessstudio.

Die täglich benötigte Kalorienmenge setzt sich aus dem Grundumsatz und der bei der Bewegung verbrauchten Energie zusammen.

Benötige ich Energie, wenn ich über diese Zeilen nachdenke? Ja, aber nicht so viel, wie Sie vielleicht meinen. Um ein Kreuzworträtsel zu lösen – oder ein Kapitel dieses Buches zu schreiben – verbraucht das Durchschnittsgehirn ungefähr eine Kalorie alle vier Minuten. Das ist nur ein Drittel der Energie, die benötigt wird, um eine 60-Watt-Birne über die gleiche Zeitdauer brennen zu lassen.

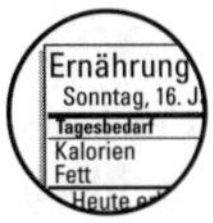

Aus Tabelle 3.2 ersehen Sie die Aktivitätsebenen unterschiedlicher Aktivitäten, von der geruhsamsten (Schlaf) bis zu den anstrengendsten (Fußball spielen, Löcher schaufeln). Tabelle 3.3 zeigt, wie viele Kalorien pro Stunde bei der Ausübung unterschiedlicher Aktivitäten verbraucht werden.

Aktivitätsebene	Aktivität
Ruhezustand	Schlafen, Ausruhen
Sehr leicht	Aktivitäten, die im Sitzen oder Stehen verrichtet werden: malen, Auto fahren, Handarbeiten, tippen, nähen, bügeln, kochen, Karten spielen, ein Instrument spielen
Leicht	Spazierengehen im flachem Gelände mit einer Geschwindigkeit von 4 bis 5 km/h, Werkstattarbeiten, Arbeiten in der Küche, Hausputz, Kinderbetreuung, Golf, Segeln, Tischtennis
Mittel	Schnelles Gehen bei 6 bis 7 km/h, Gartenarbeiten, Lasten tragen, Rad fahren, Ski fahren, Tennis spielen, tanzen
Schwer	Mit einer Last bergauf gehen, Bäume fällen, schaufeln, Basketball spielen, klettern, Fußball spielen
Sehr schwer	Profisport

(Quelle: The National Research Council, Washington D.C., "Recommended Dietary Allowances)

Tabelle 3.2: Wie aktiv sind Sie, wenn Sie aktiv sind?

Aktivitätsebene	Benötigte Kalorien pro Stunde
Sehr leicht	80-100
Leicht	110-160
Mittel	170-240
Schwer	250-350
Sehr schwer	350+

(Quelle: U.S. Department of Agriculture, Washington D.C., »Food and Your Weight«)

Tabelle 3.3: Wie viele Kalorien verbrauchen Sie bei dem, was Sie tun?

Zu viel und zu wenig

Ein Pfund Körperfett entspricht 3500 Kalorien. Das bedeutet:

- ✔ Wenn Sie die Kalorienzufuhr von täglich 2000 auf 1700 senken und dabei die gleiche Arbeit wie bisher verrichten, werden Sie in 12 Tagen etwa ein Pfund abnehmen.
- ✔ Anders herum werden Sie, wenn Sie die Kalorienzufuhr von täglich 1700 auf 2000 erhöhen und dabei die gleiche Arbeit wie bisher verrichten, in 12 Tagen etwa ein Pfund schwerer sein.

Eine nur etwas geringere Kalorienzufuhr führt zu einem langsamen, gesunden Gewichtsverlust. Sie können hierfür einem Diätplan folgen, der eine große Anzahl unterschiedlicher Nahrungsmittel enthält und eine ausreichende Menge an lebensnotwendigen Nährstoffen zur Verfügung stellt.

Eine starke Einschränkung der Kalorienzufuhr kann zu lebensgefährlichem Untergewicht in Verbindung mit ernährungsbedingten Krankheiten führen, wie etwa Skorbut (bei einem Mangel an Vitamin C) oder Nachtblindheit (Mangel an Vitamin A). Wenn der Zustand der Unterernährung über einen längeren Zeitraum anhält, führt dies zum Hungertod. Unterernährung kann infolge einer Essstörung oder durch das Fehlen einer ausreichenden Menge an Nahrung auftreten.

Manche Leute hungern sich buchstäblich selbst zu Tode, weil sie unter der Essstörung Anorexia nervosa leiden und dem Wahn unterliegen, ihren normalgewichtigen Körper in eine Form zu zwängen, die weit kleiner ist als die, die ihnen die Natur zugedacht hat. Der unfreiwillige Hungertod, der in den Ländern der Dritten Welt oder während eines Krieges auftritt, ist in den Industrieländern jedoch sehr selten.

Gerade das Gegenteil hiervon ist wahr. Die Statistiken zeigen, dass in den reichen Ländern ein Viertel bis ein Drittel der Bevölkerung an Übergewicht leiden, was bedeutet, dass sie 20 Prozent oder mehr über dem Gewicht liegen, das als Normalgewicht empfohlen wird.

Wie viel sollten Sie wiegen?

Im Laufe der Zeit wurden verschiedene Statistiken veröffentlicht, die als »Standard« oder »gesundes« Gewicht für Erwachsene dienten. Bei einigen wurde das Gewicht so niedrig angesetzt, dass Sie dies kaum erreichen und halten können, ohne sich immens einzuschränken – oder als neuer Mensch auf die Welt zu kommen, mit leichten Knochen und keinen Kurven.

Tabelle 3.4 enthält vernünftige Gewichtsempfehlungen, die man erzielen und halten kann, ohne sich zu sehr einschränken zu müssen. Die Tabelle ist in zwei Gruppen unterteilt, eine für Männer und eine für Frauen. Der untere Wert gilt bei schmalem Knochenbau, der obere bei breitem. Selbstverständlich wird die Körpergröße immer ohne Schuhe und das Gewicht immer ohne Kleidung gemessen.

Diese Zahlen gelten jedoch nur bis etwa zum 50. Lebensjahr, da Veränderungen am Knochengerüst bei älteren Menschen die Zusammenhänge entscheidend verändern.

Wenn Sie ein leichter Körperbau auszeichnet und Sie über mehr Fett- als Muskelgewebe verfügen (Muskeln sind schwerer als Fett), werden Sie wahrscheinlich zum niedrigeren Wert hin tendieren. Bei einem schweren Körperbau und einem proportional höheren Anteil an Muskeln als Fett, werden Sie sich natürlich dem oberen Ende näher sein. Als allgemeine Regel (die aber nicht unumstößlich feststeht) kann man sagen, dass Frauen – da sie einen leichteren Knochenbau und weniger Muskeln haben – weniger als Männer der gleichen Größe und des gleichen Alters wiegen. Personen, die weit über den in der Tabelle aufgeführten Gewichten liegen, bezeichnet man als »fettsüchtig« (lesen Sie hierzu die Anmerkungen im nachfolgenden Kasten).

Körpergröße (cm)	Männer	Frauen
200	76 - 108	
198	75 - 106	
196	74 - 104	
194	73 - 102	
192	72 - 100	
190	70 - 98	67 - 90
188	69 - 96	65 - 89
186	68 - 94	64 - 87
184	67 - 92	63 - 85
182	66 - 90	62 - 83
180	64 - 88	61 - 82
178	63 - 86	59 - 80
176	62 - 84	58 - 79
174	61 - 82	57 - 77
172	60 - 80	56 - 75
170	58 - 78	55 - 73
168	57 - 76	53 - 71
166	55 - 74	52 - 70
164	53 - 72	51 - 68
162	51 - 70	50 - 66
160	50 - 68	49 - 64
158		48 - 62
156		47 - 60
154		46 - 59
152		44 - 58
150		42 - 56

Tabelle 3.4: Wie viel sollten Sie wiegen?

Eine andere Möglichkeit, Ihr Körpergewicht zu bestimmen

Wenn Sie also das für Ihre Größe und Ihren Körperbau empfohlene Gewicht in Tabelle 3.4 suchen, sollten Sie immer im Hinterkopf behalten, dass es sich hierbei um Richtlinien handelt – nicht mehr und nicht weniger.

Menschen in Schubläden einzusortieren ist in der Wissenschaft eine beliebte Übung, aber im wirklichen Leben bringen die Menschen die Regeln doch wieder durcheinander. Wir alle kennen übergewichtige Personen, welche ein langes und glückliches Leben führen, und sehr magere, die uns lange vor ihrer Zeit verlassen. Es ist jedoch bewiesen, dass übergewichtige Personen wesentlich häufiger an bestimmten Krankheiten, wie zum Beispiel Diabetes, leiden. Um festzustellen, ob Sie zu dieser Risikogruppe gehören, nennen wir eine weitere Methode, um Ihr Gewicht zu bestimmen.

Dies geschieht nach dem sogenannten Körper-Massen-Index (Body-Mass-Index, BMI-Formel). Der BMI bezieht die individuellen Maße des Menschen mit ein und kann als Indikator für das Risiko an einer gewichtsbedingten Krankheit zu erkranken dienen.

Der Körper-Massen-Index (BMI) errechnet sich nach der Formel:

Gewicht in Kilogramm, zweimal geteilt durch die Körpergröße in Metern.

Ein Beispiel: Wenn Sie 165 Zentimeter groß sind und 65 Kilogramm wiegen, teilen Sie das Gewicht durch 1,65 (ergibt etwa 39,4) und dann nochmals durch 1,65. Das Ergebnis beträgt etwas weniger als 23,9.

BMI = 65 : 1,65 : 1,65 = 23,9

Die Ernährungswissenschaftler raten heute dazu, dass der BMI bei ungefähr 23 liegen sollte. Ein BMI über 28 (77 Kilo für eine 1,65 m große Frau; 89 Kilo für einen 1,80 cm großen Mann) verdoppelt das Risiko einer Erkrankung an Diabetes oder des Herzens und eines vorzeitigen Todes.

Was meint man damit, wenn man Sie als fett bezeichnet?

Als fettleibig bezeichnet man einen Menschen, dessen Körper einen großen Überschuss an Fett angesammelt hat. Eine Möglichkeit, mit der Wissenschaftler bestimmen, wer zu dick ist, besteht darin, das Gewicht einer Person mit den Zahlen in einer Gewichts-Größen-Tabelle zu vergleichen:

- ✔ Wenn Ihr Gewicht 20 bis 40 Prozent über den Zahlen in der Tabelle liegt, bezeichnet man Sie als leicht übergewichtig.
- ✔ Wenn Ihr Gewicht 40 bis 99 Prozent über diesen Zahlen liegt, bezeichnet man Sie als übergewichtig.
- ✔ Wenn Ihr Gewicht mehr als das Doppelte darüber liegt, bezeichnet man Sie als schwer übergewichtig.

Wie verlässlich sind diese Zahlen?

Tabellen, Zahlen und Statistiken gibt es überall und für alles, so dass leicht der Eindruck entstehen kann, dass diese absolut zuverlässige Aussagen darüber treffen können, wer gesund ist und wer nicht. So, hier eine Überraschung für Sie. Sie sind es nicht.

Das liegt daran, dass echte Menschen aus Fleisch und Blut und deren unterschiedliche Lebensumstände die Tabellen und Statistiken füllen. So gibt es zum Beispiel einen Zusammenhang zwischen dem BMI und dem Alter. Wenn Sie sich irgendwo in den 30ern bewegen, ist ein niedriger BMI ganz offensichtlich eine Aussage über einen guten Gesundheitszustand. Wenn Sie jedoch bereits die 70 überschritten haben, gibt es keinen Beweis mehr dafür, dass Ihr Körpergewicht eine entscheidende Rolle dabei spielt, wie gesund Sie sind oder wie alt Sie werden. Dazwischen, also im Alter von 30 bis 74, ist die Abhängigkeit zwischen Ihrem BMI und Ihrem Gewicht – nun? – ebenfalls nicht eindeutig: Wichtiger in den jüngeren Jahren, weniger wichtig im Alter.

Anders ausgedrückt, der gesunde Menschenverstand sagt Ihnen die Wahrheit. Obwohl in den westlichen Industrieländern die Leute vom Schlankheitswahn geradezu besessen sind, ist es dennoch auch wahr, dass viele korpulente, sogar deutlich übergewichtige Personen ein langes, glückliches und gesundes Leben führen können. Um herauszufinden, warum das so ist, untersuchen die Ernährungswissenschaftler nicht nur das Gewicht oder das Verhältnis von Gewicht und Größe (BMI), sondern auch welchen Einfluss andere, *unberechenbare Variablen* (der wissenschaftliche Ausdruck für »irgendetwas anderes geht hier vor«) auf unsere Gesundheit haben.

Hier folgen drei Beispiele für solche unberechenbaren Variablen bei der Bestimmung von Gesundheit in Relation zum Gewicht:

- ✔ Vielleicht sind übergewichtige Personen empfänglicher für Krankheiten, weil sie sich weniger bewegen. Wenn diese Personen etwas daran verändern, kann dies das ansonsten vorhersehbare Risiko bereits entscheidend verringern.
- ✔ Vielleicht sind übergewichtige Personen empfänglicher für Krankheiten, weil sie zu viel von den »schlechten« Nahrungsmitteln (zum Beispiel diejenigen mit zu viel gesättigten Fettsäuren) essen und der Grund dafür ist, warum sie zu dick sind. Der Ausweg ist einfach eine Ernährungsumstellung.
- ✔ Vielleicht haben übergewichtige Personen eine genetische Prädisposition für eine gefährliche Krankheit. Wenn das so ist, muss man sich fragen, ob dann ein Gewichtsverlust von 10 Kilo wirklich das Risiko, an dieser Krankheit zu erkranken, auf das Niveau eines Menschen senken würde, der von Natur aus 10 Kilo leichter ist. Vielleicht eben nicht: Einige Versuche haben gezeigt, dass Personen, die erfolgreich abnahmen, tatsächlich eine höhere Todesrate hatten.

Um noch mehr Verwirrung zu stiften, muss an dieser Stelle auch gesagt werden, dass ein Versuch, um jeden Preis abzunehmen, ebenfalls gesundheitsschädlich sein kann (siehe Kapitel 14). Millionen werden jedes Jahr für spezielle Diätnahrung, Diät-Clubs und Mittel ausgegeben, die beim Abnehmen helfen sollen. Oft genug helfen diese Diäten, Pillen und Clubs jedoch nichts; was bleibt ist ein Gefühl des Versagens bei den betroffenen Personen.

Aber das ist die eine Seite der Medaille. Hier die andere: Einige Nahrungsmittel, welche die Aufnahme von Kalorien effektiv verringern, und Pillen oder sonstige Mittel, die den Appetit zügeln, haben gefährliche Nebenwirkungen. So verhindern zum Beispiel einige Fettersatzstoffe die Absorption von wichtigen Nährstoffen (siehe Kapitel 17), und einige verschreibungspflichtige Medikamente können zu ernsthaften, sogar tödlichen, Erkrankungen führen.

Genau in diesem Moment verspüren Sie wahrscheinlich ein starkes Verlangen nach Schokolade. Aber warten Sie, bekämpfen Sie das Verlangen und überlegen Sie sich eine Alternative – realistische Möglichkeiten, um Ihr Gewicht gesund und effektiv unter Kontrolle zu halten:

- ✔ **1. Regel: Nicht jeder ist mit den gleichen Genen ausgestattet – oder passt in die gleiche Hosengröße.** Einige Leute sind von Natur aus kräftiger gebaut als andere. Wenn Sie zu diesen gehören und Ihre Werte bei den Routineuntersuchungen beim Arzt in Ordnung sind, sollten Sie keine Gedanken und Mühen daran verschwenden, die Schönheitsideale anderer zu erfüllen. Bleiben Sie entspannt und genießen Sie Ihr eigenes Körpergefühl.

✔ **2. Regel: Wenn Sie übergewichtig sind und Ihr Arzt die von Ihnen gewählte Diät unterstützt, müssen Sie keinen Weltrekord aufstellen bei dem Versuch, etwas für Ihre Gesundheit zu tun.** Sogar eine geringe Gewichtsabnahme kann schon viel Gutes bewirken. Eine erst kürzlich veröffentlichte Studie in *The New England Journal of Medicine* hat gezeigt, dass bereits eine Gewichtsabnahme von 10 bis 15 Prozent den Blutzuckerspiegel, den Cholesterinspiegel und einen zu hohen Blutdruck senken kann und somit das Risiko einer Herzerkrankung, Diabetes oder einem Schlaganfall verringert.

Ein letztes Wort zu den Kalorien

Kalorien sind keine natürlichen Feinde. Im Gegenteil, sie stellen die Energie zur Verfügung, die Sie brauchen, um ein gesundes Leben zu führen.

Der Trick ist der, dass Sie selbst bestimmen, welchen Einfluss sie auf Sie haben. Wenn Sie wissen, dass Fette schneller dick machen als Proteine und Kohlenhydrate und dass Ihr Körper Nahrung verbrennt, um Energie zu erzeugen, können Sie diese Kenntnisse verwenden, um Ihre Energieaufnahme derjenigen des Energieverbrauchs anzupassen und umgekehrt. Hier erfahren Sie wie: Blättern Sie vor zum Kapitel 15, wo Sie alles über eine gesunde Ernährung erfahren, und zum Kapitel 16, wo steht, wie Sie ein nährstoffreiches Mahl zusammenstellen.

Wie viel Nahrung braucht der Körper?

4

In diesem Kapitel

- Was bedeutet eigentlich RDA (Recommended Dietary Allowances)
- Warum jeder seinen individuellen Nährstoffbedarf hat

Eine ausgewogene Ernährung versorgt unseren Körper mit allen Nährstoffen, die er braucht. Aber welche Mengen braucht er?

RDAs: Richtlinien für eine ausgewogene Ernährung

Die RDA (Recommended Dietary Allowance) ist ein Standard, der 1941 vom Food and Nutrition Board der National Academy of Sciences in Washington, D.C., ins Leben gerufen wurde und weltweit verwendet wird.

Hierbei handelt es sich um Richtlinien, die befolgt werden können, wenn man sich ausgewogen ernähren möchte. Wie im Wort *recommended* (empfohlen) bereits enthalten ist, handelt es sich um Ernährungs(Dietary)-Empfehlungen, denen aber nicht tagtäglich strikt gefolgt werden muss. Über den Zeitraum von ein paar Tagen sollten diese Mengen an Nährstoffen jedoch aufgenommen werden.

Liegt zum Beispiel die Empfehlung für die tägliche Menge an Vitamin C bei einem Erwachsenen bei 60 mg (18 Jahre und älter), die Hälfte dessen, was sich in 250 ml frisch gepresstem Orangensaft befindet. Wenn Sie also am Montag einen Viertel Liter davon trinken, können Sie am Dienstag auf die Einnahme von Vitamin C verzichten.

Diese Richtlinien sind für gesunde Menschen gedacht und sollen ein größtmöglichstes Mass an Sicherheit bieten. Es sind keine therapeutischen Mengenangaben. Anders ausgedrückt: Die RDAs können keine nahrungsbedingten Mangelerkrankungen heilen, aber sie können dafür sorgen, dass diese gar nicht erst auftreten.

Die lebensnotwendigen Nährstoffe

Die aktuellen RDAs enthalten Empfehlungen für die Proteinaufnahme sowie für die 18 lebensnotwendigen Vitamine und Mineralstoffe:

- ✔ Vitamin A
- ✔ Folsäure
- ✔ Vitamin D
- ✔ Vitamin B12
- ✔ Vitamin E
- ✔ Kalzium
- ✔ Vitamin K
- ✔ Phosphor
- ✔ Vitamin C
- ✔ Jod
- ✔ Vitamin B6
- ✔ Selen
- ✔ Magnesium
- ✔ Thiamin (Vitamin B1)
- ✔ Eisen
- ✔ Riboflavin (Vitamin B2)
- ✔ Zink
- ✔ Niacin

Empfehlungen für Kohlenhydrate, Fette, Ballaststoffe und Alkohol

Welche Nährstoffe fehlen in der oben aufgeführten Liste? Kohlenhydrate, Ballaststoffe, Fette und Alkohol. Der Grund dafür liegt auf der Hand: Wenn Ihre Ernährung ausreichend Protein (Eiweiß), Vitamine und Mineralstoffe enthält, dann ist mit ziemlicher Sicherheit davon auszugehen, dass Sie eine ausreichende Menge an Kohlenhydraten und wahrscheinlich mehr als genug Fett zu sich nehmen. Obwohl für die Aufnahme von Fett und Kohlenhydraten keine RDAs aufgestellt wurden, so liegen dennoch Empfehlungen dafür, wie auch für Ballaststoffe und Alkohol, vor.

Unsere Richtlinien schlagen für die tägliche Menge an Fett, an gesättigtem Fettsäuren, an Kohlenhydraten, an Ballaststoffen und an Alkohol folgendes vor:

- ✔ Der Anteil von Fett in der Ernährung sollte nicht mehr als 30 Prozent der täglich aufgenommenen Kalorien ausmachen. Anders ausgedrückt: Wenn Sie täglich etwa 2000 Kalorien zu sich nehmen, sollten davon nicht mehr als 600 Kalorien aus Fett stammen.
- ✔ Nicht mehr als 10 Prozent der täglich aufgenommenen Kalorien sollten aus gesättigte Fettsäuren stammen. Das sind bei einer täglichen Kalorienzufuhr von 2000 Kalorien ganze 200.
- ✔ Kohlenhydrate (hauptsächlich komplexe, die in Obst, Gemüse und Vollkorn enthalten sind) sollten 60 Prozent der täglichen Kalorienmenge ausmachen, also 1200 Kalorien bei einer Gesamtmenge von 2000.
- ✔ Pro 1000 Kalorien sollte Ihre Nahrung 11,5 g Ballaststoffe enthalten. Das macht bei einer täglichen Kalorienaufnahme von 2000 Kalorien 23 g aus.
- ✔ Massvolles Trinken kann zu einem gesunden Lebensstil beitragen. Das bedeutet, ein alkoholisches Getränk pro Tag für die Frau und zwei für den Mann.

Hinweis: In Kapitel 15 finden Sie mehr darüber, wie Sie die Ernährungsrichtlinen anwenden können.

Unterschiedliche Menschen, unterschiedliche Bedürfnisse

Da unterschiedliche Körper unterschiedliche Mengen an Nährstoffen benötigen, gibt es 17 unterschiedliche RDA-Kategorien: Jungen und Mädchen, Männer und Frauen, gestaffelt vom Säugling bis zum Rentner.

So wird zum Beispiel der tägliche Proteinbedarf in Gramm pro Kilo Körpergewicht angegeben. Da der durchschnittliche Mann mehr als die durchschnittliche Frau wiegt, hat er einen höheren Proteinbedarf als sie. Die RDA für einen erwachsenen Mann im Alter zwischen 25 bis 50 liegt bei 79 g, für eine Frau bei 63 g.

Da Frauen während der Periode Eisen verlieren, liegt bei ihnen der RDA bei 15 mg, bei Männern bei 10 mg.

Die einzige Gruppe, für die man noch keine eigenen Richtlinien aufgestellt hat, ist die Altersgruppe 51+.

Aber das wird sich ändern, wenn Ende 1999 eine neue Ausgabe der RDA erscheint. Der Anteil der älteren Leute in der Gesellschaft wächst überproportional, höchste Zeit also, auch für diese Gruppe eigene Richtlinien aufzustellen. Wahrscheinlich wird die Einteilung um die Altersgruppen 51-70 Jahre, 71-85-Jahre und 85+ erweitert.

Spurenelemente

Neben den 18 lebensnotwendigen Vitaminen und Mineralstoffen gibt es noch andere Nährstoffe, die über die Nahrung aufgenommen werden müssen, die sogenannten Spurenelemente. Diese Substanzen wirken bei chemischen Reaktionen im Organismus als Katalysatoren, die die Enzyme bei der Arbeit unterstützen. Wenn sie fehlen, können die chemischen Reaktionen nicht stattfinden. Diese Substanzen sind absolut notwendig, auch wenn sie nur in äußerst geringen Mengen vorhanden sein müssen.

Die Nährstoffe, die in diese Kategorie gehören, sind:

- ✔ Biotin
- ✔ Fluor
- ✔ Pantothensäure
- ✔ Chrom
- ✔ Kupfer
- ✔ Molybdän
- ✔ Mangan

Gewichtsangaben bei den Nährstoffen

Die Mengenangaben werden sowohl in Gramm (g), Milligram (mg) als auch in Mikrogramm (μg) angegeben. Ein Milligramm ist 1/1000 Gramm; ein Mikrogramm 1/1000 von einem Milligram.

Bei den Vitaminen A, D und E verhält es sich etwas anders. Eine Form von Vitamin A ist das *Retinol*, das in tierischen Produkten – Leber, Milch, Eier – enthalten ist, und zwar schon in der Form, wie es vom Körper verwendet werden kann.

Carotinoide (die gelben Pigmente in Pflanzen) enthalten ebenfalls Vitamin A. Damit der Körper jedoch dieses Vitamin A verwenden kann, muss er die Pigmente zuerst in chemische Stoffe, ähnlich dem Retinol, umwandeln.

Da das Retinol in der Nahrung bereits ein in seiner Form vom Körper verwendbares Vitamin darstellt, wird die RDA für das Vitamin A in der Einheit Retinol-Äquivalent (RE) angegeben. Ein RÄ entspricht einem Mikrogramm von Vitamin A.

Vitamin D besteht aus drei Komponenten: Vitamin D1, Vitamin D2 und Vitamin D3. Cholecalciferol, der chemische Name für Vitamin D3, ist von den dreien das aktivste, deshalb wird der RDA für das Vitamin D in Cholechalciferol-Äquivalent angegeben.

Unser Körper erhält Vitamin E aus zwei Klassen von Chemikalien in den Nahrungsmitteln: Tocopherol und Tocotrienol. Der Bestandteil, der den größten Anteil an Vitamin E enthält, ist das Tocopherol, und zwar genau gesagt, das α-Tocopherol. Die RDA für das Vitamin E ist daher in Milligram α -Tokopherol-Äquivalent (mg α -TÄ) angegeben.

Tabelle 4.1 enthält die derzeit gültigen RDA-Werte für Vitamine und Mineralstoffe und Tabelle 4.2 die empfohlene Tagesmenge an Spurenelementen.

g = Gramm	μg = Mikrogramm	α -TÄ = alpha-Tocopherol-Äquivalent
mg = Milligramm	RÄ= Retinoläquivalent	NÄ = Niacin-Äquivalent

Alter (Jahre)	Protein (g)	Alter (Jahre)	Protein (g)
Säuglinge/Kleinkinder		**Mädchen/Frauen**	
0.0-0.5	13	11-14	46
0.5-1.0	14	15-18	44
1-3	16	19-24	46
4-6	24	25-50	50
7-10	28	51+	60
Jungen/Männer		Schwangerschaft	60
11-14	45	Stillen (die ersten 6 Monate)	65
15-18	59	Stillen (folgende Monate)	62
19-24	58		
25-50	63		
51+	63		

Alter (Jahre)	Vitamin A (μg/RÄ)	Vitamin D (μg/IU)	Vitamin E (mg/ α -TÄ)	Vitamin K (μg)	Vitamin C (mg)
Säuglinge/Kleinkinder					
0.05-0.5	375	7.5/300	3	5	30
0.5-1.0	375	10/400	3	10	35
1-3	400	10/400	6	15	40
4-6	500	10/400	7	20	45
7-10	700	10/400	7	30	45
Jungen/Männer					
11-14	1000	10/400	10	45	50
15-18	1000	10/400	10	65	60
19-24	1000	10/400	10	70	60
25-50	1000	5/200	10	80	60
51+	1000	5/200 (10/400)*	10	80	60
Mädchen/Frauen					
11-14	800	10/400	8	45	50
15-18	800	10/400	8	55	60
19-24	800	10/400	8	60	60
25-50	800	5/200	8	65	60
51+	800	5/200 (10/400*)	8	65	60

Alter (Jahre)	Vitamin A (µg/RÄ)	Vitamin D (µg/IU)	Vitamin E (mg/ α -TÄ)	Vitamin K (µg)	Vitamin C (mg)
Schwangerschaft	800	10/400	10	65	70
Stillen (die ersten 6 Monate)	1300	10/400	12	65	95
Stillen (folgende Monate)	1200	10/400	11		95

*Die Empfehlung für Personen im Alter von 71+ liegt bei 15 µg/600 IU

Alter (Jahre)	Thiamin (Vitamin B1) (mg)	Riboflavin (Vitamin B2) (mg)	Niacin (µg/NÄ)	Vitamin B6 (mg)	Folsäure (µg)
Säuglinge/Kleinkinder					
0.0-0.5	0.3	0.4	5	0.3	25
0.5-1.0	0.4	0.5	6	0.6	35
1-3	0.7	0.8	9	1.0	50
4-6	0.9	1.1	12	1.1	75
7-10	1.0	1.2	13	1.4	100
Jungen/Männer					
11-14	1.3	1.5	17	1.7	150
15-18	1.5	1.8	20	2.0	200
19-24	1.5	1.7	19	2.0	200
25-50	1.5 (1.2)**	1.7 (1.3)**	19 (16)*	2.0	200 (400)*
51+	1.2	1.4	15	(1.3)*	200
Mädchen/Frauen					
11-14	1.1	1.3	15	1.4	150
15-18	1.1	1.3	15	1.5	180
19-24	1.1	1.3	15	1.6	180
25-50	1.1	1.3 (1.1)**	15 (14)**	1.6 (1.3)**	180 (400)**
51+	1.0	1.2	13	1.6	180
Schwangerschaft	1.5	1.6	17	2.2	400
Stillen die ersten 6 Monate	1.6	1.8	20	2.1	280
Stillen (folgende Monate	1.6	1.7	20	2.1	260

*Die Zahlen in Klammern entsprechen den neuesten Empfehlungen

Alter (Jahre)	Kalzium (mg)	Phosphat (mg)	Magnesium (mg)	Eisen (mg)	Zink (mg)
Säuglinge/Kleinkinder					
0.0-0.5	400	300	40	6	5
0.5-1.0	600	500	60	10	5
1-3	800	800	80	10	10
4-6	800	800	120	10	10
7-10	800	800	170	10	10

Alter (Jahre)	Kalzium (mg)	Phosphat (mg)	Magnesium (mg)	Eisen (mg)	Zink (mg)
Jungen/Männer					
11-14	1200	1200	270	12	15
15-18	1200	1,200	400	12	15
19-24	1200	1200	350	10	15
25-50	800 (1000)*	800 (700)*	350 (420)*	10	15
51+	800	800	350	10	15
Mädchen/Frauen					
11-14	1200	1200	280	15	12
15-18	1200	1200	300	15	12
19-24	1200	1200	280	15	12
25-50	800 (1000)*	800 (700)*	280 (420)*	15	12
51+	800	800	280	10	12
Schwangerschaft	1200	1200	320	30	15
Stillen (die ersten 6 Monate)	1200	1200	355	15	19
Stillen (folgende Monate)	1200	1200	340	15	16

*Die Zahlen in Klammern entsprechen den neuesten Empfehlungen

Alter (Jahre	Jod (µg)	Selen(µg)
Säuglinge/Kleinkinder		
0.0-0.5	40	10
0.5-1.0	50	15
1-3	70	20
4-6	90	20
7-10	120	30
Jungen/Männer		
11-14	150	40
15-18	150	40
19-24	150	70
25-50	150	70
51+	150	70
Mädchen/Frauen		
11-14	150	45
15-18	150	45
19-24	150	55
25-50	150	55
51+	150	55

Alter (Jahre	Jod (µg)	Selen(µg)
Schwangerschaft	175	65
Stillen (die ersten 6 Monate)	200	75
Stillen (folgende Monate)	200	75

Tabelle 4.1: Die empfohlene Tagesmenge (RDA) an Vitaminen und Mineralstoffen

g = Gramm	µg = Mikrogramm	α -TÄ = alpha-Tocopherol-Äquivalent
mg = Milligramm	RÄ= Retinoläquivalent	NÄ = Niacin-Äquivalent

Alter (Jahre)	Biotin (µg)	Pantothensäure (mg)	Kupfer (mg)	Mangan (mg)	Fluor (mg)
Säuglinge/Kleinkinder					
0.0-0.5	10	2	0,4-0.6	0.3-0.6	0.1-0.5
0.5-1.0	15	3	0.6-0-7	0.6-1.0	0.2-1.0
1-3	20	3	0.7-1.0	1.0-1.5	0.5-1.5
4-6	25	3-4	1.0-1.5	1.5-2.0	1.0-2.5
7-10	30	4-5	1.0-2.0	2.0-3.0	1.5-2.5
Jungen/Männer					
11-14	30-100	4-7	1.5-2.5	2.0-5.0	1.5-2.5
15-18	30-100	4-7	1.5-2.5	2.0-5.0	1.5-2.5
19-24	30-100	4-7	1.5-3.0	2.0-5.0	1,5-4.0
25-50	30-100 (30)*	4-7 (5)*	1.5-3.0	2.0-5.0	1.5-4.0
51+	30-100	4-7	1.5-3.0	2.0-5.0	1.5-4.0
Mädchen/Frauen					
11-14	30-100	4-7	1.5-2.5	2.0-5.0	1.5-2.5
15-18	30-100	4-7	1.5-2.5	2.0-5.0	1.5-2.5
19-24	30-100	4-7	1.5-3.0	2.0-5.0	1,5-4.0
25-50	30-100 (30)*	4-7 (5)*	1.5-3.0	2.0-5.0	1.5-4.0
51+	30-100	4-7	1.5-3.0	2.0-5.0	1.5-4.0
Schwangerschaft	30-100	4-7	1.5-3.0	2.0-5.0	1.5-4.0
Stillen (die ersten 6 Monate)	30-100	4-7	1.5-3.0	2.0-5.0	1.5-4.0
Stillen (folgende Monate)	30-100	4-7	1.5-3.0	2.0-5.0	1.5-4.0

*Die Zahlen in Klammern entsprechen den neuesten Empfehlungen

Alter (Jahre)	Chrom (µg)	Molybdän (µg)	Cholin (µg)
Säuglinge/Kleinkinder			
0.0-0.5	10-40	15-30	nicht bestimmt
0.5-1.0	20-60	20-40	nicht bestimmt
1-3	20-80	25-50	nicht bestimmt
4-6	30-120	30-75	nicht bestimmt
7-10	50-200	50-150	nicht bestimmt
Jungen/Männer			
11-14	50-200	75-250	nicht bestimmt
15-18	50-200	75-250	nicht bestimmt
19-24	50-200	75-250	nicht bestimmt
25-50	50-200	75-250	nicht bestimmt (550)*
51+	50-200	75-250	nicht bestimmt
Mädchen/Frauen			
11-14	50-200	75-250	nicht bestimmt
15-18	50-200	75-250	nicht bestimmt
19-24	50-200	75-250	nicht bestimmt
25-50	50-200	75-250	nicht bestimmt (425)*
51+	50-200	75-250	nicht bestimmt
Schwangerschaft	50-200	75-250	nicht bestimmt
Stillen (die ersten 6 Monate)	50-200	75-250	nicht bestimmt
Stillen (folgende Monate)	50-200	75-250	nicht bestimmt

*Die Zahlen in Klammern entsprechen den neuesten Empfehlungen

Tabelle 4.2: Die empfohlene Tagesmenge (RDA) an Spurenelementen

Nichts bleibt, wie es ist

Die oben genannten Werte sind die, die zur Zeit Gültigkeit besitzen. Sie können jedoch mit ziemlicher Sicherheit davon ausgehen, dass der eine oder andere Wert sich im Laufe der Zeit verändern wird, da die Wissenschaft stets zu neuen Erkenntnissen und Ergebnissen kommt. Betrachten Sie die Werte als Richtlinien, so wie sie dem heutigen Stand der Forschung entsprechen.

Der zusätzliche Bedarf

5

In diesem Kapitel

- Die zusätzliche Einnahme von Vitaminen und Mineralien
- Wer bestimmt, was und wie viel eingenommen werden darf
- Wählen Sie die richtigen Präparate
- Die Nährstoffe in der Nahrung

Jedes Jahr werden in den Industrieländern zig Millionen für Vitamine, Mineralien und Spurenelemente in Form von Tabletten, Bonbons und Pulvern ausgegeben. Die Auswahl ist groß: Vom guten, alten Vitamin C bis hin zur getrockneten Leber (Pfui Teufel) ist alles zu haben. Wollen Sie unter Ernährungsspezialisten einen Streit entfachen, brauchen Sie nur folgende drei Fragen zu stellen: Sind diese Mittel (a) notwendig, (b) ihr Geld wert und (c) gesund. Wenn Sie der hitzigen Diskussion bis zum Schluss gefolgt sind, wissen Sie vielleicht immer noch nicht, wie Sie sich verhalten sollen. In diesem kurzen Kapitel werden wir Ihnen offizielle Informationen zu diesem Thema zur Verfügung stellen, so dass Sie eine eigene Entscheidung treffen können.

Was ist das eigentlich für ein Zeug, das der Nahrungsergänzung dienen soll?

Die Vitamintablette, die Sie jeden Morgen schlucken, gehört dazu. Ebenfalls die die Magensäure neutralisierenden Kalziumpräparate, die von vielen eingenommen werden, genauso Echinacea, das Kraut, das den Ruf hat, gegen eine Erkältung vorbeugend zu wirken, und alle sogenannten Power-Drinks, die müde Männer munter machen.

Die Deutsche Gesellschaft für Ernährung stuft alle diese Präparate als »die Nahrung ergänzend« ein, da sie folgende Definition erfüllen: Ein nahrungsergänzendes Präparat ist jede Pille, Tablette, Kapsel, jedes Puder oder jede Flüssigkeit, die Sie über den Mund aufnehmen, und die in der Nahrung vorkommende Nährstoffe enthält. Hier stellt sich natürlich sofort die Frage: Was ist ein in der Nahrung vorkommender Nährstoff?

Antwort:

- ✔ Vitamine
- ✔ Mineralstoffe
- ✔ Kräuter
- ✔ Aminosäuren (die »Bausteine der Proteine«, siehe Kapitel 6)
- ✔ Enzyme
- ✔ Organisches Gewebe wie getrocknete Leber oder Haifischknorpel

- Einige Hormone, wie zum Beispiel Melatonin, welches als Schlafhilfe empfohlen wird
- Metaboliten (Substanzen, die bei der Verdauung von Nährstoffen gebildet werden)
- Extrakte

Diese Zusatzpräparate können sowohl aus einem Bestandteil, wie zum Beispiel Vitamin-E-Kapseln, oder auch aus einer Kombination von mehreren Produkten bestehen, so wie viele Proteinpulver, die bei Sportlern beliebt sind.

Warum wir diese Präparate zu uns nehmen

Wenn man in einem Land lebt, wo die Nahrung ausreichend und zu einem erschwinglichen Preis vorhanden ist, fragt man sich doch, warum so viele Leute so viel Geld für Präparate zur Nahrungsergänzung ausgeben. Warum Pillen schlucken und nicht einfach nur essen?

Von vielen Leuten werden Vitamine und Mineralien in Tablettenform geschluckt, weil man so schnell die benötigten Nährstoffe aufnimmt und keine Zeit ans Einkaufen und Kochen verschwenden muss – und man kriegt diese Nährstoffe auch noch ohne all die unerwünschten Zucker und Fette im Essen. Andere wiederum nehmen diese Mittel ein, um absolut sicher zu sein, dass Sie die empfohlene Tagesdosis (siehe Kapitel 4) an Vitaminen und Mineralien auch zu sich nehmen. Und manche verwenden Sie anstelle von verschreibungspflichtigen Medikamenten.

Allgemein stimmen die Wissenschaftler darüber überein, dass man bei einer ausgewogenen Ernährung auf solche, die Nahrung ergänzende Mittel verzichten kann. Es besteht jedoch keine Frage, dass unter bestimmten Umständen die zusätzliche Einnahme von Vitaminen, Mineralien und Spurenelementen sinnvoll ist.

Wenn Nahrung allein nicht genügt

Krankheit, Alter, einseitige Ernährung und einige geschlechtsspezifische Ursachen können der Grund dafür sein, dass Sie nicht ausreichend Nährstoffe über die Nahrung allein aufnehmen.

Erkrankung der Verdauungsorgane, chronische Erkrankungen, Nebenwirkungen bei Medikamenten und Verletzungen

Einige Störungen und Erkrankungen der Verdauungsorgane (Leber, Gallenblase, Bauchspeicheldrüse, Darm) können die normale Verdauung von Essen und die Absorption von Nährstoffen verhindern. Dies kann aber auch als Nebenwirkung bei der Einnahme von bestimmten Medikamenten auftreten. In diesen Fällen müssen Sie zusätzliche Präparate einnehmen, die die Versorgung des Körpers mit ausreichenden Nährstoffen gewährleisten. Personen, mit chronischen Erkrankungen oder solche, die sich eine schwere Verletzung zugezogen haben (wie eine starke Verbrennung) oder gerade eine Operation hinter sich haben, brauchen vielleicht mehr Nährstoffe, als sie über die Nahrung allein aufnehmen können. In diesen Fällen verschreiben die Ärzte häufig die sonst für den Körper schwer zu bekommenden Vitamine, Mineralien und sonstigen Nährstoffe.

Ich empfehle Ihnen einen Arzt zu konsultieren, bevor Sie sich für die Einnahme eines Zusatzpräparates entscheiden (macht stärker, glättet die Haut, hat eine beruhigende Wirkung). Die Zeiten, in denen Ärzte allen Fragen der Ernährung ignorant gegenüberstanden, sind vielleicht noch nicht ganz vorbei, aber es ist bereits eine deutliche Besserung zu erkennen. Außerdem weiss Ihr Arzt am besten über Ihren Gesundheitszustand Bescheid, kennt die Medikamente, die Sie einnehmen und kann Sie vor unerwünschten Nebenwirkungen warnen.

Vegetarische Ernährung

Vitamin B12 befindet sich nur in tierischem Eiweiss, wie Fleisch, Milch und Eiern. (In manchen Algen findet man ebenfalls B12, es wird jedoch vermutet, dass dieses Vitamin von Mikroorganismen stammt, die in der Pflanze leben.) Veganer – diejenigen, die überhaupt keine tierische Nahrung zu sich nehmen – können daher ihren Bedarf an Vitamin B12 nur durch die Aufnahme von speziellen Präparaten decken. Vegetarier, die zwar kein Fleisch, aber sonstige tierische Produkte essen, brauchen vielleicht eine zusätzliche Portion an Kalzium, Zink und Eisen. Diese Mineralien befinden sich zwar auch in einigen Pflanzen, aber in einer Form, die der Körper nicht so leicht aufnehmen kann.

Vitaminpräparate als eine Art Lebensversicherung

Auch Leute, die sich guter Gesundheit erfreuen, entscheiden sich oft für die Einnahme von zusätzlichen Präparaten zur Nahrungsergänzung, da sie »sicher sein« möchten, auch ausreichend versorgt zu sein. Wie neuere Untersuchungen ergaben, liegen Sie damit gar nicht so falsch.

Als Schutz gegen Krankheiten

Hautärzte am Fred Hutchinson Cancer Center in Seattle haben bei einer Untersuchung an 871 Männer und Frauen (von denen die Hälfte an Darmkrebs leidet) entdeckt, dass diejenigen, die täglich über einen Zeitraum von mehr als 10 Jahren Multivitaminpräparate zu sich genommen hatten, seltener an Darmkrebs erkrankten. Weiterhin wurde festgestellt, dass die zusätzliche Einnahme von Selen Prostataerkrankungen vorbeugt und Vitamin C das Risiko einer Erkrankung am grauen Star senkt.

Als Schutz gegen Appetitlosigkeit

Im Alter lässt der Appetit häufig nach, was auch daran liegt, dass die Geschmacks- und Geruchsnerven nachlassen. Wenn Ihnen das Essen nicht mehr so schmeckt wie früher oder wenn Sie meist alleine essen und nicht nur für eine Person kochen wollen, oder wenn Ihnen der Zahnersatz beim Kauen Schwierigkeiten bereitet, kann das leicht dazu führen, dass Sie nicht all die Nährstoffe aufnehmen, die Ihr Körper benötigt. Hier empfiehlt sich die Einnahme von Präparaten zur Nahrungsergänzung.

Wenn Sie zu den vielbeschäftigten Personen gehören, die kaum Zeit haben, sich ausgewogen zu ernähren, empfehle ich Ihnen, unabhängig von Ihrem Alter, Zusatzpräparate einzunehmen.

Die Bedürfnisse einer Frau

Und wie sieht es bei den Frauen aus? Sie erleben im Laufe Ihres Lebens zahlreiche körperliche Veränderungen. Auch hier können Zusatzpräparate als Lebensversicherung dienen:

- ✔ **Vor der Menopause:** Frauen, die während der Periode regelmäßig Blut verlieren, nehmen bei einer Kalorienzufuhr von weniger als 2000 Kalorien am Tag (die empfohlene Tagesmenge) nicht ausreichend Eisen zu sich. Hier, wie auch bei Frauen, die sich oft einer Hungerkur unterziehen, empfiehlt sich die Einnahme von Eisenpräparaten.
- ✔ **Während der Schwangerschaft und beim Stillen:** Schwangere Frauen und diejenigen, die ihre Kinder stillen, benötigen vielleicht zusätzliche Nährstoffe bei der Entwicklung des Fötus oder bei der Erzeugung von Milch. Man weiss heutzutage auch, dass durch zusätzliche Einnahme des Vitamins B-Folsäure das Risiko sinkt, dass das Baby mit einem Neuralrohrdefekt (ein Defekt im Rückenmark und in der Wirbelsäule) zur Welt kommt.

  Verordnen Sie sich während einer Schwangerschaft nicht eigenmächtig Zusatzpräparate. Große Mengen an bestimmten Nährstoffen können für das Baby sogar lebensbedrohlich sein. So kann die Einnahme von großen Mengen Vitamin A während der Schwangerschaft das Risiko von Geburtsfehlern erhöhen.

- ✔ **Im Erwachsenenalter:** Frauen, die älter als 19 sind, können den täglichen Bedarf an Kalzium (1000 mg/Tag) durch ca.1 l Magermilch oder 700 g Magerjoghurt oder 600 g Lachs oder einer Kombination aus den drei Nahrungsmitteln decken. Aber mal Hand aufs Herz. Hätten Sie dazu wirklich Lust – jeden Tag? Wahrscheinlich nicht. Der einfachste Ausweg ist die Einnahme eines Kalziumpräparats.

Süße Gefahr

Niemand schluckt gerne bittere Pillen, aber solche, die wie Bonbons aussehen und schmecken, können leicht zu einer Gefahr für ein Kind werden. Manche Nährstoffe sind in einer höheren Dosis gesundheitsschädlich oder sogar tödlich für Kinder (lesen Sie hierzu die Kapitel 10 und 11). Ihr Verstand sagt Ihnen, dass Sie die einzunehmende Menge nicht verdreifachen dürfen, nur weil die Pille wie ein Pfefferminzbonbon schmeckt. Rechnen Sie jedoch nicht damit, dass ein Kind genauso denkt. Wenn Sie mit Kleinkindern zusammenleben, können Sie der Gefahr vorbeugen, indem Sie neutral schmeckende Mittel kaufen und diese an einem sicheren Ort, am besten eingeschlossen, aufbewahren.

Vitaminpräparate anstelle von Medikamenten

Jeder weiß – Hatschii! –, dass gegen eine Erkältung noch kein Kraut gewachsen ist, oder doch? Alles was über die Jahre an Mitteln in Form von Multivitaminpräparaten und nicht verschreibungspflichtigen Medikamenten angeboten wurde, konnte nicht wirklich halten, was man sich davon versprach. Die meisten sind schon wieder vom Markt verschwunden, allerdings gibt es eine Pflanze, die Echinacea, die anscheinend Symptome lindert und die Heilung beschleunigt.

Eine weitere Pflanze, das Johanniskraut, wird von vielen Leuten bei depressiven Verstimmungen eingenommen. Vielleicht werden langangelegte Tests beweisen, ob diese Pflanze ein sicherer und wirkungsvoller Ersatz für verschreibungspflichtige Antidepressiva ist.

In der nachfolgenden Tabelle 5.1 nennen wir einige Kräuter, deren Einnahme Ihnen wirkliches Unwohlsein bescheren kann. Vermeiden Sie diese ganz – oder gehen Sie zumindest sparsam damit um. Für einige Personen kann schon eine kleine Menge davon schädlich sein.

Kräuter	Bekannte Nebenwirkungen und Reaktionen
Christophskraut	Übelkeit, Erbrechen, Schwindel, Muskelkontraktionen (z.B. im Uterus)
Chaparral (mediterrane Macchie)	Schädigung der Leber, Leberversagen
Schwarzwurz	Mögliche Schädigung der Leber
Kombuchu-Tee	Schädigung der Leber, die zum Tod führen kann, Darmkrämpfe
Lobelia	Eventuell zum Tode führende Krämpfe, Koma
Poleiminze	Schädigung der Leber, die zum Tod führen kann, Krämpfe, Koma
Sennesblätter	Magenschmerzen, Durchfall
Stephania	Schädigung der Niere (manchmal so schwer, dass eine Dialyse oder eine Transplantation notwendig werden)
Baldrian	Schwere Entzugserscheinungen

(Quelle: Mayo Clinic Health Letter, June 1997; »Vitamin and nutritional Supplement«)

Tabelle 5.1: Einige Kräuter, die gefährliche Nebenwirkungen haben können

Die Wahl der wirkungsvollsten zusätzlichen Nährstoffe

Nun gut, jetzt habe Ihnen ausführlich die Vor- und Nachteile von Präparaten zur Nahrungsergänzung geschildert. Sie haben vielleicht sogar schon entschieden, welches davon für Sie in Frage kommt. Sie müssen also nur noch wissen, wie Sie unter einem Riesenangebot an diesen Mitteln die sichersten und wirksamsten Produkte auswählen. Wir sagen Ihnen, worauf Sie achten sollen.

Wählen Sie einen bekannten Markennamen

Obwohl es nicht immer eine Garantie dafür gibt, dass ein bekannter Name auch für Qualität bürgt, so haben Sie hier doch immerhin die Sicherheit, dass das Produkt schon länger auf dem Markt ist und noch nicht zu lange im Regal steht, da die bekannten Namen schneller verkauft werden als Produkte unbekannter Hersteller.

Schauen Sie sich die Liste der Zutaten an

Außer den Zutaten müssen für die Vitamine und Mineralien auch die enthaltene Menge pro Einheit (100 g, 1 Tablette) angegeben sein. Weiterhin darf die Angabe nicht fehlen, wie viel Prozent der empfohlenen Tagesdosis in einer Einheit enthalten sind.

Achten Sie auf das Verfallsdatum

Im Laufe der Zeit läßt die Wirkung aller Zusatzpräparate nach. Wählen Sie daher die Packung, mit dem längsten Verfallsdatum. Überlegen Sie auch beim Kauf, in welchem Zeitraum Sie die Packung verbrauchen können. Wählen Sie im Zweifelsfall die kleinere Packung.

Beachten Sie die Hinweise für die richtige Aufbewahrung

Auch wenn Sie ein Produkt mit gültigen Verfallsdatum kaufen, sollten Sie beachten, welche Angaben über die richtige Aufbewahrung gemacht werden. Einige halten sich am besten im Kühlschrank, für alle gilt jedoch, dass sie trocken und kühl lagern sollten. Heben Sie diese Produkte nicht in einem Schrank über dem Herd oder dem Kühlschrank auf, da beide Wärme abgeben.

Übertreiben Sie es nicht mit der Einnahme

Nur wenn Ihnen Ihr Arzt ein Präparat aus medizinischen Gründen mit dem Zusatz »therapeutisch wirksam« oder »extra stark« verschreibt, sollten Sie diese auch einnehmen. Im Normalfall wählen Sie eines, das nicht mehr als die empfohlene Tagesdosis (RDA) pro Nährstoff enthält. Sie finden diese Angaben auf allen Verpackungen. Sehen Sie sich nur den Prozentsatz der täglichen Tagesdosis an, den das Mittel pro Einheit enthält. So liegt zum Beispiel der Tagesbedarf an Vitamin C für einen Erwachsenen bei 60 mg. Ein Produkt, das pro Einheit also 60 mg Vitamin C enthält, deckt den Tagesbedarf zu 100 Prozent.

Fallen Sie nicht auf falsche Versprechungen herein

Lassen Sie die Finger von Produkten für die mit Versprechungen, die zu gut klingen, um wahr zu sein, – »Kaufen Sie mich! Dann werden Sie uralt!« – geworben wird. Das Gesetz verbietet es, für Zusatzpräparate mit den Versprechen, dass diese Krankheiten vorbeugen oder heilen können, zu werben. (In diesem Fall würde es sich um Medikamente handeln, die vor dem Verkauf getestet werden müssen.)

Warum Sie Nährstoffe bevorzugt aus der Nahrung und nicht in Form von Zusatzpräparaten aufnehmen sollten

Obwohl ich in diesem Kapitel viel von den Vorzügen von Präparaten zur Nahrungsergänzung geschrieben habe, erlaubt es mir mein Gewissen nicht, zu verschweigen, dass gesunde Personen alle oder zumindest fast alle Nährstoffe über die Nahrung und nicht durch die Einnahme von Präparaten, aufnehmen.

Kosten

Wenn Sie gerne kochen und sich für die richtige Zusammenstellung der Nahrung interessieren, können Sie die Nährstoffe ausreichend und kostengünstig in Form von Obst, Gemüse, Vollkornprodukten, Milcherzeugnissen, Fleisch, Fisch und Geflügel zu sich nehmen. Außerdem schmeckt Essen in der Regel besser als Vitaminpräparate.

Ein Extrabonus

Die Nahrung setzt sich aus vielen Bestandteilen zusammen: Vitamine, Mineralien, Proteine, Fett, Kohlenhydrate, Ballaststoffe und einer Fülle von bisher unidentifizierten Substanzen, den Phytochemicals (von phyto: Pflanze). Von diesen Chemikalien wird behauptet, dass sie wichtig für die Gesundheit sind. Zum Beispiel das Lycopen, das rote Pigment in Tomaten, das neuesten Untersuchungen zufolge das Risiko einer Erkrankung an Prostatakrebs senken soll. Es gibt auch die östrogenähnlichen Substanzen Genistein und Daidzein, die in Sojabohnen enthalten sind und vorbeugend auf eine Herzerkrankung wirken. Wer weiss, was sonst noch in Ihren Äpfeln, Pfirsichen, Birnen und Pflaumen versteckt ist? Möchten Sie wirklich zu denen gehören, die sich diesen Extrabonus für die Gesundheit entgehen lassen? Natürlich nicht! Mehr über Phytochemicals können Sie in Kapitel 12 nachlesen.

Sicherheit

Einige ganz gewöhnliche Nährstoffe können in einer Überdosis (eine Dosis, die weit über dem empfohlenen Tagesbedarf liegt) schädlich sein. Zu hohe Mengen an Vitamin A werden nicht nur in Zusammenhang mit Geburtsfehlern gebracht; sie können auch der Auslöser für Symptone sein, die einem Gehirntumor ähneln. Zu viel Niacin ist schädlich für die Leber. Eine Überdosis an Vitamin B6 kann zu einer (vorübergehenden) Schädigung der Nerven in Armen, Beinen, Fingern und Zehen führen. All diese Nebenwirkungen treten natürlich hauptsächlich bei der Einnahme von Zusatzpräparaten auf. Pillen lassen sich leicht schlucken. Sie werden aber auch bei größtem Hunger nicht so viel essen können, dass sie gefährliche Mengen an Nährstoffen über Nahrung zu sich nehmen. (In den Kapiteln 10 und 11 finden Sie mehr über die Gefahren einer Überdosierung.)

Vielleicht läßt sich die Bedeutung von Zusatzpräparaten zu einer normalen Ernährung am besten durch den berühmten Satz von Abraham Lincoln über Politiker und Wähler zusammenfassen: »Sie können vielleicht alle Leute für kurze Zeit täuschen; Sie können vielleicht sogar einige Leute immer täuschen; Sie können aber nicht alle Leute immer täuschen.«

Wenn Honest Abe noch immer unter uns weilen würde, als hervorragender Ernährungsspezialist und nicht als Präsident, würde er diese Worte vielleicht folgendermaßen modifizieren: »Zusatzpräparate sind für alle von uns von Zeit zu Zeit wichtig, für einige unter uns immer, aber sie sind wahrscheinlich nicht für alle von uns immer wichtig.«

Teil II

Was alles in der Nahrung steckt

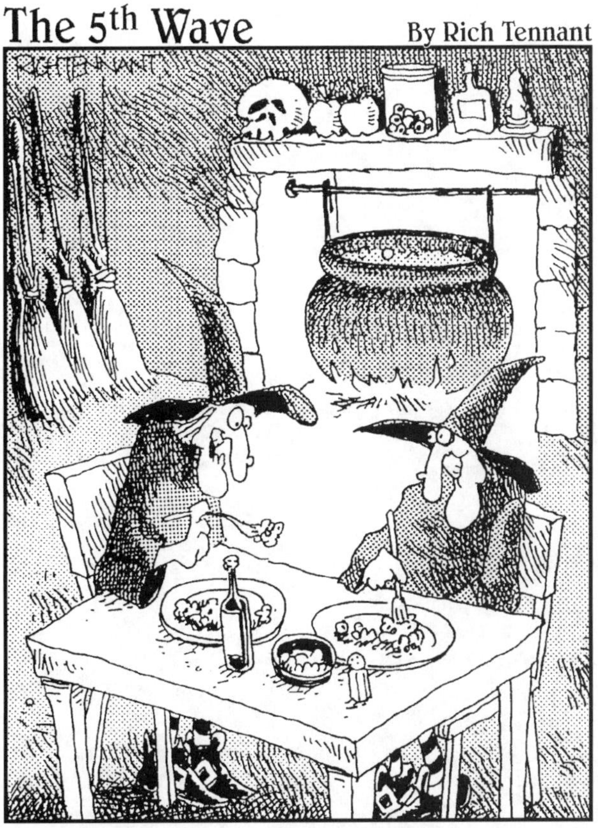

»Ich hab in all meinen Rezepten Blutegel durch Tofu ersetzt. Der hat doppelt so viel Protein und windet sich nicht so im Kessel.«

In diesem Teil...

erfahren Sie alles über Dinge, die Sie schon lange kennen: Proteine, Fett, Kohlenhydrate, Alkohol, Vitamine, Mineralstoffe und Wasser.

Dies ist ein *...für Dummies*-Buch Sie müssen diesen Teil also nicht Seite für Seite, alles von den Proteinen bis zum Wasser, lesen, um zu wissen, wie Ernährung funktioniert. Sie dürfen ruhig blättern, vor und zurück, linke Seite, rechte Seite. Ganz egal, wie Sie diesen Teil angehen, es wird trotzdem etwas über den Wert von Nährstoffen in der Nahrung hängenbleiben.

Kraftstoff Protein

6

In diesem Kapitel

- Was ist Protein?
- Wo befindet es sich im Körper?
- Wie holen Sie sich das Beste davon aus der Nahrung?
- Wann Sie mehr (oder weniger) Protein benötigen

Protein bzw. Eiweiß gehört zu den lebensnotwendigen Nährstoffen. Sein Name leitet sich vom griechischen Wort *protos* ab, was so viel heißt wie »Erster«. Um sich ein Proteinmolekül vorzustellen, denken Sie an eine sehr lange Kette, besser noch: eine lange Kette aus Würstchen. Die einzelnen Glieder der Kette bestehen aus *Aminosäuren,* die man als Bausteine der Proteine bezeichnet. Zusätzlich zu Kohlenstoff-, Wasserstoff- und Sauerstoffatomen enthalten die Aminosäuren eine Stickstoff(Amino)-Gruppe. Diese Aminogruppe ist für die Synthese von besonderen Proteinen im Körper notwendig.

Wo Ihr Körper das Protein lagert

Der menschliche Körper ist randvoll mit Proteinen. Sie sind sowohl in der äußeren als auch in der inneren Membran jeder lebenden Zelle vorhanden.

- ✔ Das Haar, die Nägel und die äußeren Schichten der Haut bestehen aus Keratin. Keratin gehört zu den Skleroproteinen, einem Protein, das unverdaulich ist. Wenn Sie also an Ihren Nägeln kauen, werden diese nicht verdaut.

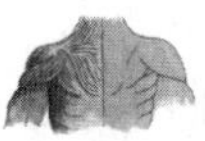

- ✔ Das Muskelgewebe enthält Myosin, Aktin, Myoglobin und noch einige andere Proteine.

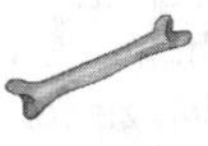

- ✔ Die Knochen bestehen aus jeder Menge Protein. Der äußere Teil wird durch die Einlagerung von Mineralstoffen gehärtet, im inneren, weichen Teil befindet sich jedoch Protein, wie auch im Knochenmark, das sich ganz im Zentrum des Knochens befindet.

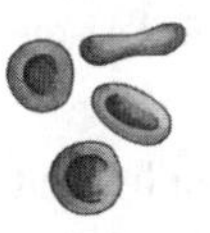

- ✔ In den roten Blutkörperchen befindet sich das *Hämoglobin,* eine Substanz, die den Sauerstoff im Körper weiter transportiert; das Globin ist ein Protein. Die klare Flüssigkeit im Blut (das Plasma) transportiert Fett und Proteinpartikel, die Lipoproteide, die das Cholesterin im Körper aufnehmen und entfernen.

Wie Ihr Körper das Protein verwendet

Der Körper verwendet das Protein, um neue Zellen aufzubauen und das Körpergewebe zu erhalten und für die Synthese von neuen Proteinen, die wir benötigen, um den Körper funktionstüchtig zu halten.

Etwa die Hälfte des Proteins, das wir täglich zu uns nehmen, wird in Enzyme umgewandelt. Das sind die Arbeitsproteine, die bestimmte Aufgaben erfüllen, wie etwa die Verdauung der Nahrung oder die Aufspaltung von Molekülen, um neue Zellen und chemische Substanzen aufzubauen. Um diese Aufgaben zu erfüllen, benötigen die Enzyme oft die Hilfe von Vitaminen und Mineralien.

Die Fähigkeit zu sehen, denken, hören, sich zu bewegen – also fast alles, was zu einem gesunden Leben gehört – setzt voraus, dass unsere Nervenzellen Nachrichten untereinander austauschen und auch an andere Zellen, zum Beispiel die Muskeln, senden. Für die Versendung dieser Nachrichten bedarf es bestimmter Chemikalien, der *Neurotransmitter.* Diese Neurotransmitter bestehen – Sie dürfen einmal raten: richtig! – aus Proteinen.

Und, *last but not least*, spielen Proteine eine Hauptrolle in der Schaffung von neuen Zellen, also jedem neuen Individuum. *Nukleoproteide* sind Substanzen, die aus Aminosäuren und Nukleinsäuren bestehen. Im nachfolgenden Kasten finden Sie Informationen zur "DNS/RNS", die zu den Nukleoproteiden gehören.

DNS/RNS

Nukleoproteide *sind chemische Stoffe, die sich im Kern (nucleus) jeder lebenden Zelle befinden. Sie bestehen aus Proteinen, die sich mit Nukleinsäuren zusammenschließen – komplexen Verbindungen, die aus Phosphorsäure, einem Zuckermolekül und nitrogenhaltigen Molekülen aus Aminosäuren bestehen.*

Nukleinsäuren (Moleküle, die sich in den Chromosomen und anderen Strukturen im Zentrum unserer Zellen befinden) sind Träger des genetischen Codes, also des Erbmaterials – Genen und Chromosomen, die das Aussehen, die Intelligenz und die Persönlichkeit bestimmen. Sie enthalten immer einen von zwei möglichen Zuckern, entweder die Ribose oder die Desoxyribose. Die Nukleinsäure, die Ribose enthält, heißt *Ribonukleinsäure (RNS)*, die Nukleinsäure, die Desoxyribose enthält, entsprechend *Desoxyribonukleinsäure (DNS)*.

Die DNS, ein langes Molekül, bestehend aus zwei Strängen, die sich umeinander winden (die Doppelhelix), ist die Basis aller lebenden Organismen. Die DNS trägt und übermittelt unser genetisches Erbgut in den Chromosomen – das genetische Erbgut besteht aus den "Anweisungen", die bestimmen, wie unsere Zellen geformt sind und wie sie sich zu verhalten haben. Die RNS, ein aus einem Strang bestehendes Molekül, wird in den Zellen anhand des Musters, das von der DNS vorgegeben wird, erzeugt. Die RNS befördert die Anweisungen der DNS in jede einzelne Zelle.

Gewisse Kenntnisse über die DNS sind deshalb wichtig, weil sie unsere Persönlichkeit bestimmt. Die Möglichkeit, dass irgendjemand auf dieser Welt die gleiche DNS hat wie Sie, ist sehr, sehr gering. Deshalb wird die Bestimmung der DNS immer häufiger bei der Identifizierung von Verbrechern eingesetzt. Es wird sogar vorgeschlagen, dass Eltern eine Probe der DNS ihrer Kinder aufheben, damit auch nach Jahren die Möglichkeit bestünde, diese zu identifizieren.

Was passiert mit dem Protein, das wir essen?

Die Zellen in unserem Verdauungstrakt können nur einzelne Aminosäuren oder sehr kurze Ketten, die aus zwei oder drei Gliedern, sogenannten *Peptiden*, bestehen, aufnehmen. Die Proteine in der Nahrung müssen also erst mit Hilfe von Enzymen in ihre Komponenten, die Aminosäuren, zerlegt werden. Enzyme sind – was sonst – Proteine, die eine bestimmte Funktion erfüllen. Andere Enzyme in unseren Körperzellen synthetisieren neue Proteine, indem sie Aminosäuren zu bestimmten Komponenten zusammenbauen, die unser Körper braucht, um zu funktionieren. Dieser Prozess wird als *Proteinsynthese* bezeichnet.

- ✔ Aminosäuren schließen sich mit Fetten zusammen, um *Lipoproteide* zu bilden. Andere Aminosäuren suchen die Kohlenhydrate und formen *Glykoproteide*, die sich im Schleim des Verdauungstraktes befinden.
- ✔ Proteine verbinden sich mit Phosphorsäuren und bilden *Phosphoproteide*, wie zum Beispiel *Casein*, das in der Milch enthalten ist.
- ✔ Nukleinsäuren verbinden sich mit Proteinen zu *Nukleoproteiden*, einem wichtigen Bestandteil des Zellkernes und des Protoplasmas, der lebenden Materie innerhalb jeder Zelle.

Nachdem die Proteinsynthese beendet ist, wird der nicht verwendete Kohlenstoff, Wasserstoff und Sauerstoff in *Glucose*, einen Energielieferanten, umgewandelt (siehe Kapitel 7). Der Stickstoff-Überschuss, Ammoniak, wird nicht als Energielieferant verwendet, sondern von der Leber in Harnstoff umgewandelt. Der größte Teil dieses Harnstoffs wird über die Nieren als Urin ausgeschieden; kleine Mengen werden über die Haut, die Haare und die Nägel abgegeben.

Jeden Tag verarbeitet der Körper mehr Proteine, als ihm aus der Nahrung zugeführt werden. Halten Sie daher Ihre Proteinzufuhr konstant aufrecht. Wenn Sie davon nicht genügend über die Nahrung aufnehmen, verbraucht der Körper die Proteine, die er gespeichert hat, einschließlich derer, aus denen Ihre Muskeln bestehen, im Extremfall auch die des Herzmuskels.

Nicht alle Proteine sind gleich

Um all die Proteine herzustellen, die der Körper benötigt, bedarf es 22 unterschiedlicher Aminosäuren. Neun davon bezeichnet man als *essenziell*, was bedeutet, dass Ihr Körper diese nicht selbst herstellen kann, so dass ihm diese über die Nahrung zugeführt werden müssen. Die restlichen 13 sind *nicht essenziell* – wenn Ihr Körper diese nicht in Form von Nahrung erhält, kann er sie aus Fetten, Kohlenhydraten und anderen Aminosäuren selbst herstellen.

Die essenziellen Aminosäuren	Die nicht essenziellen Aminosäuren
Histidin	Alanin
Isoleucin	Arginin
Leucin	Asparaginsäure
Lysin	Citrullin
Methionin	Cystin
Phenylalanin	Glutaminsäure

Die essenziellen Aminosäuren	Die nicht essenziellen Aminosäuren
Threonin	Glycin
Tryptophan	Hydroxyglutaminsäure
Valin	Hydroxyprolin
	Norleucin
	Prolin
	Serin
	Tyrosin

Homocystein und Ihr Herz

Homocystein ist eine chemische Substanz, die bei der Verdauung (Umwandlung) von Protein freigesetzt wird. Anders als andere Aminosäuren, die für Ihre Gesundheit sehr wichtig sind, kann das Homocystein eine Gefahr für das Herz darstellen. Es greift Zellen in den Wänden der Arterien an, was dazu führt, dass sich diese schneller reproduzieren (diese zusätzlichen Zellen können die Arterien zum Herzen blockieren) oder dass sich das Blut verdickt.

Vor vielen Jahren, in der Zeit, bevor das böse Cholesterin in aller Munde war, haben einige schlaue Wissenschafter dem Homocystein die Hauptschuld an Herzerkrankungen gegeben. Heute wissen wir, dass das nicht stimmt. Es stellt neben einem zu hohen Cholesterinwert eine weitere Gefahr für das Herz dar. Dies ist vielleicht die Erklärung dafür, warum auch Personen mit einem niedrigen Cholesterinwert am Herz erkranken.

Aber halt! Neueste Untersuchungen haben ergeben, dass eine am Vitamin B Folacin reiche Ernährung den Gehalt von Homocystein im Blut senkt. In den meisten Obst- und Gemüsesorten sind große Mengen an Folacin enthalten. Wenn Sie viel davon essen, schützen Sie vielleicht Ihr Herz.

Qualitativ hochwertige und niederwertige Proteine

Da der Körper eines Tieres ähnlich dem unseren aufgebaut ist, besteht sein Protein aus einer ähnlichen Kombination von Aminosäuren. Das ist auch der Grund dafür, dass Ernährungsspezialisten das tierische Eiweiß – von Fleisch, Fisch, Geflügel, Eiern und Milchprodukten – hochwertiges Protein nennen. Unser Körper nimmt diese Proteine gut auf, da sie ohne großen Verlust benutzt werden können, um andere Proteine zu synthetisieren. Pflanzlichen Proteine – Körner, Obst, Gemüse, Hülsenfrüchte, Nüsse und Samen – mangelt es oftmals an einer ausreichenden Menge einiger Aminosäuren. Unser Körper absorbiert diese Proteine weniger gut als diejenigen tierischen Ursprungs, ihr Nährwert ist daher nicht so hoch.

Es dürfte für Sie interessant sein zu erfahren, dass kein anderes Lebensmittel als das Ei über so viel ausreichende und ausgewogene Aminosäuren verfügt. Daher wird als Wert für das Protein in der Nahrung das Ei als Standard verwendet. Ernährungsspezialisten haben dem Ei den »biologischen Wert«

von 100 Prozent gegeben, was bedeutet, dass es kein Nahrungsmittel gibt, welches das Protein dem Körper in einer besseren Form zuführen kann. Andere Lebensmittel, die sogar mehr Protein enthalten können, sind nicht so wertvoll wie das Ei, da sie entweder in zu geringen Mengen vorhanden sind oder einige essenzielle Aminosäuren ganz fehlen.

So bestehen Eier zum Beispiel aus 11 Prozent Protein, getrocknete Bohnen zu 22 Prozent. Das pflanzliche Eiweiß in den Bohnen stellt jedoch keine ausreichende Menge an essenziellen Aminosäuren zur Verfügung, es ist daher für den Menschen nicht so wertvoll. Die einzige Ausnahme stellt hier die Sojabohne dar, ein Gemüse, das alle neun essenziellen Aminosäuren in großen, ausreichenden Mengen enthält. Deshalb sind die Sojabohnen ein ausgezeichnetes Nahrungsmittel für Vegetarier, vor allem deren strikte Vertreter, die jede Form von tierischem Eiweiß ablehnen, sogar Milch und Eier. Nachfolgende Tabelle 6.1 nennt repräsentative Beispiele für den biologischen Wert einiger Nahrungsmittel:

Nahrungsmittel	Proteingehalt (% an Kalorien in einer Portion)	Biologischer Wert der Aminosäuren
Ei	33	100
Fisch	61	100
Rind	29	100
Vollmilch	23	100
Sojabohnen	29	100
Hülsenfrüchte, getr.	22	75
Reis	7	62-66
Getreide	7	47
Weizen	13	50
Weizenmehl	12	36

(Quelle: U.S Department of Agriculture, Washington D.C., »Nutritive Value of Foods«)

Tabelle 6.1: Gehalt an Aminosäuren in der Nahrung

Supersoja: Das ganz besondere Nahrungsmittel

Ernährungsregel Nr. 1: Die Proteine aus tierischen Nahrungsmitteln sind für den Menschen vollkommen ausreichend. Ernährungsregel Nr. 2: Gemüse, Obst und Körner stellen eine nicht ausreichende Menge an Proteinen zur Verfügung. Ernährungsregel Nr. 3: Niemand hat das der Sojabohne gesagt.

Im Gegensatz zu anderem Gemüse, auch Hülsenfrüchten, liefert die Sojabohne eine für den menschlichen Körper ausreichende Menge an Proteinen mit allen essenziellen Aminosäuren. Ernährungsspezialisten stufen die Proteine in Soja sogar genauso hoch ein wie die im Eiweiß oder in Casein (das Protein in der Milch), jene Proteine also, die Ihr Körper am leichtesten absorbiert (siehe Tabelle 6.1).

Einige Spezialisten sind sogar der Meinung, dass das Protein aus Sojabohnen dem aus tierischen Produkten vorzuziehen ist, da es kein Cholesterin und nur wenig gesättigte Fettsäuren enthält. Hierdurch wird das Risiko einer Herzerkrankung gemindert. Und was noch besser ist: Mehr als 20 erst kürzlich durchgeführte Untersuchungen haben gezeigt, dass der Verzehr von Sojaprodukten den Cholesterinspiegel im Blut senken kann.

125 ml gekochte Sojabohnen enthalten 14 Gramm Protein, 120 g Tofu 13. Eine Portion dieser Nahrungsmittel enthält etwa doppelt so viele Proteine wie ein großes Ei oder 250 ml Magermilch und zwei Drittel des Proteins, das in 100 g magerem Hackfleisch enthalten ist. In 250 ml fettfreier Sojamilch befinden sich 7 mg Protein, nur 1 mg weniger als in der gleichen Menge Magermilch – und kein Cholesterin. Auch der Darm freut sich über den Verzehr von Sojabohnen, da diese mit Ballaststoffen vollgepackt sind, und das hilft ja bekanntlich beim Transport der Nahrung durch den Verdauungstrakt.

Ich muss an dieser Stelle der Fairness halber darauf hinweisen, dass Sojabohnen gerade wegen ihres hohen Gehalts an Ballaststoffen auch zu Unannehmlichkeiten führen können. Vor einiger Zeit hatte ich mich in das Thema über die Wirkung von Soja auf den Cholesterinspiegel vertieft. Ganz angetan von den Ergebnissen beschloss ich kurzerhand, meinen Cholesterinwert ebenfalls zu senken. Zu Mittag aß ich daher einen Sojaburger und Sojabohnen, am Nachmittag ein wenig fettarmen Käse und eine weitere Portion Sojabohnen mit Tomatensoße als Abendessen. Der Anstand verbietet es, den Effekt dieser Speisen auf meinen Darm im Detail zu schildern, aber ich bin sicher, Ihre Fantasie kann das Bild abrunden.

Wenn Sie mehr Sojaprodukte (oder jede Art von Hülsenfrüchte) in Ihren Speiseplan aufnehmen möchten, dann fangen Sie langsam damit an – ein wenig heute, ein bisschen mehr morgen und wieder ein wenig mehr übermorgen.

Vollständige und unvollständige Proteine

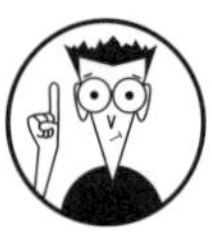

Eine andere Möglichkeit, um die Qualität der Proteine zu erfassen, ist die Unterscheidung in vollständige oder unvollständige Proteine. Ein *vollständiges Protein* enthält eine ausreichende Menge an essenziellen Aminosäuren; ein *unvollständiges Protein* nicht. Ein Protein, das von einer Aminosäure nur wenig oder nichts enthält, wird als *eingeschränkt* bezeichnet. Sie können diesen Mangel natürlich dadurch ausgleichen, dass Sie das Essen so zusammenstellen, dass Sie ein eingeschränktes Protein mit einem anderen Protein *ergänzen*, das die fehlende Aminosäure enthält.

So bietet zum Beispiel Reis nur geringe Mengen der essenziellen Aminosäure Lysin, Bohnen enthalten wenig Methionin. Wenn Sie jedoch Reis und Bohnen miteinander essen, können Sie die Proteine in beiden Nahrungsmitteln »aufwerten«. Ein weiteres Beispiel sind Nudeln und Käse. Pasta verfügt über wenig Lysin und Isoleucin; in Milchprodukten befinden sich diese zwei Aminosäuren jedoch in großen Mengen. Wenn Sie also einem Nudelgericht Parmesan hinzufügen, erhöhen Sie dessen Proteinwert. In beiden Fälle verhalten sich die Nahrungsmittel komplementär, das heißt, sie ergänzen sich. Ein weiteres Beispiel ist Müsli mit Milch. Viele dieser Kombinationen sind bekannt und werden vor allem in Ländern, in denen tierisches Eiweiß rar und teuer ist, gegessen. In Tabelle 6.2 sind einige unvollständige Lebensmittel aufgeführt, Tabelle 6.3 zeigt, wie man ein Essen zusammenstellen kann, um die Qualität der darin enthaltenen Proteine zu verbessern.

Kategorie	Beispiele
Nahrungsmittel aus Getreide	Gerste, Brot, Graupen, Maismehl, Pfannkuchen
Hülsenfrüche	Schwarze Bohnen, weiße Bohnen, Kidney -Bohnen, Kichererbsen, Limabohnen, Linsen, Erdnüsse, Erbsen
Nüsse und Samen	Mandeln, Cashew, Pecan, Walnuss, Kürbiskerne, Sesamkörner, Sonnenblumenkerne

Tabelle 6.2: Nahrungsmittel mit unvollständigen Proteinen

Dieses Nahrungsmittel...	ergänzt dieses Nahrungsmittel	Beispiele
Vollkorn	Hülsenfrüchte (Bohnen)	Reis & Bohnen
Milchprodukte	Vollkorn	Käsebrot, Nudeln mit Käse, Pfannkuchen (Mehl/Milch und Eier)
Hülsenfrüchte (Bohnen)	Nüsse und/oder Samen	Chili (Bohnen) mit Kümmel
Milchprodukte	Hülsenfrüchte (Bohnen)	Chili (Bohnen) mit Käse
Milchprodukte	Nüsse und Samen	Joghurt mit gehackten Nüssen

Tabelle 6.3: Kombination von Nahrungsmitteln zur Ergänzung der Proteine

Die Wahrheit über Gelatine und Ihre Fingernägel

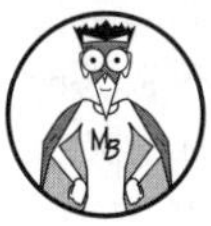

Jeder »weiss«, dass Gelatine aus Proteinen besteht, die die Fingernägel festigen. Nur zu dumm, dass sich hier jeder irrt. Gelatine wird hergestellt, indem man Tierknochen mit Säure behandelt, ein Prozess, bei dem die essenzielle Aminosäure Tryptophan zerstört wird. Und hier die gute Nachricht: Bananen enthalten viel Tryptophan. Wenn Sie daher Bananen zu Ihrer Gelatine essen, so verbessert das die Qualität des Proteins. Wird etwas Milch hinzugefügt, sieht das Ganze noch besser aus. Das heißt jedoch nicht, dass Ihre Nägel nun weniger brüchig sind. Wenn Sie eine schnelle Lösung suchen, dann begeben Sie sich am besten zu einem Hautarzt, der kann Ihnen am besten sagen, wo das Problem herrührt: Eine Allergie auf den verwendeten Nagellack, zu häufiges Geschirrspülen, ein medizinisches Problem, wie etwa eine Pilzerkrankung, oder einfach nur brüchige Nägel. Der Hautarzt wird Ihnen zu einem anderen (oder gar keinem) Nagellack raten, Haushaltshandschuhe empfehlen, ein Fungizid (ein Medikament, das Pilze bekämpft) oder eine Lotion verschreiben, die Ihre Fingernägel stärkt.

Wie viel Protein braucht der Mensch?

Ein gesunder Mann oder eine gesunde Frau brauchen pro Kilo Körpergewicht etwa 0,8 g hochwertiges Protein.

So braucht zum Beispiel eine knapp 63 Kilo wiegende Frau am Tag 50 g Protein, ein 80 Kilo schwerer Mann etwa 63 g. Diese Mengen können Sie problemlos zu sich nehmen, wenn Sie täglich zwei bis drei Portionen von jeweils 100 g magerem Fleisch, Fisch oder Geflügel essen (jeweils 21 g). Als Vegetarierin erhält die Frau die gleiche Menge an Protein aus zwei Eiern (12 – 16 g), zwei Scheiben fettarmen Käse (10 g), vier Scheiben Brot (jeweils 3 g) und 250 ml Joghurt (10 g).

Mit zunehmendem Alter kann der Körper die zugeführten Proteine nicht mehr so gut umwandeln, so dass die Muskelmasse (bestehend aus Protein) abnimmt, während jedoch der Fettanteil des Körpers gleichbleibt bzw. zunimmt. Das ist der Grund dafür, dass sich im Alter "Muskeln in Fett verwandeln". Einige Gewebe – wie Haare, Haut und Nägel – hören jedoch nie zu wachsen auf.

Was passiert, wenn wir nicht ausreichend Protein zu uns nehmen?

Der erste Hinweis auf einen Proteinmangel ist eine Schwächung des Gewebes, das viel Protein braucht. Kinder, die nicht genug davon zu sich nehmen, bleiben im Wachstum zurück. Ihre Muskeln sind schwach ausgebildet, das Haar dünn, ihre Haut kann an vielen Stellen wund sein. Ein Bluttest fördert zu Tage, dass der Albumin-Anteil im Blut unter den Normalwerten liegt. (*Albumin* ist ein Protein, das dafür sorgt, dass die Körperflüssigkeit immer in ausreichender Menge in und um die Zellen vorhanden ist.)

Die Zellen der Innenwand des Verdauungstraktes werden alle 1½ Tage erneuert, die roten Blutkörperchen leben nur 120 Tage lang. Bei Personen, die nicht genug Protein zu sich nehmen, um diese Zellen zu ersetzen, können Probleme mit der Verdauung auftreten oder sie werden *anämisch* (sie haben weniger rote Blutkörperchen, als sie brauchen). Der Mangel an Protein kann sich auch in einem geblähten Bauch zeigen (wir alle kennen die Bilder von hungernden Kindern), weil der Körper Flüssigkeit zurückhält, durch Haarausfall oder einem Verfall der Muskeln, da der Körper sich selbst schützt, indem es das eigene Protein in seinem Muskelgewebe aufzehrt. Das ist auch der Grund dafür, warum Verhungernde im wahrsten Sinne des Wortes nur noch aus "Haut und Knochen" bestehen.

In den westlichen Industrieländern ist das Essen in der Regel sehr proteinhaltig, wir essen mehr davon, als der Körper benötigt. Eine Mangelerscheinung tritt meist nur als Folge einer Essstörung auf, wie bei der Anorexia nervosa (Verweigerung von Nahrung) oder bei der Bulemie (erzwungenes Erbrechen nach einer Nahrungsaufnahme).

Wer braucht eine zusätzliche Portion an Proteinen?

Jeder, der neues Gewebe aufbaut, braucht mehr als die normale Tagesration von 0,8 g pro Kilo Körpergewicht. Einige Beispiele:

- ✔ Kinder brauchen bis zu 2 g pro Kilo Körpergewicht am Tag.
- ✔ Jugendliche benötigen bis zu 1,2 g pro Kilo Körpergewicht am Tag.
- ✔ Schwangere Frauen brauchen eine zusätzliche Portion von 10 g am Tag und auch die Frauen, die ihre Kinder stillen – 15 g am Tag während der ersten sechs Monate, 12 g am Tag während der

nächsten sechs Monate. Dieser erhöhte Tagesbedarf an Proteinen wird zunächst benötigt, um das Baby im Mutterleib zu nähren, und anschließend, um ausreichend Muttermilch zur Verfügung stellen zu können.

Nach Verletzungen steigt der Bedarf an Proteinen ebenfalls. Ein verletzter Körper schüttet erhöhte Mengen an proteinzerstörenden Hormonen aus der Hypophyse und Nebennierendrüse aus. Der Körper benötigt mehr Protein, um das noch bestehende Gewebe zu schützen, und um bei einem hohen Blutverlust neues Hämoglobin zu bilden. Bei Verbrennungen, Schnittwunden und operativen Eingriffen wird mehr Protein benötigt, um neue Haut und Muskelzellen zu bilden und auch bei Knochenbrüchen, da der Knochen wieder aufgebaut werden muss. Das Protein ist für den Körper so wichtig, dass es Ihnen bei einer Verletzung, die Sie am Essen hindert, intravenös zugeführt wird.

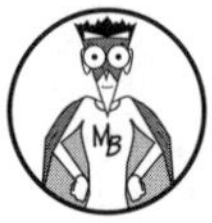

Brauchen Sportler mehr Proteine als wir? Neueste Untersuchungen zeigen, dass die Antwort hierauf ja sein könnte. Da wir aber in der Regel so und so mehr Protein zu uns nehmen, als der Körper braucht, sind auch die zusätzlichen 0,5 g am Tag pro Kilo Körpergewicht, die ein Sportler benötigt, schon durch die normale Ernährung sicher gestellt.

Können Sie auch zu viel Protein essen?

Ja. Einige Krankheiten haben zur Folge, dass die betroffenen Personen das Protein nur schwer verdauen und weiterverarbeiten können und sich die überschüssigen Proteine an verschiedenen Stellen im Körper ablagern.

Personen, die an der Leber oder den Nieren erkrankt sind, können die Proteine nicht in ausreichendem Maß in Harnstoff umwandeln oder diese über den Urin vollständig ausscheiden. Als Folge können die gefürchteten *Nierensteine* auftreten oder eine *Harnvergiftung* (bei zu viel Harnsäure im Blut). Die Schmerzen, die bei einer *Gichterkrankung* (eine Form der Arthritis, von der 9 Mal mehr Männer betroffen sind als Frauen) auftreten, werden von den Kristallen der Harnsäure, die sich in den Gelenken ansammeln, verursacht. Bei diesem Krankheitsbild verordnen die Ärzte in der Regel eine proteinarme Ernährung.

Die Wahrheit über Fett und Cholesterin

7

In diesem Kapitel

- Wie wichtig ist Fett?
- Die unterschiedlichen Fettarten in der Nahrung
- Warum Cholesterin (eine bestimmte Art von Fett) wichtig ist
- Wie viel Fett ist notwendig?

Der chemische Familienname für Fette und verwandte Verbindungen wie das Cholesterin ist *Lipide* (abgeleitet von dem griechischen Wort *lipos*: Fett). Flüssige Fette nennt man *Öle*; feste Fette nennt man, ganz einfach, *Fett*. Mit einer einzigen Ausnahme, dem *Cholesterin* (einer fetten Substanz, die jedoch keine Kalorien enthält und daher auch keine Energie liefert), sind Fette sehr energiereiche Nährstoffe. Jedes Gramm Fett liefert mehr als doppelt so viel Energiepotential (Kalorien) wie Proteine oder Kohlenhydrate: Neun Kalorien in einem Gramm Fett im Vergleich zu vier Kalorien in einem Gramm Protein oder Kohlenhydrat. (Kapitel 3 enthält mehr Hinweise darüber, womit wir es bei einer Kalorie zu tun haben.)

Wie Ihr Körper das Fett verwendet

Hier gleich zu Anfang ein Satz, den Sie wohl nicht für möglich halten: Ein gesunder Körper braucht Fett. Unser Körper setzt das Fett, das ihm über die Nahrung zugeführt wird, ein, um Gewebe aufzubauen und Biochemikalien, wie etwa die Hormone, herzustellen. Manche Fetteinlagerungen in unserem Körper sind auch nach außen hin *sichtbar*, wenn sie auch von der Haut bedeckt werden, so zum Beispiel die Fettzellen (*Adipozyten*) der Frauen in Brust, Hüften, Schenkeln, Po und Bauch; bei den Männern am Bauch und an den Schultern.

Dieses *sichtbare* Körperfett

- ✔ stellt eine Quelle eingelagerter Energie dar;
- ✔ formt unseren Körper;
- ✔ polstert unsere Haut (stellen Sie sich mal vor, Sie sitzen eine Weile in einem Stuhl, um dieses Buch zu lesen, ohne das bequeme Kissen Ihrer Pobacken dazwischen) und
- ✔ verhält sich wie eine Isolierdecke, die uns vor zu hohem Wärmeverlust schützt.

Anderes Körperfett hingegen ist *unsichtbar*. Sie können es mit bloßem Auge nicht erkennen, da es sich im Inneren des Körpers, um die Organe herum, befindet. Dieses versteckte Fett

- ✔ befindet sich in jeder Zellmembran (die äußere »Haut«, die eine Zelle zusammenhält;
- ✔ ist ein Bestandteil von *Myelin*, ein fetthaltiges Material, das die Nervenzellen umhüllt und es ermöglicht, dass diese die elektrischen Signale aussenden, die es uns wiederum ermöglichen zu den-

ken, zu sehen, zu sprechen, uns zu bewegen und all die anderen Dinge zu tun, die einen lebenden Körper auszeichnen. Im Hirngewebe befindet sich ebenfalls viel Fett;

- verhält sich bei einem Sturz oder einer Verletzung wie ein Stoßdämpfer, der ihre Organe (so gut wie möglich) schützt;
- ist eine Komponente von Hormonen und anderen Biochemikalien, wie etwa Vitamin B und der Gallenflüssigkeit.

Die Fette in der Nahrung

Wir unterscheiden in der Nahrung zwischen drei Arten von Fetten: Triglyceride, Phospholipide und Steroide. Die *Tryglyceride* sind diejenigen Fette, mit denen wir unser Fettgewebe aufbauen und die wir als Energie verbrennen.

Phospholipide, sind Hybride – teilweise ein Lipid, teilweise Phosphat (ein Molekül, welches das Mineral Phosphor enthält) –, die sich wie kleine Ruderboote verhalten, auf denen Hormone und die fettlöslichen Vitamine A,D, E und K durch unser Blut und unsere Zellflüssigkeit bewegt werden.

Steroide bestehen aus den Komponenten Fett und Alkohol und enthalten keine Kalorien. Vitamin D ist ein Steroid, wie auch das Sexualhormon Testosteron. Cholesterin gehört ebenfalls dazu, die Basis, auf welcher unser Körper Hormone und Vitamine aufbaut.

Die richtige Menge an Fett

Es ist nicht leicht, unseren Körper mit der richtigen Menge Fett zu versorgen. Zu viel davon, und wir erhöhen das Risiko zu dick zu werden oder an Diabetes, Herzleiden und einigen Krebsarten zu erkranken. (Die Erkrankung an Darmkrebs läßt sich wohl auf die Aufnahme von zu viel Fett aus Fleisch und nicht aus Milchprodukten zurückführen.) Zu wenig Fett verhindert die altersgerechte Entwicklung bei Säuglingen und das Wachstum bei Kindern, und jeder, unabhängig vom Alter, braucht Fett, um fettlösliche Vitamine absorbieren zu können. Diese werden benötigt für eine glatte Haut, die Erhaltung der Sehschärfe, zur Unterstützung des Immunsystems und für das richtige Funktionieren unserer Fortpflanzungsorgane.

Wie viel Fett sollte also eine gesunde Ernährung enthalten? Die Richtlinien, die für die Bevölkerung der westlichen Industrienationen aufgestellt wurden (mehr darüber in Kapitel 15), schlagen vor,

- dass nicht mehr als 30 Prozent der täglichen Kalorienaufnahme von Fett stammen;
- dass nicht mehr als 10 Prozent der täglichen Kalorienaufnahme von gesättigten Fettsäuren stammen. (In konkreten Zahlen ausgedrückt bedeutet das, dass eine Person, die am Tag 2000 Kalorien zu sich nimmt, nicht mehr als 600 Kalorien als Fett, und davon nicht mehr als 200 Kalorien als ungesättigte Fettsäuren, verzehren sollte.)

Unabhängig davon, wie viel Kalorien Sie zu sich nehmen, sollten Sie nicht mehr als 300 mg Cholesterin pro Tag essen.

Diese Empfehlungen gelten für Erwachsene. Von Ernährungswissenschaftlern wird jedoch immer wieder betont, dass Säuglinge und Kleinkinder Fettsäuren für die richtige körperliche und geistige Entwicklung benötigen – das ist auch der Grund dafür, warum die Muttermilch einen hohen Anteil an essenziellen Fettsäuren enthält. Schränken Sie den Fettgehalt in der Babynahrung niemals ein, ohne vorher mit dem Kinderarzt darüber gesprochen zu haben.

Essenzielle Fettsäuren

Der Körper kann eine *essenzielle Fettsäure* nicht aus anderen Fetten herstellen. Sie müssen diese über die Nahrung mit aufnehmen. So befindet sich zum Beispiel die essenzielle Fettsäure Linolsäure in den pflanzlichen Ölen. Zwei andere – die Linolensäure und Arachidonsäure – nehmen eine etwas zweifelhafte Stellung ein, da diese aus der Linolsäure hergestellt werden können. Ernährungswissenschaftler streiten sich daher gern darüber, ob diese beiden Säuren tatsächlich den Ausdruck »essenziell« verdienen. Aber wen kümmert das? Linolsäure ist in großen Mengen in der Nahrung enthalten, so dass es sehr unwahrscheinlich ist, dass Sie nicht mit ausreichenden Mengen davon und den beiden anderen versorgt werden, so lange zwei Prozent der täglich zugeführten Kalorien von Fett stammen.

Welche Nahrungsmittel enthalten viel Fett?

Allgemein gilt:

- ✔ Obst und Gemüse enthalten nur Spuren hauptsächlich als ungesättigte Fettsäuren.
- ✔ Getreidekörner enthalten sehr kleine Mengen Fett, bis zu drei Prozent ihres Gewichts.
- ✔ Milchprodukte können ganz unterschiedlich viel Fett enthalten. Schlagsahne enthält viel, Vollmilch und Käse in geringeren Mengen Fett. Magermilch und andere Produkte, die aus Magermilch hergestellt werden, sind fettarm. Bei den meisten Fetten in den Milchprodukten handelt es sich um gesättigte Fettsäuren.
- ✔ Fleisch enthält zwar Fett, und hauptsächlich als gesättigte Fettsäuren in nicht zu hohen Mengen.
- ✔ Geflügel (Huhn und Truthahn), ohne Haut verzehrt, hat einen relativ geringen Fettanteil.
- ✔ Fisch kann sowohl einen hohen als auch einen niedrigen Fettanteil haben. Sein Fett besteht hauptsächlich aus ungesättigten Fettsäuren, die im kalten Wasser flüssig bleiben.
- ✔ Pflanzliche Öle, Butter und Schmalz haben einen hohen Fettanteil. Die meisten Fettsäuren in den pflanzlichen Ölen sind ungesättigt, die in Butter und Schmalz gesättigt.
- ✔ Weiterverarbeitete Produkte wie Kuchen und Brot, oder in Dosen konservierte oder gefrorene Fleisch- und Gemüsegerichte enthalten im Allgemeinen mehr Fett als die entsprechenden Produkte im Naturzustand.

Hier folgt eine einfache Anleitung zur Bestimmung des Fettanteils in der Nahrung. Öle sind ganz offensichtlich sehr fett, höher als 100 Prozent geht es eben nicht. Butter und Schmalz folgen dicht dahinter. Danach fällt der Anteil an Fett auf 70 Prozent für einige Nüsse bis runter auf zwei Prozent für die meisten Brotsorten. Das ganze noch einmal ohne Zahlen ausgedrückt: Eine Ernährung, die aus viel Getreide und Gemüse besteht, enthält immer weniger Fett als eine Ernährung, in der viel Fleisch und Öl enthalten sind.

Gesättigte und ungesättigte Fettsäuren

Fettsäuren sind die Bausteine der Fette. Chemisch ausgedrückt besteht eine Fettsäure aus einer Kette von Kohlenstoffatomen, an denen jeweils Wasserstoffatome und eine Kohlenstoff-Sauerstoff-Sauerstoff-Wasserstoff-Gruppe (die Carboxylgruppe, die die Verbindung zu einer »Säure« macht) am Ende angehängt sind.

Die Ernährungswissenschaftler unterscheiden zwischen gesättigten, einfach ungesättigten und mehrfach ungesättigten Fettsäuren, abhängig davon, wie viele Wasserstoffatome an den Kohlenstoffatomen in der Kette angehängt sind. Je mehr Wasserstoffatome vorkommen, desto gesättigter ist die Fettsäure.

Fisch Ahoi

Omega-3-Fettsäuren sind eine Gruppe von ungesättigten Fettsäuren, die sich hauptsächlich in fettem Fisch, wie Lachs und Sardinen, befinden. Die wichtigste Fettsäure unter ihnen ist die alpha-Linolensäure, welche unser Körper in hormonähnliche Substanzen, die *Eicosanoide,* umwandelt. Die Eicosanoide – Eicosapentaensäure (EPA) und Docosahexaensäure (DHA) – lindern Entzündungen; das mag daher kommen, dass sie ein Enzym, das COX-2, an der Verbreitung hindern. Dieses Enzym wird mit Entzündungskrankheiten, wie rheumatischer Arthritis und einigen Krebsarten (z.B. Hautkrebs) in Verbindung gebracht.

Die Omega-3s-Fettsäuren befinden sich in:

- ✔ Anchovies
- ✔ Schellfisch
- ✔ Hering
- ✔ Makrele
- ✔ Lachs
- ✔ Sardinen
- ✔ Muscheln
- ✔ Thunfisch
- ✔ Brokkoli
- ✔ Grünkohl
- ✔ Portulak
- ✔ Spinat
- ✔ Walnussöl
- ✔ Leinsamenöl

Es hat sich gezeigt, dass Omega-3 Gelenkentzündungen, Schwellungen und Schmerzen lindern, die bei rheumatischer Arthritis auftreten. Sie können dem natürlichen Verfall von Knochengewebe vorbeugen, indem sie die Mineralstoffe in den Knochen binden und die Bildung von neuem Knochengewebe positiv beeinflussen. Zumindest ist es dies, was passiert, wenn Professor Bruce A. Watkins von der Purdue University seine weiblichen

Laborratten, deren Eierstöcke entfernt wurden, mit Omega-3-Fettsäuren füttert. Mit der Entfernung der Gebärmutter wird die Produktion von Östrogen – ein Hormon, das die Knochensubstanz schützt – eingestellt (was passiert, wenn Frauen in die Wechseljahre kommen).

Wie viel fetten Fisch müssen Sie essen, um all die Omega-3-Fettsäuren zu bekommen, die Ihr Körper braucht? Hierfür gibt es noch keine Empfehlungen, aber Watkins schlägt vor, den Verzehr von Omega-3-Fettsäuren zu erhöhen, gleichzeitig aber weniger Omega-6-Fettsäuren – mehrfach ungesättigte Fettsäuren in Rind- und Schweinefleisch, einigen pflanzlichen Ölen, darunter Mais-, Sonnenblumen-, Soja-, Erdnuss- und Sesamöl – zu sich zu nehmen. Obwohl zwischen den beiden Fettsäuren eine chemische Verwandtschaft besteht, weist Omega-6 nicht die gesundheitsfördernden Eigenschaften von Omega-3 auf.

Das Fischöl hilft auch bei der Bildung von Kalziferol, einer natürlich vorkommenden Form von Vitamin D, dem Nährstoff, der die Absorption des knochenaufbauenden Kalziums fördert.

Die Beziehung zwischen Fettsäuren und dem Fett in der Nahrung

Alle Fette in der Nahrung sind eine Kombination von Fettsäuren. Abhängig davon, welche Fettsäure vorherrscht, bezeichnet man das Fett als gesättigt, einfach oder mehrfach ungesättigt.

- ✔ Ein gesättigtes Fett wie Butter besteht hauptsächlich aus gesättigten Fettsäuren. Die gesättigten Fette sind bei Raumtemperatur noch fest und werden, im Kalten aufbewahrt, immer härter.
- ✔ Ein einfach ungesättigtes Fett wie das Olivenöl besteht zum Großteil aus einfach ungesättigten Fettsäuren. Diese Fette sind bei Zimmertemperatur flüssig, bei Kälte zähflüssig.
- ✔ Ein mehrfach ungesättigtes Fett wie das Maisöl enthält vor allem mehrfach ungesättigte Fettsäuren. Mehrfach ungesättigte Fettsäuren sind bei Zimmertemperatur flüssig und bleiben es auch bei kälteren Temperaturen.

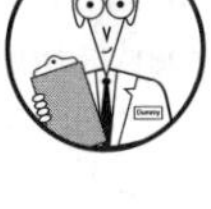

Die meisten natürlich vorkommenden Fette sind bei Raumtemperatur flüssig. Wie kommt es also, dass Margarine – die aus ungesättigten Fetten wie Mais- und Sojaöl besteht – fest ist? Weil sie von Lebensmittelchemikern künstlich gesättigt wurde, indem diese den ungesättigten Fetten Wasserstoffatome hinzugefügt haben. Dieser Prozess, die katalytische *Hydrierung*, macht aus einem Öl, wie Maisöl, ein Fett: Margarine. Eine Fettsäure mit zusätzlichen Wasserstoffsatomen nennt man eine *hydrierte Fettsäure*, der man nachsagt, dass sie sich ähnlich wie ein gesättigtes Fett verhält, was bedeutet, dass sie den Cholesterinspiegel im Blut erhöht.

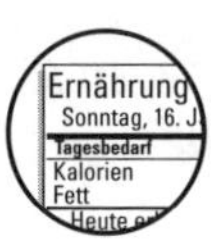

Tabelle 7.1 zeigt, welche Fettsäuren sich in den in der Nahrung am häufigsten vorkommenden Fetten und Ölen befinden. Wie bereits gesagt, werden die Fette nach der am häufigsten enthaltenen Fettsäure eingeteilt. Als Beispiel betrachten wir in der Tabelle das Maisöl, das 59 Prozent an mehrfach ungesättigten Fettsäuren enthält und daher als

mehrfach ungesättigtes Öl eingestuft wird. Nun eine Anmerkung für unsere Rechenkünstler: Ja, es stimmt, die Zahlen in einer Zeile ergeben nicht immer 100 Prozent. Das kommt daher, dass diese Fette und Öle noch weitere Fettsäuren enthalten, jedoch in so geringen Mengen, dass sie keinen Einfluss auf die Einteilung der Öle und Fette haben.

Fett oder Öl	Gesättigte Fettsäuren (%)	Einfach ungesättigte Fettsäuren (%)	Mehrfach ungesättigte Fettsäuren (%)	Das Fett oder Öl gehört zu den
Maisöl	13	24	59	mehrfach ungesättigten
Olivenöl	14	74	9	einfach ungesättigten
Palmöl	52	38	10	gesättigten
Erdnußöl	17	46	32	einfach ungesättigten
Distelöl	9	12	74	mehrfach ungesättigten
Sojaöl	15	23	51	mehrfach ungesättigten
Butter	62	30	5	gesättigten
Schmalz	39	45	11	gesättigten*

*Weil mehr als 1/3 der Fette gesättigt sind, zählt Schmalz zu den gesättigen Fetten.

(Quelle: U.S. Department of Agriculture, Washington D.C.: »Nutritive Value of Food«)

Tabelle 7.1: Welche Fettsäuren befinden sich in Ölen und Fetten?

Eine Ernährung, die einen hohen Anteil an gesättigten Fetten enthält, erhöht den Cholesterinspiegel im Blut. Untersuchungen bestätigen die Vermutung, dass ein direkter Zusammenhang zwischen diesen erhöhten Werten und dem erhöhten Risiko einer Herzerkrankung oder eines Schlaganfalls steht. Wenn Sie Ihre Ernährung umstellen und den Anteil der ungesättigten Fette erhöhen, wird sich der Cholesterinspiegel und damit das Risiko einer Erkrankung wieder senken.

Hier nun eine Rätselfrage: Die Natur irrt nicht. Wenn Cholesterin nun mal so schlecht für uns ist, warum erzeugt unser Körper dann so viel davon? Lesen Sie weiter.

Das Cholesterin und dein Körper

Ich habe am Anfang dieses Kapitels bereits gesagt, dass unser Körper Fett *braucht*; nun folgt eine weitere Aussage, die Sie wahrscheinlich bisher nicht für möglich hielten: Jeder gesunde Körper *benötigt* Cholesterin. Wenn wir unseren Körper genauer betrachten, finden wir das Cholesterin überall: In und um unsere Zellen herum, im Fettgewebe, in den Organen und in den Drüsen. Was tut es da? Viele nützliche Dinge. Hier einige Beispiele: Cholesterin

✔ schützt die Zellmembranen vor Verletzungen,

✔ hilft den Nervenzellen dabei, Informationen auszutauschen,

✔ ist ein Baustein von Vitamin C (ein Steroid), das entsteht, wenn Sonnenlicht in das Fett unterhalb unserer Hautoberfläche eindringt (mehr über dieses Vitamin erfahren Sie im 10. Kapitel),

- ✔ macht es möglich, dass in unserer Gallenblase *Gallensäure* erzeugt wird, eine Chemikalie, die der Verdauung dient, insofern mit deren Hilfe Fette und fettlösliche Nährstoffe wie die Vitamine A, D, E und K absorbiert werden können,
- ✔ stellt die Basis dar, auf der wir unsere steroiden Hormone, wie Östrogen und Testosteron aufbauen.

Cholesterin und Herzerkrankungen

Ihr Cholesterinspiegel wird bestimmt, indem Ihnen etwas Blut entnommen wird und dann im Labor der Gewichtsanteil von Cholesterin in 100 ml (1 Deziliter) gemessen wird. Das Ergebnis liest sich dann in etwa so: 225 mg/dl. Die Übersetzung lautet: Es befinden sich 225 mg Cholesterin in 100 ml Blut. Und warum ist es wichtig, den Cholesterinwert zu kennen? Weil sich Cholesterin in unsere Blutgefäße begeben und sich dort an den Wänden festsetzen kann, so dass sich die Gefäße verengen und den Transport des Blutes behindern. Je höher der Cholesterinwert im Blut ist, desto mehr Cholesterin wird sich in den Arterien absetzen und damit das Risiko einer Herzattacke oder eines Schlaganfalls erhöhen.

Ein Cholesterinwert über 250 mg/dl wird als »hoher Risikofaktor« für eine Herzerkrankung, ein Wert zwischen 200-250 mg/dl als »mittlerer« und ein Wert unter 200 mg/dl als »niedriger Risikofaktor« betrachtet. Diese Zahlen allein sind jedoch nicht unbedingt ausschlaggebend. Viele Menschen mit einem hohen Cholesterinspiegel erreichen ein gesegnetes Alter, wohingegen andere, die immer niedrige Werte aufzuweisen hatten, plötzlich am Herzen erkranken. (Und es kommt noch schlimmer: Neuere Untersuchungen haben gezeigt, dass niedrige Cholesterinwerte das Risiko eines Schlaganfalls erhöhen können.) Das liegt daran, dass der Gesamtanteil des Cholesterins im Blut nur einen von verschiedenen Risikofaktoren für eine Herzerkrankung darstellt. Weitere Faktoren sind:

- ✔ ein ungünstiges Verhältnis der Lipoproteide (siehe folgenden Abschnitt)
- ✔ Rauchen
- ✔ Fettleibigkeit
- ✔ Alter (je älter, desto gefährdeter)
- ✔ Geschlecht (Männer sind gefährdeter als Frauen)
- ✔ Herzerkrankungen in der Familie

Der Einfluss der Lipoproteide

Ein *Lipoproteid* ist ein Fett (lipo=Fett) und Proteinteilchen, das das Cholesterin durch unser Blut befördern. Unser Körper stellt vier Lipoproteide her: Chylomikronen, VLDLs (very low density lipoproteins), LDLs (low density lipoproteins) und HDLs (high density lipoproteins). Für unsere Betrachtung sind zwei davon wichtig. Das LDL, welches das Cholesterin mit in die Blutgefäße nimmt, und das HDL, das es aus dem Körper trägt.

Lipoproteide sind vergleichbar mit dicken Leuten, die sich auf einem Laufband befinden. Sie beginnen dick und aufgeblasen. Sobald sie sich aber auf die Reise durch den Körper begeben, verlieren sie Fett und werden klein und fest. Jedes Lipoproteid kommt als Chylomikron zur Welt, das in den Zellen unserer Eingeweide aus Protein und Triglyceriden entsteht. Chyclomikronen haben eine sehr geringe

Dichte (low density), was bedeutet, dass sie aus sehr wenig Protein, aber jeder Menge Fett und Cholesterin bestehen (Protein ist dichter, das bedeutet, schwerer und kompakter als Fett). Nachdem das Chylomikron eine 12-stündige Reise durch unseren Körper hinter sich gebracht hat, hat es praktisch sein ganzes Fett verloren. Wenn es in der Leber ankommt, ist praktisch nur noch Protein vorhanden.

Die Leber, eine wahrhaft produktive Fett- und Cholesterinfabrik, sammelt die Überreste von Fettsäuren in unserem Blut auf und macht daraus Cholesterin und neue Fettsäuren. Die Leber verpackt diese neuen Produkte aus Cholesterin und Fettsäuren zusammen mit Proteinen als Lipoproteiden von sehr geringer Dichte. Diese haben mehr Protein und sind dichter als Chylomikronen. Wenn diese VLDLs durch unseren Körper reisen, verlieren sie Triglyceride, sammeln Cholesterin ein und werden dadurch zu Lipoproteiden mit geringer Dichte (LDLs). LDLs versorgen unsere Körperzellen mit Cholesterin, die es dann verwenden, neue Zellmembranen zu bilden oder Steroidverbindungen, wie Hormone, herzustellen. Und das ist die gute Nachricht.

Die schlechte Nachricht ist, dass sowohl die VLDLs als auch die LDLs so weich und verformbar sind, dass sie leicht durch die Wände der Blutgefäße hindurchkommen. Das Cholesterin, das sie mitbringen, setzt sich an den Innenwänden als Ablagerung (Plaque) ab. Diese Ablagerungen können eine Arterie so weit verengen, dass kein Blut mehr hindurchfließen kann, was eine Herzattacke oder einen Schlaganfall auslösen kann. Konnten Sie mir bis hierher folgen?

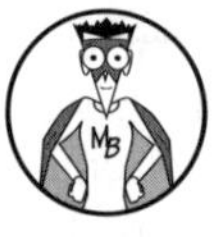

VLDLs und LDLs werden manchmal auch als das »schlechte« Cholesterin bezeichnet, aber das stimmt nicht. Sie sind kein Cholesterin, sondern nur die Boote, auf denen Cholesterin in Ihre Arterien segelt. Auf seiner Reise durch den Körper verliert das LDL weiterhin Cholesterin. Am Ende wird daraus ein Lipoproteid von hoher Dichte (HDL), das man auch als das "gute" Cholesterin bezeichnet. Auch hier handelt es sich um eine falsche Bezeichnung, da es sich bei den HDLs ebenfalls nicht um Cholesterin handelt; sie bestehen ganz einfach nur aus Protein- und Fettteilchen, die zu dicht und fest sind, um durch die Wände der Blutgefäße zu passen. Sie können das Cholesterin somit nicht in die Arterien transportieren, sondern entfernen es aus dem Körper.

Das ist der Grund dafür, warum ein hoher Anteil an HDLs das Risiko einer Herzattacke senken kann, auch wenn der Cholesterinspiegel erhöht ist. Umgekehrt verhält es sich natürlich so, dass ein hoher Anteil an LDLs das Risiko erhöhen kann, sogar dann, wenn der allgemeine Cholesterinwert niedrig ist. Nun, sie werden, im nachhinein überlegt, vielleicht gar nicht zu Unrecht als "gutes Cholesterin" und "schlechtes Cholesterin" bezeichnet.

Ernährung und Cholesterin

Der weitaus größte Anteil des Cholesterins, das unser Körper braucht, wird in der Leber aus den Proteinen, Fetten und Kohlenhydraten hergestellt, die wir zu uns nehmen. Es handelt sich hier um etwa 1 g (1000 mg) pro Tag. Wir nehmen Cholesterin jedoch auch als solches zu uns, wenn wir tierische Produkte essen, wie Fleisch, Geflügel, Fisch, Eier und Milchprodukte. Obwohl sogar einige pflanzliche Nahrungsmittel, zum Beispiel Kokosnüsse und Kakaobohnen, einen hohen Anteil an gesättigten Fetten enthalten, enthalten Pflanzen doch niemals Cholesterin. In Tabelle 7.1 finden Sie den Cholesteringehalt in einigen häufig verzehrten Nahrungsmitteln.

Da Pflanzen kein Cholesterin enthalten, werden Sie auch keine Nahrungsmittel aus dieser Kategorie in der Tabelle finden. Keine Körner. Kein Obst. Kein Gemüse. Keine Nüsse und Kerne. Das heißt aber nicht, dass Sie pflanzliche Nahrungsmittel nicht mit jeder Menge an Cholesterin ausstatten können: Butter in den Brotteig, Käse auf die Nudeln, saure Sahne zu den Erbsen und Zwiebeln, Schlagsahne über die gedämpften Birnen und so weiter und so fort.

Nahrungsmittel	Menge	Cholesterin (mg)
Fleisch		
Rind (geschmort) fett und mager	100 g	102
Rind (geschmort) mager	100 g	106
Rinderhack, mager	100 g	87
Rinderhack, gemischt	100 g	89
Sirloinsteak	100 g	90
Speck, durchwachsen	100 g	90
Schweinekotelett	100 g	100
Geflügel		
Hähnchen, gegrillt, Brust	100 g	85
Hähnchen, gegrillt, Schenkel	100 g	91
Truthahn, gegrillt, Brust	100 g	69
Fisch		
Muscheln	100 g	51
Butt	100 g	69
Muscheln (roh)	250 ml	120
Lachs (in der Dose)	100 g	40
Lachs, gebraten	100 g	71
Thunfisch im Wasser (Dose)	100 g	56
Thunfisch in Öl (Dose)	100 g	65
Käse		
Gouda	100 g	114
Edelpilzkäse	100 g	88
Edamer	100 g	95
Cheddar	100 g	94
Mozzarella	100 g	102
Emmentaler	100 g	92
Milch		
Vollmilch	250 ml	33
1,5 %	250 ml	14
Magermilch	250 ml	10

Nahrungsmittel	Menge	Cholesterin (mg)
Andere tierische Produkte		
Butter	20 g	11
Eier, groß	1	213
Schmalz	1 Eßlöffel	12

(Quelle: U.S. Department of Agriculture, Washington D.C., »Nutritive Value of Food«)

Tabelle 7.1: Wie viel Cholesterin ist in diesen Nahrungsmitteln enthalten?

Die Menge an Cholesterin, die Sie über die Nahrung aufnehmen, könnte einen Einfluß darauf haben, wie viel Cholesterin Ihre Leber täglich produziert: Wenn Sie mehr Cholesterin essen, könnte es sein, dass Ihre Leber weniger leistet. Wenn Sie weniger essen, leistet sie vielleicht mehr.

Um den Cholesterinspiegel niedrig zu halten, empfehlen Ernährungsspezialisten daher, dass Erwachsene täglich nicht mehr als 300 mg Cholesterin über die Nahrung aufnehmen. Alles in allem scheint es jedoch so zu sein, dass der Anteil an Fett und gesättigten Fetten in unserer Nahrung bei der Bestimmung des Cholesterinwertes wichtiger ist als die Menge an Cholesterin, die wir über die Nahrung aufnehmen.

Eine Ernährung, die viele gesättigte Fettsäuren enthält, erhöht den Fettanteil im Blut und damit auch den Anteil der LDLs – die Fett- und Proteinteilchen, die das Cholesterin in unsere Blutgefäße transportieren –, wohingegen einfach ungesättigte und mehrfach ungesättigte Fettsäuren den Fettgehalt im Blut senken können.

Aus Nahrung wird Energie

Fett liefert mehr Energie (Kalorien) pro Gramm als Proteine und Kohlenhydrate. Allerdings tut sich unser Körper am schwersten, wenn er seine Energie aus dem Fett gewinnt. Stellen Sie sich eine Kette von langen Luftballons vor, die Art, die man mit der Hand in Tiere oder Blumen oder anderen Gebilde verformen kann. Wenn Sie einen dieser Ballons ins Wasser werfen, wird er schwimmen. Das ist genau das, was passiert, wenn wir fettreiche Nahrungsmittel hinunterschlucken. Das Fett schwimmt im Magen auf der wässrigen Mischung aus Nahrung und Flüssigkeit, was bedeutet, dass die *Lipasen* – fettspaltende Verdauungsenzyme in dieser Mischung – nicht ans Fett gelangen können. Weil Fett viel langsamer als Proteine und Kohlenhydrate verdaut werden, fühlen Sie sich nach einer fettreichen Mahlzeit auch länger satt.

In den Eingeweiden

Wenn sich das Fett im Verdauungstrakt in Richtung Dünndarm bewegt, meldet sich ein Hormon, das *Cholezystokinin*, und teilt der Gallenblase mit, dass sie mit der Produktion von *Gallensaft* beginnen soll. Der Gallensaft ist ein Emulgator, eine Substanz, die es ermöglicht, dass sich Wasser und Fett vermischen. Nun können die Lipasen auch auf das Fett einwirken und es in Fettsäuren und Glycerin aufspalten. Diese kleineren Teilchen können nun in speziellen Zellen (»Fettzellen«) gespeichert werden, aber auch von Zellen, die sich in der Innenwand des Darmes befinden, absorbiert werden, wo sie

- ✔ sich mit Sauerstoff verbinden, um Wärme/Energie sowie Wasser und das Abfallprodukt Kohlendioxyd zu erzeugen, oder
- ✔ für die Herstellung von Lipoproteiden, die das Fett, einschließlich Cholesterin, durch unseren Blutkreislauf transportieren, gebraucht werden

Aus Fett wird Energie

Glukose, ein Molekül, das bei der Verdauung von Kohlenhydraten entsteht, ist der Energielieferant für den Körper schlechthin. Weil das Verbrennen von Glukose viel einfacher und effektiver als das Verbrennen von Fett ist, holt sich unser Körper die Energie immer erst aus den Kohlenhydraten. Wenn aber alle Glukose verbraucht ist und kein Nachschub kommt, dann macht sich der Körper über die Fettreserven her.

Zuerst muss ein Enzym, das in unseren Fettzellen vorhanden ist, gespeicherte Triglyceride knacken. Es entstehen Fettsäuren und Glycerin, die über den Blutkreislauf in Zellen gelangen, in denen sie sich mit Sauerstoff verbinden, um Wärme/Energie plus Wasser und das Abfallprodukt Kohlendioxyd zu erzeugen. Wenn das Fett ohne Glukose verbrannt wird, entsteht ein zweites Abfallprodukt, das Keton. Wenn Ketone in hohen Konzentrationen vorkommen, können Sie den pH-Wert (das sauer/basische Gleichgewicht) des Blutes ändern, was zu einem Koma führen und letztendlich, wenn nicht schnell etwas unternommen wird, mit dem Tod enden kann. Ein untrügliches Zeichen für zu viel Keton im Körper ist es, wenn der Urin oder der Atem nach Azeton (Nagellackentferner) riechen. Für gewöhnlich tritt diese Krankheit nur bei Leuten auf, die an Diabetes leiden, da ihnen das Insulin fehlt, um die Kohlenhydrate effektiv umzuwandeln. Es kann aber auch bei Menschen vorkommen, deren Diät aus viel Fett, viel Protein und wenig Kohlenhydraten besteht.

Kohlenhydrate: Eine komplexe Sache

8

In diesem Kapitel

- Die verschiedenen Arten von Kohlenhydraten
- Wie unser Körper die Kohlenhydrate verwendet
- Warum sich Sportler vor einem langen Wettkampf mit Kohlenhydraten vollpumpen
- Der Nährwert von Ballaststoffen

Kohlenhydrate – der Name bedeutet »Kohlenstoff und Wasser« – sind Zuckerverbindungen, die von Pflanzen bei Lichteinwirkung produziert werden. Dieser Prozess der Zuckerbildung wird *Photosynthese* genannt und leitet sich aus den lateinischen Wörtern für »Licht« und »zusammenfügen« ab.

Was sind Kohlenhydrate?

Kohlenhydrate treten in drei Formen auf: einfache Kohlenhydrate, komplexe Kohlenhydrate und Ballaststoffe. Alle bestehen aus Zuckerteilchen. Was sie voneinander unterscheidet, ist die Anzahl der Zuckerteilchen (Moleküle), aus denen sie bestehen und wie diese Teilchen miteinander verknüpft sind.

- ✔ **Einfache Kohlenhydrate** sind Kohlenhydrate, die nur aus einem oder zwei Zuckermolekülen bestehen.
    - Ein Kohlenhydrat, das nur aus einem Zuckermolekül besteht, nennt man *einfache Zucker* oder *Monosaccharide* (mono=eins, saccharid=Zucker). Fruktose (»Fruchtzucker«) ist ein Monosaccharid. In diese Gruppe gehören ebenfalls die Glukose (»Blutzucker«), der Zucker, der bei der Verdauung von Kohlenhydraten entsteht, und die Galaktose, die man in Milch vorfindet (»Milchzucker«).
    - Ein Kohlenhydrat, das aus zwei Zuckermolekülen besteht, bezeichnet man als *zweifache Zukker* oder *Disaccharide* (di=zwei). Saccharose (Streu- oder Würfelzucker), bestehend aus einem Molekül Fruktose und einem Molekül Glukose, ist ein Disaccharid.
- ✔ **Komplexe Kohlenhydrate**: Diese Kohlenhydrate werden auch als *Polysaccharide* (poly=viele) bezeichnet. Sie bestehen aus mehr als zwei miteinander verbundenen Zuckermolekülen. Kohlenhydrate, die aus drei bis acht Zuckermolekülen bestehen, nennt man manchmal auch *Oligosaccharide*.
    - Die Raffinose ist ein *Trisaccharid* (tri=drei), das in Kartoffeln, Bohnen und Zuckerrüben vorkommt.
    - Die Stachilose ist ein *Tetrasaccharid*, das sich in den gleichen Gemüsesorten befindet. Sie setzt sich aus einem Molekül Fruktose, einem Molekül Glukose und zwei Molekülen Galaktose zusammen.

- Die Stärke, ein komplexes Kohlenhydrat, ist in Kartoffeln, Nudeln und Reis zu finden. Es ist ein Polysaccharid, da es aus vielen Glukosemolekülen besteht.

✔ **Ballaststoffe:** Dieser Begriff unterscheidet die Faserstoffe, die sich in Nahrung befindet, von dernjenigen, aus denen natürliche und synthetische Stoffe (Wolle, Seide, Baumwolle, Nylon) hergestellt werden. Bei den Ballaststoffen handelt es sich um die dritte Form von Kohlenhydraten.

- Wie bei den komplexen Kohlenhydraten handelt es sich bei den Ballaststoffen (Zellulose, Hemizellulose, Pektin, Quellstoffe, Harz) ebenfalls um Polysaccharide. Lignin, ein wesentlicher Bestandteil des Holzes, wird ebenfalls als Ballaststoff bezeichnet.

- Einige Ballaststoffe enthalten auch *Uronsäuren*, chemische Verbindungen, die aus Fruktose, Glukose und Galaktose bestehen. Ein Beispiel für eine Uronsäure ist die Galacturonsäure, aus der Galaktose.

Ballaststoffe verhalten sich nicht wie andere Kohlenhydrate. Ihre einzelnen Glieder sind so fest miteinander verbunden, dass sie von den Verdauungsenzymen nicht gespalten werden können. Obwohl einige Bakterien, die in unserem Darm leben, winzige Anteile von Ballaststoffen in Fettsäuren umwandeln, fallen diese jedoch nicht als Energielieferanten ins Gewicht. (Mehr über Fettsäuren erfahren Sie in Kapitel 7.)

Tabelle 8.1 zeigt, welcher Zucker – und wie viele Moleküle davon – in welche der drei verschiedenen Kohlenhydratklassen gehört. Im Anschluß an die Tabelle wird erklärt, wie der Körper aus Kohlenhydraten Energie gewinnt. Da wir aus Ballaststoffen keine Energie erhalten, werde ich dieses Thema für den Moment nicht weiter behandeln und erst später wieder aufgreifen. Wenn Sie dennoch nicht warten wollen, dann blättern Sie vor, bis Sie in diesem Kapitel zu dem Abschnitt "Ballaststoffe: Keine Energielieferanten" kommen.

Soweit ich das beurteilen kann, enthält Tabelle 8.1 keinerlei praktische Hinweise. Sie trägt nur zur Erweiterung Ihres Allgemeinwissens bei, mit dem Sie vielleicht auf der nächsten Party Eindruck schinden können. Das gelingt Ihnen sicherlich auch, wenn Sie darauf hinweisen, dass die Cola sowohl das Monosaccharid Fruktose als auch das Disaccharid Saccharose enthält und Brötchen wahrscheinlich jede Menge Polysaccharide enthalten. Wer könnte Ihnen da noch widerstehen?

Kohlenhydrate	Zusammensetzung
Monosaccharide (aus einem Molekül)	
Fruktose (Fruchtzucker)	Ein Fruktosemolekül
Glukose (unser Zucker-Treibstoff)	Ein Glukosemolekül
Galaktose (aus der Laktose (Milchzucker))	Ein Galaktosemolekül
Disaccharide (aus zwei miteinander verbundenen Molekülen)	
Saccharose (Haushaltszucker)	Glukose + Fruktose
Laktose (Milchzucker)	Glukose +Galaktose
Maltose (Malzzucker)	Glukose + Glukose

Kohlenhydrate	Zusammensetzung
Polysaccharide (aus vielen miteinander verbundenen Molekülen)	
Raffinose	Galaktose + Glukose + Fruktose
Stachiose	Glukose + Fruktose + Galaktose + Galaktose
Stärke	Viele Glukosemoleküle
Zellulose	Viele Glukosemoleküle
Hemizellulose	Arabinose* + Galaktose + Mannose* + Xylose** + Uronsäuren
Pektin	Galaktose + Arabinose + Galacturonsäure
Gummis, Schleimstoffe	Hauptsächlich aus Galakturonsäure

* dieser Zucker befindet sich in vielen Pflanzen

** dieser Zucker kommt in Pflanzen und Holz vor

Tabelle 8.1: Die Namen der Zucker in den Kohlenhydraten

Kohlenhydrate und Energie: Eine biochemische Liebesgeschichte

Der Treibstoff für unseren Körper ist die Glukose, die unser Körper als Energie verbrennt. (In Kapitel 3 können Sie nachlesen, wie unser Körper Energie aus der Nahrung gewinnt.)

Proteine, Fette und Alkohol stellen ebenfalls Energie in Form von Kalorien zur Verfügung. Und das Protein liefert uns auch Glukose, aber es dauert ziemlich lange, verglichen mit den Kohlenhydraten, bis unser Körper darauf zugreifen kann.

Aber alle in der Nahrung vorhandenen verdaulichen Kohlenhydrate versorgen uns mit Glukose oder Zuckermolekülen, die schnell in Glukose umgewandelt werden können. Die Glukose wird dann mit Hilfe des *Insulins* (ein Hormon, das in unserer Bauchspeicheldrüse gebildet wird) in die Zellen befördert.

Wie aus Glukose Energie wird

In unseren Zellen wird Glukose verbrannt. Bei der Verbrennung entsteht Wärme und Adenosin-triphosphat, ein Molekül, das die Energie je nach Bedarf speichern und abgeben kann. Nebenbei bemerkt, wird von den Wissenschaftlern, die ebenso maulfaul sind wie wir, was das Aussprechen langer, komplizierter Wörter betrifft, dieses Molekül als ATP bezeichnet. Gar nicht so dumm, diese Typen!

Die Umwandlung von Glukose in Energie kann auf zwei Arten geschehen: mit oder ohne Sauerstoff. Mit Sauerstoff wird Glukose in den Mitochondrien – das sind winzige, gallertartige Substanzen, die sich in jeder Zelle befinden – in Energie verwandelt. Bei dieser Umwandlung entsteht Energie (ATP, Wärme), Wasser und Kohlendioxyd, ein Abfallprodukt.

In den roten Blutkörperchen befinden sich keine Mitochondrien. Hier wandelt sich die Glukose ohne Sauerstoffzufuhr in Energie um. Es entsteht Energie (ATP, Wärme) und Milchsäure.

Die Glukose wird auch in unseren Muskelzellen in Energie umgewandelt. Muskelzellen können, da sie ebenfalls Mitochondrien enthalten, die Glukose mit Sauerstoff weiter verarbeiten. Wenn aber der Sauerstoffgehalt in den Muskeln sehr niedrig ist, können sie ohne weiteres Energie aus der Glukose auch ohne Sauerstoff gewinnen. Der letztere Fall tritt häufig dann ein, wenn Sie und Ihre Muskeln nach einem harten Training buchstäblich »außer Atem« sind.

Die Umwandlung von Glukose in Energie ohne Sauerstoff ist ganz schön clever. Sie hat aber auch einen Nachteil: Als Nebenprodukt entsteht die Milchsäure. Und warum ist das schlecht? Sie ist Schuld an Ihrem Muskelkater.

Warum zu viel Pasta Ihre Hüften rundet

Die Zellen gehen mit der Energie sehr vernünftig um. Sie nehmen nur so viel davon auf, wie sie im Moment benötigen. Die Glukose, die die Zellen nicht benutzt, wird in Glykogen (»tierische Stärke«) umgewandelt und als gespeicherte Energie in der Leber und den Muskeln aufbewahrt.

Der Körper kann ungefähr 400 g Glykogen in der Leber und den Muskelzellen lagern. Ein Gramm Kohlenhydrate – einschließlich der Glukose – hat vier Kalorien. Wenn wir die Glukose, die als Glykogen gelagert ist, zu dem geringen Gewicht der vorhandenen Glukose in Zellen und Blut addieren, erhalten wir etwa 1800 Kalorien als Energie.

Wenn wir über die Nahrung mehr Kohlenhydrate aufnehmen, als wir zur Erzeugung dieser Energiemenge benötigen, wird der Überschuß in Fett – der ultimative Energiespeicher - umgewandelt. Und das ist der Grund, warum zu viel Pasta auf Ihren Hüften landet.

Weitere Verwendungsmöglichkeiten für die Kohlenhydrate

Die Energieversorgung des Körpers ist eine wichtige, aber nicht die einzige Aufgabe, die die Kohlenhydrate verrichten.

Kohlenhydrate schützen auch unsere Muskeln. Immer wenn wir Energie benötigen, holt sich der Körper diese zuerst aus den Kohlenhydraten. Wenn keine zur Verfügung stehen – entweder weil Sie eine Diät machen, die keine Kohlenhydrate enthält oder weil Ihr Körper aufgrund einer Erkrankung die aufgenommenen Kohlenhydrate nicht verwerten kann – fängt er damit an, das eigene Proteingewebe (Muskeln) zu verbrennen. Wenn der Verbrauch von körpereigenen Proteinen zu lange anhält, wird dieser Treibstoff ausgehen und Sie werden sterben.

Eine Ernährung, die eine ausreichende Menge an Kohlenhydraten enthält, verhindert, dass der Körper seine eigenen Muskeln »verzehrt«. Deshalb wird eine kohlenhydratreiche Kost manchmal auch als »proteinschonend« bezeichnet.

Welche weiteren Aufgaben erfüllen die Kohlenhydrate? Lesen Sie nachfolgende Liste:

- ✔ Sie regulieren den Zuckergehalt des Blutes und stellen so sicher, dass alle Zellen ausreichend mit Energie versorgt werden.
- ✔ Sie stellen den freundlichen Bakterien in unserem Verdauungstrakt, die bei der Verdauung der Nahrung helfen, Nährstoffe zur Verfügung.
- ✔ Sie unterstützen die Aufnahme von Kalzium.

- ✔ Sie könnten bei der Senkung des Cholesterinspiegels und des Blutdrucks hilfreich sein. Diese Wirkung schreibt man hauptsächlich den Ballaststoffen zu, ein Thema, dem ich in dem Abschnitt »Ballaststoffe: Keine Energielieferanten« weiter hinten in diesem Kapitel mehr Raum widme.

Woher die Kohlenhydrate kommen, die der Körper braucht

Die wichtigsten Lieferanten von Kohlenhydraten sind pflanzliche Produkte: Obst, Gemüse und Getreide. In der Milch und in den Milchprodukten befindet sich das Kohlenhydrat Laktose (Milchzucker); Fleisch, Geflügel und Fisch enthalten keine Kohlenhydrate.

Ernährungswissenschaftler empfehlen, die täglichen Mahlzeiten wie folgt zusammenzustellen:

- ✔ 6 bis 11 Portionen Getreideprodukte (Brot, Getreideflocken , Nudeln, Reis), und
- ✔ zwei bis 4 Portionen Obst und
- ✔ drei bis 5 Portionen Gemüse

Diese Nahrungsmittel versorgen uns mit einfachen und komplexen Kohlenhydraten sowie Ballaststoffen. Zucker, Honig und Süßigkeiten – die alle einfache Kohlenhydrate enthalten – sind nur ausnahmsweise erlaubt.

Ein Gramm Kohlenhydrate enthält vier Kalorien. Um die Anzahl der Kalorien in einer Portion zu ermitteln, wird das Gewicht der Kohlenhydrate in Gramm mit 4 multipliziert. So besteht zum Beispiel eine Breze aus 38 g Kohlenhydraten, was in etwa 152 (38x4) Kalorien entspricht. (Es handelt sich hierbei um ungefähre Angaben, da die Ballaststoffe in der Breze keine Kalorien enthalten).

Moment: Diese Zahl gibt nicht die gesamte Kalorienmenge in der Breze an, da außer Kohlenhydraten in den Nahrungsmitteln oft noch Proteine und Fett enthalten sind, die ebenfalls Kalorien enthalten. Im Anhang finden Sie Angaben über den Kaloriengehalt von vielen unterschiedlichen Nahrungsmitteln.

Mögliche Probleme mit Kohlenhydraten

Einige Personen können Kohlenhydrate nur schwer verdauen.

Wenn man zum Beispiel zuckerkrank ist, kann die Bauchspeicheldrüse nicht genügend Insulin produzieren, um all die Glukose, die aus den Kohlenhydraten gebildet wird, in die Körperzellen tranportieren. Die Glukose zirkuliert weiterhin im Blut, bis sie über die Nieren ausgeschieden wird. Mit Hilfe eines Urintests kann festgestellt werden, ob jemand an Diabetes leidet.

Andere Personen können Kohlenhydrate nicht verdauen, weil ihnen die spezifischen Enzyme fehlen, die die einzelnen Zuckermoleküle, aus denen das Kohlenhydrat besteht, spalten können. So fehlt zum Beispiel den meisten Asiaten und Afrikanern und vielen Menschen aus dem Mittleren Osten, Südamerikanern und Ost-, Zentral- oder Südeuropäern das Enzym Laktase, das die Laktose (Milchzucker) in Glukose und Galaktose spaltet. Wenn diese Personen Milch trinken oder Milchprodukte essen, bleibt viel unverdaute Laktose im Verdauungstrakt. Diese unverdaute Laktose macht die im Darm lebenden Bakterien glücklich – aber nicht die Person, der die Eingeweide gehören: Während ihres Festmahls erzeugen die Bakterien Abfallprodukte, die bei ihrem Gastgeber Blähungen und Krämpfe verursachen.

Um das zu vermeiden, wird in vielen regionalen Küchen instinktiv auf Milch verzichtet. (Nennen Sie mir ein asiatisches Gericht, das mit Milch zubereitet wird. Nein, Kokosmilch zählt nicht.) Bedeutet das, dass diese Personen nicht genug Kalzium zu sich nehmen? Nein. Sie ersetzen das in der Milch enthaltene Kalzium durch andere Produkte, wie grünes Gemüse oder Soja, die ebenfalls kalziumreich sind.

Eine weitere Möglichkeit ist der Verzehr von »vorverdauten« Milchprodukten, wie Jogurt, Buttermilch oder saurer Sahne. Diesen Produkten werden freundliche Bakterien zugefügt, die die Milch verdauen (die Laktose spalten), ohne diese zu zerstören. Weiterhin können auch laktosefreie Käse und enzymbehandelte Milch gekauft werden.

Ein kurzer Abstecher in die Nomenklatur!

Hier folgt eine interessante Information aus dem Bereich der Lebensmittelchemie. Die Namen aller Enzyme enden auf »ase«. Die Bezeichnung für ein Enzym, das an der Verdauung eines bestimmten Nahrungsmittelbestandteils beteiligt ist, setzt sich oft aus dem Namen des Bestandteils plus der Endung »ase« zusammen. So sind zum Beispiel *Proteinasen* Enzyme, die das Protein verdauen; *Lipasen* verdauen Fett; *Galactosidase* ist das Enzym, das die Galaktose verdaut.

Wer braucht eine Extraportion Kohlenhydrate?

Die geringen Mengen an Glukose im Blut und in den Zellen decken unseren täglichen Energiebedarf. Die 400 g Glykogen, die in der Leber und in den Muskeln gespeichert sind, liefern genug Energie für gewöhnliche Aktivitätsschübe.

Was passiert jedoch, wen wir uns stärker und länger als gewöhnlich anstrengen? Nehmen wir einen Langstreckenläufer, der die ihm zur Verfügung stehende Menge an Glukose verbraucht, bevor der Lauf beendet ist. (Das ist der Grund, warum vielen Marathonläufern kurz vor dem Ziel die Luft ausgeht.)

Wenn Sie einen Monat oder so auf einer Eisscholle driften oder im Wald verloren gehen würden, würde Ihr Körper, nachdem er seinen Vorrat an Glukose, einschließlich der Glukose im Glykogen, aufgebraucht hat, damit beginnen, die benötigte Energie zuerst aus den Fettdepots und dann aus den Muskeln zu holen. Um Energie aus dem Fettgewebe zu gewinnen, benötigt der Körper viel Sauerstoff, der im wahrscheinlich nicht zur Verfügung steht, wenn er gerade weite Strecken gelaufen, geschwommen oder Rad gefahren ist. Leistungssportler müssen sich also etwas einfallen lassen, wenn sie länger mithalten wollen. Hier ist die Lösung: Pumpen Sie sich vorher mit Kohlenhydraten voll.

Die *Kohlenhydrat-Diät* wird angewandt, wenn man kurzzeitig die Menge des Glykogens, das in den Muskeln gespeichert ist, erhöhen möchte. Sie beginnen etwa eine Woche vor dem Ereignis, zu dem Sie die erhöhte Menge benötigen, mit der Prozedur. Gehen Sie beim Training bis ans Ende Ihrer Kräfte, damit so viel Glykogen wie nur möglich aus den Muskeln gezogen wird. Anschließend essen Sie drei Tage lang Nahrungsmittel, die viel Fett und Protein, aber wenig Kohlenhydrate enthalten, um zu verhindern, dass der Glykogenspiegel wieder ansteigt.

Drei Tage vor dem Ereignis spielt sich das gleiche in umgekehrter Reihenfolge ab. Jetzt möchten Sie die Glykogen-Lager füllen. Was Sie jetzt brauchen, ist eine Ernährung, die zu fast 70 Prozent aus Kohlenhydraten besteht und für jedes Kilo Körpergewicht 6 bis 10 g Kohlenhydrate zur Verfügung stellt. Und dabei sollten Sie nicht einfach irgendwelche Kohlenhydrate zu sich nehmen, sondern diejenigen, die hauptsächlich in der Stärke (Kartoffeln, Nudeln) und nicht im Zucker (Obst, Süßigkeiten) enthalten sind.

Das ist keine Ernährung für jeden Tag. Sie bringt auch nichts, wenn der Wettkampf kürzer als 90 Minuten ist. Sie ist nur für den Fall gedacht, dass Sie länger als 90 Minuten durchhalten müssen.

Und was passiert in der Zeit, in der ich laufe, schwimme oder Rad fahre? Wird die Zufuhr von Zucker während der körperlichen Anstrengung mir einen Energieschwung verleihen? Ja. Zucker wird ganz schnell in Glykogen umgewandelt und zu den Muskeln befördert. Was Sie jedoch nicht brauchen, ist Zucker in seiner reinsten Form (Süßigkeiten, Honig), da dieser hydrophil (hyro=Wasser; phil=liebend) ist, was bedeutet, dass er dem Körpergewebe Wasser entzieht und dies im Verdauungstrakt lagert. Dies kann leicht zu einer Dehydrierung führen und Schwindel erregen. Es ist daher besser, sich den Zucker aus gesüßten Getränken zu holen, da diese Sie sowohl mit Energie als auch Flüssigkeit versorgen. Oft enthalten diese Getränke auch noch Salz (Natriumchlorid), das dazu dient, das Salz zu ersetzen, das Sie beim Schwitzen über die Poren ausscheiden. In Kapitel 13 können Sie nachlesen, warum das wichtig ist.

Ballaststoffe: Keine Energielieferanten

Ballaststoffe gehören zu den komplexen Kohlenhydraten, mit der Ausnahme, dass sie keine Energie zur Verfügung stellen. Da die menschlichen Verdauungsenzyme die Bindungen zwischen den einzelnen Zuckermolekülen nicht aufspalten können, liefern diese keine Kalorien und können auch nicht in Glukose umgewandelt werden.

Im Magen der *Wiederkäuer* (zu denen u.a. die Kuh gehört) befindet sich eine Kombination von Enzymen und Mikroben. Diese ermöglichen es, dass die Tiere dem unlöslichen Ballaststoff (Zellulose und etwas Hemizellulose und Pektin) Nährstoffe entziehen können. Ab nicht einmal diese Geschöpfe können sich Nährstoffe aus dem Lignin holen, einem unlöslichen Bestandteil in Pflanzenstängeln und Blättern und ein Hauptbestandteil des Holzes. Aber denken Sie nicht, dass Ballaststoffe keine wichtige Funktion erfüllen, nur weil wir sie nicht verdauen können. Ballaststoffe in der Nahrung sind gerade deswegen wichtig, *weil* wir sie nicht verdauen können!

Die zwei Arten der Ballaststoffe

Die Ballaststoffe werden in zwei Arten mit sehr verschiedenen Eigenschaften eingeteilt: Lösliche und unlösliche Ballaststoffe, je nachdem, ob sie in Wasser löslich sind oder nicht. (Beide Arten jedoch wiederstehen den menschlichen Verdauungsenzymen.)

- **Unlösliche Ballaststoffe.** Dazu gehören die Zellulose, einige Hemizellulosen und Lignin, die sich in ganzen Körnern und Pflanzen befinden. Ballaststoffe sind natürliche Abführmittel. Sie absorbieren Wasser, was dazu führt, dass wir uns früher satt fühlen, und regen unsere Darmwände zu rhythmischen Dehn- und Schließbewegungen an. Durch diese natürlichen Kontraktionen, die Peristaltik, wird die Nahrung in unserem Verdauungstrakt weiter bewegt.

Wenn das Essen schnell durch die Eingeweide befördert wird, können Verdauungsstörungen, wie Verstopfung oder *Divertikulose* (eine Infektion, die auftreten kann, wenn Nahrung in schmalen Vertiefungen im Dickdarm hängen bleibt), verhindert oder gelindert werden. Unlösliche Ballaststoffe saugen das Wasser auf wie einen Schwamm und machen den Stuhl weicher. Sie verhindern damit die Entstehung von Hämorrhoiden oder lindern den Schmerz beim Stuhlgang, wenn Sie bereits darunter leiden.

- ✔ **Lösliche Ballaststoffe.** Dazu zählen das Pektin in Äpfeln und Beta-Glukan in Hafer und Gerste. Es wird vermutet, dass sie den Cholesterinspiegel des Blutes senken können. Einer ballaststoffreichen Ernährung wird nachgesagt, vor Herz- und Kreislauferkrankungen zu schützen.

Lösliche Ballaststoffe absorbieren eine sehr große Wassermenge und bilden dadurch eine dicke, gallertartige Masse. Das geschieht immer dann, wenn zum Beispiel Äpfel und Haferflocken den Verdauungstrakt erreichen. Wie schon die unlöslichen Ballaststoffe, können auch die löslichen den Magen füllen und zu einem vorzeitigen Sättigungsgefühl führen.

Ballaststoffe in der Nahrung

Ballaststoffe befinden sich in allen pflanzlichen Nahrungsmitteln, also in Obst, Gemüse und Getreide. Tierische Produkte enthalten keinerlei Ballaststoffe: Fleisch, Fisch, Geflügel, Milch, Milchprodukte und Eier.

Eine ausgewogene Ernährung, die viel pflanzliche Nahrungsmittel enthält, versorgt uns mit löslichen und unlöslichen Ballaststoffen. Die meisten Nahrungsmittel, die Ballaststoffe enthalten, bestehen aus beiden Arten. Eine nimmt davon für gewöhnlich einen höheren Anteil ein als die andere. So ist zum Beispiel im Apfel das Pektin (ein löslicher Ballaststoff) in einem weit höheren Anteil enthalten als Zellulose, Hemizellulose und Lignin, die sich in der Schale befinden.

Aus Tabelle 8.2 können Sie ersehen, welche Nahrungsmittel die meisten Ballaststoffe zur Verfügung stellen. Jede Ernährung, die viele pflanzliche Produkte enthält (Obst, Gemüse, Körner) wird uns mit einer ausreichenden Menge an Ballaststoffen versorgen. Hier erfahren Sie, welche Nahrungsmittel besonders viele Ballaststoffe (lösliche oder unlösliche) enthalten.

Ballaststoff	Enthalten in...
Löslicher Ballaststoff	
Pektin	Obst (Äpfel, Erdbeeren, Zitrusfrüche)
Beta-Glukan	Hafer, Gerste
Gummis und Schleimstoffe	Bohnen, Getreide (Weizen, Reis, Gerste), Samen, Algen

Ballaststoff	Enthalten in...
Unlösliche Ballaststoffe	
Zellulose	Gemüseblättern (Kohl), Wurzelgemüse, (Karotten, rote Beete), Weizenkleie, Vollkorn, Bohnen
Hemizellulose	der Schale von Körner
Lignin	Stängeln, Blättern und Haut

Tabelle 8.2: Wo stecken die Ballaststoffe?

Wie viel Ballaststoffe brauchen wir?

Von den Ernährungsspezialisten werden täglich zwischen 20 und 35 g Ballaststoffe empfohlen, um in den Genuß der Vorzüge zu kommen, die diese zu bieten haben. Eine höhere Zufuhr kann wiederum zu Unannehmlichkeiten führen. Was sind das für welche? Und wie machen sie sich bemerkbar?

Glauben Sie mir: Wenn Sie zu viele Ballaststoffe essen, wird Ihnen Ihr Körper das mitteilen. Er setzt Sie entweder unangenehmen Blähungen aus oder zwingt Sie auf die Toilette. Wenn Sie sehr viele Ballaststoffe essen und nicht ausreichend Flüssigkeit zu sich nehmen, kann es zu einer Verstopfung im Darm kommen (mehr über Wasser erfahren Sie in Kapitel 13).

Merken Sie sich diesen Rat gut: Wenn Sie beschließen, die Ballaststoffzufuhr zu erhöhen, sollten Sie das s-e-h-r langsam tun, jeden Tag ein kleines bißchen mehr. So vermeiden Sie, dass es zu unangenehmen Reaktionen in ihrem Bauch kommt.

Anders ausgedrückt: Wenn Ihre Ernährung bisher hauptsächlich aus ballaststofffreien Lebensmitteln, wie Fleisch, Fisch, Geflügel, Eier, Milch und Käse, oder ballaststoffarmen, wie Weißbrot und Reis, besteht, sollten Sie nicht gleich eine große Portion Haferflocken (32 g Ballaststoffe in 100 g) mit getrockneten Feigen essen (9,3 g). Beginnen Sie langsam: Vielleicht mit einer Portion Cornflakes (2,0 g) zum Frühstück, einem Apfel (2,8 g) zum Mittagessen, einer Birne (2,6 g) am Nachmittag und 125 g gekochten weißen Bohnen (7,7 g) zum Abendessen. Wenn Sie das alles addieren, haben Sie an diesem Tag 15 g Ballaststoffe zu sich genommen.

Orientieren Sie sich einfach an den Empfehlungen in der Ernährungspyramide (siehe Kapitel 16), um genügend Ballaststoffe zu sich zu nehmen, und erhöhen Sie den Anteil an Getreideprodukten, Gemüse und Obst – sie alle enthalten Ballaststoffe – in der Ernährung.

Bedenken Sie beim Einkaufen, dass Vollkornprodukte (Brot, Reis, Gebäck) einen wesentlich höheren Anteil an Ballaststoffen haben als solche aus Weißmehl.

Ballaststoffe verhalten sich wie ein Schwamm, sie saugen das Wasser förmlich auf. Wenn Sie also deren Zufuhr erhöhen, müssen Sie auch mehr trinken, damit den Zellen ausreichend Wasser zur Verfügung steht, um ihren Job tun zu können. (Im 13. Kapitel erfahren Sie mehr darüber, wie unser Körper das Wasser verwendet, das wir trinken.) Wenn Sie nicht sowieso schon wenigstens 2 l Wasser am Tag trinken, sollten Sie unbedingt mehr trinken, wenn Sie den Anteil der Ballaststoffe in Ihrer Ernährung erhöhen.

Die nachfolgende Tabelle 8.3 zeigt den Anteil aller Ballaststoffe - lösliche und unlösliche - in 100 g eines bestimmten Nahrungsmittels. (Eine wesentlich umfangreichere Liste finden Sie im Anhang.) Wir geben die Ballaststoffmenge immer für 100 g an, da so der Vergleich viel leichter fällt.

Wenn Sie den Anteil der Ballaststoffe in Ihrer Portion berechnen wollen, teilen Sie die Gesamtmenge durch 100 und multiplizieren das mit dem Gewicht der Portion. So rechnet man zum Beispiel bei einem Frühstück aus Haferflocken 40 g für eine Portion. Das heißt, Sie teilen den Ballaststoffgehalt (10,6) in 100 g Haferflocken durch die Zahl 100 und multiplizieren das Ergebnis mit 40. Nach Adam Riese befinden sich in einer Portion Haferflocken also 4,24 g Ballaststoffe.

Die Gewichte, die in dieser Tabelle angegeben werden, sind Durchschnittsgewichte. Sie können, je nach Hersteller und Herstellungsverfahren (Brot, Getreideflocken, eingemachtes Obst und Gemüse) im Ballaststoffgehalt leicht variieren.

Ballaststofffakten

Der Anteil an Ballaststoffen in den Nahrungsmittel kann davon abhängig sein, ob Sie diese roh oder gekocht essen. So können Sie aus der Tabelle 8.3 ersehen, dass in 100 g getrockneten Pflaumen 7,2 g Ballaststoffe enthalten sind. Wenn Sie diese kochen, sind es nur noch 6,6 g. Wie kommt das? Beim Kochen nehmen die Pflaumen Wasser auf. Durch das aufgenommene Wasser werden die Früchte schwerer, ohne jedoch mehr Ballaststoffe zu gewinnen. Daraus folgt, dass 100 g Pflaumen mit Wasser etwas weniger Ballaststoffe enthalten als die gleiche Menge getrockneter Pflaumen.

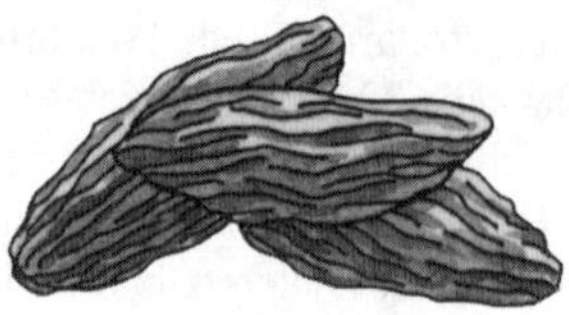
getrocknete Pflaumen

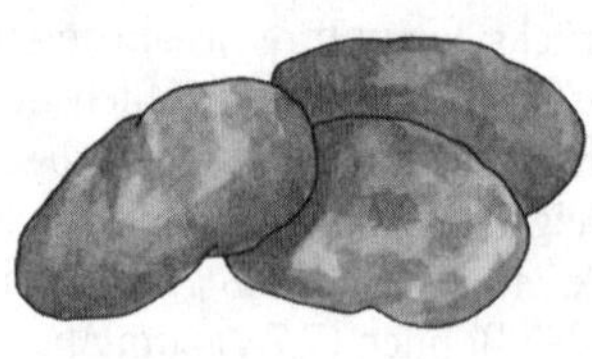
gedämpfte Pflaumen

Nahrungsmittel	Ballaststoffgehalt in g / 100 g	Nahrungsmittel	Ballaststoffgehalt in g / 100 g
Brot		**Getreideflocken**	
Roggenbrot	5,4	Kleie	35,3
Kleiebrot	8,5	Cornflakes	2,0
Vollkornbrot	5,0	Haferflocken	10,6
Knäckebrot	14	Weizenflocken	9,0
Weißbrot, Brötchen	3,0		

Nahrungsmittel	Ballaststoffgehalt in g / 100 g	Nahrungsmittel	Ballaststoffgehalt in g / 100 g
Körner		**Obst**	
Graupen, ungekocht	15,6	Apfel, mit Schale	2,8
Vollkornmehl	11,0	Aprikosen, getrocknet	7,8
Getreidekeimlinge	5,2	Feigen, getrocknet	9,3
Müslimischung	5,5	Kiwi	3,4
Brauner Reis, ungekocht	3,5	Birne	2,6
Weißer Reis, ungekocht	1,0 – 2,8	Pflaumen, getrocknet	7,2
Wilder Reis, ungekocht	5,2	Pflaumen, gedämpft	6,6
Weizenkleie	15,0	Rosinen	5,3
Gemüse		**Andere**	
Bohnen, gekocht (vegetarisch)	7,7	Nüsse:	
Kichererbsen (in der Dose)	5,4	Mandeln, in Öl geröstet	11,2
Limabohnen, gekocht	7,2	Kokosnußraspeln	9,0
Brokkoli, roh	2,8	Haselnüsse, in Öl geröstet	6,4
Rosenkohl, gekocht	2,6	Erdnüsse, salzig, ohne Öl	8,0
Weißkohl, roh	2,4	Pistazien	10,8
Blumenkohl, roh	2,4	Tofu	1,2
Mais, gekocht	3,7		
Erbsen, roh	2,6		
Kartoffeln, gekocht, mit Schale	5,5		
Tomaten, roh	1,3		

(Quelle: U.S. Department of Agriculture, Washington D.C.: »Provisional Table on the Dietary Fiber Content of Selected Foods«)

Tabelle 8.3: Der Ballaststoffanteil in Nahrungsmitteln

Ballaststoffe und Ihr Herz: Der sagenhaft heilsame Effekt der Haferkleie

Haferkleie bildet das zweite Kapitel in der Erfolgsgeschichte der Ballaststoffe, die mit der Weizenkleie um 1980 begann. Weizenkleie, der Ballaststoff im Weizen, enthält einen hohen Anteil der unlöslichen Bestandteile Zellulose und Lignin.

Die Vorzüge der Haferkleie bestehen in ihrem hohen Anteil an dem löslichen Bestandteil Beta-Glukan. Seit über 30 Jahren wissen die Wissenschaftler bereits, dass Nahrung, die einen hohen Anteil an löslichen Ballaststoffen enthält, den Cholesterinspiegel senken kann, obwohl niemand genau sagen kann, warum das so ist. Obst und Gemüse (und vor allem getrocknete Bohnen) enthalten sehr viel lösliche Ballaststoffe, aber Gramm für Gramm ist im Hafer mehr davon enthalten. Zusätzlich weiß man, dass

Beta-Glukan den Cholesteringehalt im Blut deutlich besser senken kann als Pektin und Pflanzengummis, die löslichen Ballaststoffe in den meisten Obst- und Gemüsesorten.

1990 veröffentlichten Forscher der University of Kentucky einen Bericht, in dem sie erklärten, dass Menschen, die ihrer Nahrung täglich 125 g Haferkleie zufügen, Ihren LDL(low density lipoproteins)-Anteil im Blut um 25 % senken können. Sie erinnern sich? Die LDLs sind die Teilchen, die das Cholesterin in Ihre Arterien transportieren. Der Cholesterinwert im Blut wird in Milligramm (mg) pro einem Deziliter (dl) Blut angegeben. Ein Deziliter ist der zehnte Teil von einem Liter.

Untersuchungen an der Medical School of Northwestern University an 208 gesunden Freiwilligen, die alle einen Cholesterinwert von zirka 200 mg/dl aufwiesen, ergaben, dass durch die Aufnahme von Haferkleie der Cholesterinspiegel im Schnitt um 9,3 Prozent sank. Die Nahrung, die die Teilnehmer während des Tests zu sich nahmen, war arm an Fett und Cholesterin, und angereichert mit 50 g Haferkleie oder Haferflocken pro Tag.

Man vermutete, dass man 30 Prozent der Senkung des Cholesterins dem Hafer zuschreiben kann.

Die Hersteller von Haferprodukten rundeten die 9,3 Prozent auf 10 auf und erklärten, mit Unterstützung offizieller Stellen, dass eine zehnprozentige Senkung des Cholesterinwertes die Gefahr, einen Herzschlag zu erleiden, wiederum um 20 Prozent senken kann.

Wissen Sie, was als nächstes passierte? Bücher über Haferkleie wurden plötzlich Bestseller. Haferkleie wurde so ungefähr allem zugefügt, angefangen vom Brot bis hin zu Orangensaft.

Heute wissen die Wissenschaftler jedoch, dass Haferkleie, auch wenn ihr Verzehr nicht schaden kein, kein Allheilmittel gegen Herzerkrankungen ist.

Als Regel wird heute bei Erwachsenen ein Cholesterinwert über 250 mg/dl als »hoher Risikofaktor« eingestuft. Ein Wert zwischen 200 und 250 mg/dl wird als »mittlerer Risikofaktor« betrachtet.

Wenn Ihr Cholesterinwert über 250 mg/dl liegt, können Sie diesen ohne Einnahme von Medikamenten, nur durch eine Ernährung, die Haferkleie enthält um 10 Prozent senken und somit auch das Risiko eines Herzschlags. Wenn Ihr Cholesterinwert jedoch niedriger ist, werden sich die Auswirkungen von Haferkleie weniger deutlich offenbaren. Zum Beispiel:

- ✔ Wenn Ihr Cholesterinspiegel niedriger als 250 mg/dl ist, kann eine fett- und cholesterinarme Ernährung den Wert um 15 Punkte senken. Damit gehören Sie schon der Gruppe mit einem »mittleren Risikofaktor« an. Wenn Sie dieser Ernährung noch Haferkleie zufügen, können Sie den Wert um weitere acht Punkte senken, das bringt Sie aber auch noch nicht in den »sicheren« Bereich, nämlich unter 200 mg/dl.
- ✔ Wenn Ihr Cholesterinwert sich bereits im »sicheren« Bereich unter 200 mg/dl befindet, können Sie durch eine fett- und cholesterinarme Ernährung und der Aufnahme von Haferkleie den Wert bis auf 180 mg/dl senken. Allerdings gehen hier nur sechs Punkte auf das Konto des Hafers.

Nebenbei sei hier kurz bemerkt, dass das lösliche Pektin in Äpfeln und das lösliche Beta-Glukan in Bohnen und Birnen ebenfalls den Cholesterinspiegel senken. Die unlöslichen Ballaststoffe in Getreidekleie können das nicht.

Alkohol: Eine andere Form von Trauben und Getreide

9

In diesem Kapitel

- Die verschiedenen alkoholischen Getränke
- Die Verdauung des Alkohols

Alkohol findet seit alters her als Heilmittel bei Krankheiten Verwendung und gehört zu den einfachen Vergnügen, denen der Mensch frönt. Die Griechen und Römer schätzten ihn so hoch ein, dass sie ihn sogar als »ein Geschenk der Götter« bezeichneten und als die Gallier – frühe Bewohner von Schottland und Irland – das erste Mal Whiskey herstellten, gaben sie ihm den Namen *uisgebeatha* (whis-key-ba), eine Kombination der beiden Wörter für Wasser (uisge) und Leben (beatha). Nun, auch wenn Sie alkoholische Getränke so hoch schätzen wie unsere Vorfahren, wissen Sie doch, dass diese nicht nur Vorzüge, sondern auch Risiken in sich bergen.

Die vielen Gesichter des Alkohols

Immer wenn sich Mikroorganismen (Hefe) den Zucker in Kohlenhydraten einverleiben (fermentieren), entstehen zwei Nebenprodukte: eine Flüssigkeit und ein Gas. Beim Gas handelt es sich um Kohlendioxyd, bei der Flüssigkeit um Äthylalkohol, kurz Äthanol genannt, der berauschende Bestandteil in alkoholischen Getränken.

Immer wenn in diesem Buch von Alkohol die Rede ist, meine ich damit Äthanol, den einzigen Alkohol, der in alkoholischen Getränken vorkommt.

Nahrungsmittel, aus denen Alkohol hergestellt wird

Im Prinzip kann Alkohol aus jedem Nahrungsmittel, das Kohlenhydrate enthält, hergestellt werden. Die am meisten verwendeten Produkte sind Getreide, Früchte, Honig, Sirup oder Kartoffeln. Obwohl es sich immer um den gleichen Alkohol (Äthanol) handelt, unterscheiden sich die alkoholischen Getränke aus den verschiedenen Produkten in Farbe und Geschmack. Nachfolgende Tabelle 9.1 zeigt, welche Nahrungsmittel zu der Herstellung von welchem Alkohol verwendet werden.

Nahrungsmittel	Alkoholisches Getränk
Obst und Obstsäfte	
Agaven	Tequila
Äpfel	Apfelwein
Trauben und anderes Obst	Wein
Getreide	
Gerste	Bier, Schnaps, Kwass
Mais	Bourbon, Whiskey, Bier
Reis	Sake (ein Schnaps), Reiswein
Roggen	Whiskey
Weizen	Schnaps, Bier
Andere	
Honig	Met
Milch	Kefir, Kumyss
Kartoffeln	Wodka
Zuckerrohr	Rum

Tabelle 9.1: Welche Nahrungsmittel werden zur Herstellung von Alkohol verwendet?

Wie wird es geschrieben?

Hier folgt ein Käuferhinweis: Whiskey wird mit einem »e« geschrieben, wenn er in Nordamerika oder Irland hergestellt wurde, und ohne »e«, wenn er aus einem anderen Land kommt (Schottland ist das beste Beispiel hierfür).

Woher kommt diese Unterscheidung? Das kann niemand genau sagen. Die Erklärung, dass die Schotten einfach ein »e« wegließen, um ihr Getränk von dem, das in Irland hergestellt wird, zu unterscheiden, klingt plausibel. Die Irländer, die nach Amerika kamen, brachten ihr Herstellungsverfahren und ihr »e« mit, das nun auch das Kennzeichen des amerikanischen Whiskeys ist.

Wie viel Alkohol befindet sich in dieser Flasche?

Kein alkoholisches Getränk enthält 100 Prozent Alkohol. Es ist immer ein Gemisch aus Alkohol und Wasser und – wenn es sich um Wein und Bier handelt – einigen Rückständen aus dem Nahrungsmittel, aus dem es erzeugt wurde.

Die Etiketten auf den Flaschen mit alkoholischen Getränken geben immer den *Alkoholgehalt* (in Volumen-%) an. In einer Weinflasche befinden sich in der Regel 750 ml. Wenn der Prozentgehalt des Alkohols mit 10 angegeben wird, macht das also 75 ml Alkohol aus.

Wie viel Alkohol wandert durch unseren Körper

Obwohl Alkohol ein Energielieferant (7 Kalorien pro Gramm Alkohol) ist, enthält er keine Nährstoffe: null komma nichts. Destillierte Getränke, wie etwa Whiskey oder Wodka, enthalten überhaupt keine Nährstoffe, sondern nur Kalorien. Bei Bier, Wein, Apfelwein und anderen fermentierten Getränken sieht es etwas anders aus: Sie enthalten meist noch kleine Mengen von den Nahrungsmitteln, aus denen sie hergestellt wurden, und damit auch kleine Mengen an Proteinen, Kohlenhydraten, Vitaminen und Mineralstoffen.

Anders als bei Nahrungsmitteln, welche erst verdaut werden müssen, bevor unsere Zellen sie aufnehmen können, geht der Alkohol direkt durch die Membranen in den Blutkreislauf. Dieser Vorgang läuft so schnell ab, dass etwa 20 Prozent des Alkohols eines Getränks innerhalb weniger Sekunden unser Gehirn erreichen.

Das Blut transportiert den Alkohol in nahezu jedes Körperorgan. Im Folgenden finden Sie eine Beschreibung des Wegs, den der Alkohol durch Ihren Körper nimmt.

Von der Ladeklappe in den Magen

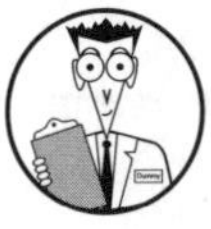

Beim Alkohol handelt es sich um einen *Astringens*; er läßt die Proteine auf der Innenseite der Backen gerinnen und macht diese »runzlig«. Ein Teil des Alkohols wird bereits hier absorbiert, ein anderer in der Kehle. Der größte Anteil erreicht jedoch unseren Magen, wo ein Enzym die Alkoholdehydrogenase (ADG) einleitet und den Alkohol umwandelt.

Unser Körper kann nur eine bestimmte Menge dieses Enzyms produzieren. Das hat zur Folge, dass ein Teil des Alkohols ohne Umwandlung in unseren Blutkreislauf gelangt. Einer Frau steht im Allgemeinen weniger von diesem Enzym zur Verfügung als einem Mann, was bedeutet, dass mehr Alkohol in ihr Blut gelangt. Deswegen benötigt eine durchschnittliche Frau auch weniger Alkohol, um dessen Wirkung zu spüren.

Der nicht gespaltene Alkohol wird in unseren Dünndarm weitertransportiert.

Ein kurzer Besuch im Kraftwerk Körper

Der größte Anteil des Alkohols wird vom Dünndarm absorbiert. Von hier aus fließt er durch eine große Blutvene in unsere Leber, wo er von dem Koenzym *Nicotinamid-adenin-dinucleotid (NAD)*, ähnlich dem vorher im Magen, in Energie umgewandelt wird. Dieses NAD verwandelt auch die Glukose, die wir mit anderen Kohlenhydraten aufnehmen in Energie; so lange das NAD jedoch für den Alkohol gebraucht wird, kommt es bei der Umwandlung der Glukose zu einem Stillstand.

Eine gesunde Leber kann während einer Stunde etwa 15 ml reinen Alkohol verarbeiten (das entspricht 200 bis 400 ml Bier oder 150 ml Wein oder 30 ml Schnaps). Der Rest fließt in unser Herz.

Ein wenig frische Luft schnappen

Wenn der Alkohol Ihr Herz erreicht, reduziert er die Kraft mit der sich unsere Herzmuskeln zusammenziehen. Ein paar Minuten lang wird etwas weniger Blut aus dem Herzen hinausgepumpt, die

Blutgefäße im ganzen Körper entspannen sich, der Blutdruck sinkt vorübergehend. Obwohl die Kontraktionen bald wieder mit der normalen Stärke aufgenommen werden, kann es sein, dass die Blutgefäße entspannt bleiben und der Blutdruck bis zu einer halben Stunde niedriger bleibt.

Gleichzeitig trägt das Blut den Alkohol vom Herzen durch die Lungenvene in die Lungen. Bei jedem Ausatmen entweicht nun ein wenig Alkohol; daher riecht Ihr Atem nach Alkohol. Das mit Sauerstoff und Alkohol angereicherte Blut fließt über die Lungenvene wieder zum Herzen und anschließend durch die Aorta (die Hauptarterie) in unseren Körper.

Wieder an der Oberfläche auftauchen

So lange sich der Alkohol in unserem Blut aufhält, erhöht er unsere HDL(high density lipoproteins)-Werte, allerdings nicht unbedingt die besonders »guten«, die das Cholesterin aus unserem Körper entfernen. (Mehr über Lipoproteide finden Sie in Kapitel 7.) Weiterhin macht Alkohol die Blutblättchen (*Thrombozyten*, winzige Partikel, die das Blut gerinnen lassen) weniger klebrig und reduziert die Wirksamkeit von Fibrinogen, ein weiteres Mittel zur Blutgerinnung. Diese Wirkung des Alkohols senkt vorübergehend das Risiko eines auf einer Blutgerinnung beruhenden Herz- oder Schlaganfalls.

Alkohol erweitert unsere Blutgefäße, so dass mehr warmes Blut aus unserer Körpermitte an die Hautoberfläche transportiert wird. Sie fühlen sich (vorübergehend) wärmer; eine helle Haut sieht gut durchblutet und rosig aus. Gleichzeitig entweichen winzige Mengen an Alkohol durch unsere Poren und unser Schweiß riecht nach Alkohol.

Kurvenreiche Straßen

Alkohol wirkt wie ein Beruhigungsmittel. Sobald er unser Gehirn erreicht, verlangsamt er die Übertragung von Impulsen zwischen Nervenzellen, die sowohl unser Denken als auch unsere Bewegungen kontrollieren. Unsere Gedanken sind nicht mehr ganz klar, unser Urteilsvermögen beeinträchtigt, unsere Zunge schwer, unsere Sicht verschwommen und unsere Muskeln weich.

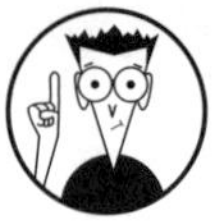

Müssen Sie plötzlich ganz dringend pinkeln? Alkohol reduziert die Produktion von Hormonen im Gehirn, die uns normalerweise daran hindern, zu viel Wasser zu lassen. Nach Alkoholkonsum kann es vorkommen, dass Sie viel Wasser, plus Vitamine, plus Mineralstoffe ausscheiden. Sie sind auch sehr durstig, Ihr Urin riecht schwach nach Alkohol. Dieser Kreislauf bleibt bestehen, so lange sich Alkohol im Blut befindet oder, anders ausgedrückt, bis es unserer Leber wieder möglich ist, ausreichend ADH zu bilden, um all den Alkohol, den wir getrunken haben, umwandeln zu können. Und wie lange dauert das? Die meisten Leute benötigen eine Stunde, um 15 g Alkohol abzubauen. Aber das ist nur ein Durchschnittswert: Bei einigen kann es zwei bis drei Stunden dauern, bis der Alkohol aus dem Blut verschwunden ist.

Ein weiser Rat: Trinken Sie in Maßen

Ein guter Rat ist zeitlos. Schon das, was die Leute in den Ecclesiastes (das Buch der Prediger im Alten Testament) schrieben, besitzt heute noch Gültigkeit: »Wein ist so gut wie das Leben selbst, wenn er in

Maßen getrunken wird.« Und noch ein weiterer Spruch, der kaum übertroffen werden kann, auch wenn er schon vor über 1800 Jahren von einem Römer mit dem Namen Terenze verfasst wurde: »Mäßigung ist das Maß aller Dinge«. Hey, die Wahrheit kann nicht treffender – oder vernünftiger – ausgedrückt werden.

Die Kraft liegt im Purpurrot (und in den Erdnüssen)

Traubenschalen, Pulpa und Kerne enthalten *Resveratrol*, eine in den Pflanzen vorkommende Chemikalie, die anscheinend das Risiko von Herzerkrankungen und einige Krebsarten senken kann. Je dunkler die Trauben, desto höher der Anteil an Resveratrol.

Purpurroter Traubensaft zum Beispiel enthält mehr Resveratrol als roter Traubensaft, welcher wieder mehr davon enthält als weißer Traubensaft.

Da Wein auch aus Trauben hergestellt wird, enthält dieser ebenfalls Resveratrol (Rotwein mehr als Weißwein).

Sie müssen aber nicht Traubensaft oder Wein trinken, um in den Genuß von Resveratrol zu gelangen. Knabbern Sie einfach Erdnüsse. Ja, Erdnüsse. Eine Analyse, die 1998 vom USDA Agricultural Research Service in Raleigh, North Carolina, durchgeführt wurde, zeigte, dass Erdnüsse 1,7 bis 3,7 µg Resveratrol pro Gramm enthalten. Was sind dagegen schon die 0,6 bis 0,8 µg pro Gramm Rotwein?

Dieses Ergebnis erklärt vielleicht auch, warum bei Untersuchungen an der Harvard University in Brigham und den Women's Hospital Nurses Health Studies herauskam, dass Frauen, die täglich etwa 30 g Nüsse essen, ein niedrigeres Risiko für Herzerkrankungen haben. Mal überlegen – Wein oder Traubensaft oder Erdnüsse ... Entscheidungen, Entscheidungen.

Vitale Vitamine

10

In diesem Kapitel

- Die Bedeutung von Vitaminen
- Die besten Vitaminlieferanten
- Was passiert, wenn Sie zu viele (oder zu wenige) Vitamine einnehmen
- Wann besteht ein erhöhter Vitaminbedarf

Vitamine sind *organische Verbindungen*, die aus Kohlenstoff, Wasserstoff und Sauerstoff bestehen. Sie befinden sich in allen lebenden Organismen, Pflanzen sowie Tieren: Blumen, Bäume, Obst, Gemüse, Hühner, Fische, Kühe – und Ihnen selbst.

Vitamine regulieren eine Vielzahl von Körperfunktionen. Sie sind für den Aufbau von Körpergewebe – wie Knochen, Haut, Drüsen, Nerven und Blut - notwendig. Sie unterstützen die Umwandlung von Proteinen, Fetten und Kohlenhydraten in Energie. Sie verhindern ernährungsbedingte Mangelerscheinungen, fördern die Heilung von Krankheiten und sind wichtig für einen gesunden Körper.

Wie Ihr Körper die Vitamine verwendet

Ihr Körper benötigt mindestens 11 bestimmte Vitamine: Vitamin A, Vitamin D, Vitamin E, Vitamin K, Vitamin C und einige Mitglieder aus der Vitamin B- Familie: Thiamin (Vitamin B1), Riboflavin (B2), Niacin, Vitamin B6, Folsäure und Vitamin B12. Es gibt noch zwei weitere B Vitamine – Biotin und Pantothensäure – von denen man inzwischen auch glaubt, dass sie wichtig für die Gesundheit sind. In einigen Fällen beträgt die empfohlene Tagesdosis (RDA=recommended daily allowances) nur ein paar Mikrogramm (1/1000000 Gramm).

Der Vater aller Vitamine: Casimir Funk

Vitamine sind so selbstverständlich geworden, dass man sich gar nicht vorstellen kann, dass sie erst vor weniger als 90 Jahren entdeckt wurden.

Allerdings wußte man schon lange vorher, dass in bestimmten Nahrungsmitteln irgendwas »ganz Besonderes« enthalten ist.

So hat zum Beispiel Hippokrates schon Leber gegen *Nachtblindheit* verschrieben. Am Ende des 18. Jahrhunderts (1795) war es für alle britischen Armeeschiffe vorgeschrieben, einen Vorrat an Limonensaft oder Limonen (englisch: limes) mitzunehmen. Das Vitamin C in den Limonen verhindert Skorbut, eine Zahnfleischerkrankung. Und seit dieser Zeit werden die Briten den Spitznamen »Limies« nicht mehr los. Später verordnete die japanische Kriegsmarine allen Matrosen den Verzehr von Gerstenkörnern zur Vorbeugung von Beri-Beri.

Jeder wußte, dass diese »Verschreibungen« wirkten, aber niemand kannte den Grund – bis 1912, als Casimir Funk (1884-1967), ein polnischer Biochemiker, der zuerst in England und dann in den Vereinigten Staaten arbeitete, die Theorie in den Raum stellte, dass dieses »Etwas« in der Nahrung *Vitamine* waren, deren Namen er aus *vita*=Leben und *amines*=Stickstoffverbindungen zusammensetzte.

Bereits im nachfolgenden Jahr schlugen Funk und ein Kollege, Briton Frederick Hopkins, eine zweite Theorie vor: Erkrankungen, wie zum Beispiel Skorbut und Beri-Beri, traten dann auf, wenn es dem Körper an einem bestimmten Nährstoff mangelte. Wenn man der Ernährung diesen fehlenden Nährstoff zufügte, konnte man dieser Erkrankung vorbeugen oder diese heilen.

Eureka!

Wie unser Körper Vitamine speichert

Ernährungsspezialisten teilen die Vitamine in zwei Gruppen ein: die fettlöslichen Vitamine und die wasserlöslichen Vitamine, was bedeutet, dass sie entweder in Fett oder in Wasser löslich sind. Wenn Sie mehr fettlösliche Vitamine essen, als Ihr Körper braucht, lagert er diesen Überschuß im Körperfett. Ein Überschuß an wasserlöslichen Vitaminen wird über den Urin ausgeschieden.

Ein großer Vorrat an fettlöslichen Vitaminen in unseren Fettzellen kann zu Problemen führen (lesen Sie hierzu den Abschnitt: »fettlösliche Vitamine« in diesem Kapitel). Bei den wasserlöslichen Vitaminen zuckt Ihr Körper sozusagen nur mit der Schulter, da er sich dieser über den Urin entledigt.

Medizinstudenten bauen sich oft Eselsbrücken, wenn es darum geht, sich die einzelnen Körperteile oder die Symptome für bestimmte Krankheiten zu merken. Hier ist so eine Eselsbrücke, wie ich mir merke, ob die Vitamine fett- oder wasserlöslich sind: »**A**lte **D**amen **E**ssen **K**uchen«. Mit diesem Spruch merke ich mir, dass die Vitamine A, D, E und K fettlöslich sind. Und alle anderen in Wasser.

Fettlösliche Vitamine

Vitamin A, Vitamin D, Vitamin E und Vitamin K sind verwandt miteinander und teilen sich zwei charakteristische Merkmale: sie lösen sich in Fett und werden im Fettgewebe gelagert. Aber wie alle Familienmitglieder, so haben auch diese ihre Eigenheiten. Eines sorgt dafür, dass Ihre Haut geschmeidig bleibt. Ein anderes schützt Ihre Knochen. Ein drittes versorgt unsere Fortpflanzungsorgane und ein viertes hilft uns bei der Erzeugung eines bestimmten Proteins.

Wer macht was? Lesen Sie weiter.

Vitamin A

Das Vitamin A hält unsere Haut und die *Schleimhäute* (das schlüpfrige Gewebe, das sich auf den Augen, in der Nase, in der Kehle, in der Scheide und im Mastdarm befindet) weich und beweglich. Es sorgt auch dafür, dass wir noch in der Dämmerung etwas erkennen können, da es sich im *11-cis-Retinol*, einem Protein in der Netzhaut der Augen, befindet. Vitamin A fördert den Aufbau von gesunden Knochen und Zähnen, hält die Fortpflanzungsorgane in Schuss und veranlasst unser Immunsystem bei Infektionen dazu, die Zellen aufzubauen, die wir für deren Bekämpfung brauchen.

Zwei Chemikalien sorgen für das Vitamin A – die *Retinoide* und die *Carotinoide*. Die Retinoide sind Verbindungen, die alle mit *ret-* beginnen: Retinol, Retinaldehyd, Retinsäure und so weiter. Diese fettlöslichen Substanzen befinden sich in einigen Nahrungsmitteln tierischen Ursprungs, Leber (schon wieder!), Vollmilch, Eier und Butter, die unser Körper ohne Umwandlung direkt verwerten kann.

Die zweite Form von Vitamin A ist in einigen *Carotinoiden* – gelbe, rote und dunkelgrüne Farbstoffe (Pigmente) in Obst und Gemüse – enthalten. Die Karotinoide bezeichnet man auch als *Provitamine*, da unser Körper diese Chemikalien in retinolähnliche Substanzen aufspaltet.

Bis zum heutigen Tag haben die Wissenschaftler ungefähr 500 verschiedene Carotinoide identifiziert. Nur bei ungefähr 50 denkt man, dass sie Vitamin A enthalten. Der Star unter diesen 50 ist das Beta-Karotin, ein Pigment, das in den meisten hellgelben und dunkelgrünen Früchten und Gemüsesorten enthalten ist.

Neuen Untersuchungen zufolge nimmt man an, dass die Karotinoide eine wichtige Rolle für unser Sehvermögen spielen. Sie verhindern oder verlangsamen die Entwicklung der Alterskrankheit *makulöse Degeneration*, eine fortschreitende Schädigung der Netzhaut (Retina) des Auges, die zum Verlust des scharfen Sehvermögens führt (und damit das Lesen und die Verrichtung von Feinarbeiten erschweren oder ganz unmöglich machen).

Da wir den größten Teil an Vitamin A in Form von Retinol zu uns nehmen, wird der tägliche Bedarf (RDA) an Vitamin A für gewöhnlich als Retinoläquivalent (RÄ) angegeben.

Hand in Hand: Wie sich Vitamine gegenseitig helfen

Alle Vitamine haben bestimmte Aufgaben zu erfüllen. Einige haben aber auch Partner, die Ihnen dabei helfen. Hier ein paar Beispiele dafür:

- ✔ Das Vitamin E schützt das Vitamin A vor der Zerstörung in den Eingeweiden.
- ✔ Das Vitamin D sorgt dafür, dass unser Körper Kalzium und Phosphat aufnehmen kann.
- ✔ Das Vitamin C hilft der Folsäure beim Bau von Proteinen.
- ✔ Das Vitamin B1 wirkt in den Enzymen des Verdauungssystems zusammen mit Niacin, Pantothensäure und Magnesium.

Zusätzlich kann die gleichzeitige Einnahme verschiedener Vitamine deren Gehalt im Blut erhöhen. So haben 1993 Wissenschaftler vom National Cancer Institute und U.S. Department of Agriculture (USDA) einer Gruppe von Personen eine Vitamin-E-Kapsel und eine Multivitamin-Pille gegeben; einer zweiten Gruppe nur Vitamin E und einer dritten Gruppe überhaupt keine Vitamine. Untersuchungen haben ergeben, dass die erste

Gruppe den höchsten Vitamin-E-Anteil im Blut hatte – mehr als doppelt so viel wie die, die nur die Vitamin-E-Kapseln einnahmen.

Manchmal kommt es sogar vor, dass ein Vitamin den Mangel an einem anderen zum Teil ausgleicht. Personen, die nicht genügend Folsäure aufnehmen, können eine Form von Anämie entwickeln, in der das Wachstum der roten Blutkörperchen gehemmt ist. Sobald sie aber Folsäure zu sich nehmen, entweder durch eine Injektion oder über die Nahrung, entwickeln sich neue, gesunde Zellen. Das hatten wir auch erwartet. Was jedoch hierbei überraschte, ist, dass die Erkrankung an Pellagra (aufgrund eines Niacin-Mangels) durch die Einnahme der Folsäure gemildert oder sogar aufgehoben wurde.

Ist die Natur nicht nett zu uns?

Vitamin D

An welchen Nährstoff denken Sie als erstes, wenn ich »Knochen« oder »Zähne« sage? Wenn Sie Kalzium antworten, haben Sie nur zum Teil recht. Es stimmt zwar, dass Kalzium wesentlich an der Bildung von Knochen und Zähnen beteiligt ist, aber Sie können das Kalzium löffelweise essen und Ihr Körper kann es ohne die Hilfe von Vitamin D trotzdem nicht absorbieren.

Vitamin D kommt in drei Formen vor: als Calciferol, Cholecalciferol und Ergocalciferol. *Calciferol* steckt in Fischölen und Eidotter. *Cholecalciferol* entsteht, wenn Sonnenlicht auf Ihre Haut auftrifft und die ultravioletten Strahlen mit den Steroiden, die sich im Körperfett unter der Haut befinden, reagieren. *Ergocalciferol* wird in Pflanzen synthetisiert, wenn sie Sonnenlicht aufnehmen.

Die RDA für Vitamin D wird entweder in International Units (IUs) oder in Mikrogramm (µg) Cholecalciferol angegeben: 10 µg Cholecalciferol = 400 IU Vitamin D.

Vitamin E

Jedes Lebewesen, also auch Sie, braucht Vitamin E zur Erhaltung seiner Fortpflanzungsorgane, der Nerven und der Muskeln. Darüber hinaus erhärtet sich die seit langem bestehende Vermutung, dass es einen Zusammenhang zwischen Vitamin E und einem gesunden Herzen gibt. So zeigt zum Beispiel ein Versuch an der Cambridge University in England, dass bei der Einnahme von 800 IU (International Units) Vitamin E, was der zweifachen Menge der empfohlenen Tagesdosis entspricht, das Risiko eines nicht tödlich endenden Herzanfall bei Personen, die schon an einer Herzerkrankung leiden, gesenkt wird. Und Forschungen an der University of Minnesota ergaben, dass bei Frauen, denen man nach der Menopause mindestens 10 IU Vitamin E pro Tag verabreichte, das Risiko für eine Herzerkrankung um 66 Prozent sank.

Vitamin E erhalten Sie aus den Substanzen *Tocopherol* und *Tocotrienol*, die beide in Pflanzenölen, Nüssen, im Vollkorn und in grünem Blattgemüse vorkommen – Ihre besten natürlichen Lieferanten von Vitamin E. Tocopherol verfügt über zwei ungemein wichtige Eigenschaften: Es ist zugleich ein Antikoagulans und ein Antioxidant.

Antikoagulanzien verhindern oder verringern die Blutgerinnung und vermindern somit das Risiko eines Herzanfalls oder eines Herzschlages. *Antioxidanzien* verhindern, dass sich freie Radikale (unvollständige Teile von Molekülen) mit anderen Molekülen oder Molekülteilchen verbinden und so giftige Substanzen bilden, die Körpergewebe zerstören können. Ernährungswissenschaftler an der Purdue University wiesen im Frühjahr 1996 nach, dass Vitamin E das Knochenwachstum fördert, indem es die freien Radikale daran hindert, mit den mehrfach ungesättigten Fettsäuren eine Reaktion einzugehen. (Im siebten Kapitel erhalten Sie mehr Informationen über Fette und Fettsäuren.) Freie Radikale und mehrfach ungesättigte Fettsäuren können zusammen die Bildung von neuen Knochenzellen blockieren.

Kann das Tocopherol auch den Cholesterinspiegel senken? Vielleicht. Tocopherol reist sozusagen auf dem Rücken von *Lipoproteiden* - die Fett- und Proteinteilchen, die das Cholesterin entweder in die Arterien oder aus dem Körper hinaustragen - durch Ihren Körper. Einige Untersuchungen bestätigen die Vermutung, dass diese Passagiere die LDLs (low density proteins), das *schlechte* Cholesterin also, daran hindern, sich an die Arterienwände zu kleben und somit die Blutgefäße zu verengen – ein Effekt, der eine weitere Erklärung für den Zusammenhang zwischen Vitamin E und einem gesunden Herzen liefert. In Kapitel 7 finden Sie mehr Informationen zu dem Thema Cholesterin.

Die besten Lieferanten für Vitamin E sind Gemüse, Öl, Nüsse und Samen. Der tägliche Bedarf wird in α-Tocopheroläquivalent (kurz α-TÄ) angegeben.

Vitamin K

Das Vitamin K besteht aus einer Gruppe von Chemikalien, die unser Körper braucht, um ganz bestimmte Proteine, die sich im *Blutplasma* (der klaren Flüssigkeit im Blut) befinden, herzustellen. Eine dieser Chemikalien ist das Prothrombin, ein Protein, das hauptsächlich für die Blutgerinnung verantwortlich ist. Vitamin K wird auch zur Bildung von Knochen- und Nierengewebe benötigt.

Wie schon das Vitamin D, so ist auch das Vitamin K für einen gesunden Knochenbau unerläßlich. Vitamin D erhöht die Kalziumabsorption; Vitamin K aktiviert mindestens drei verschiedene Proteine, die an der Bildung von neuen Knochenzellen beteiligt sind.

Vitamin K befindet sich in grünem Blattgemüse (Brokkoli, Kraut, Grünkohl, Kopfsalat, Spinat und Mangold), im Käse, in der Leber, im Getreide und im Obst. Aber der Löwenanteil unseres Bedarfs an Vitamin K wird von freundlichen Bakterien in unserem Darm gebildet, die Tag und Nacht dieses Vitamin wie am Fließband erzeugen.

Wasserlösliche Vitamine

Vitamin C und die lange Liste der B-Vitamine (Thiamin, Riboflavin, Niacin, Vitamin B6; Folsäure, Pantothensäure) bilden eine Gruppe, da sie alle in Wasser löslich sind.

Diese Wasserlöslichkeit hat einschneidende Konsequenzen für unseren Körper, da er keine größeren Mengen davon speichern kann. Wenn Sie mehr von diesen Vitaminen einnehmen, als der Körper für bestimmte Aufgaben benötigt, wird der Überschuß einfach mit dem Urin ausgeschieden. Das hat einerseits zur Folge, dass diese Vitamine nur sehr selten Nebenwirkungen haben. Andererseits müssen wir aber täglich aufs Neue unseren Bedarf daran decken, da sie der Körper ja nicht speichert.

Vitamin C

Das Vitamin D (Ascorbinsäure) ist unentbehrlich für den Aufbau und die Instandhaltung des Bindegewebes (das Fett-, Muskel- und Knochengerüst des menschlichen Körpers). Vitamin C beschleunigt die Bildung von neuen Zellen, die Wunden heilen schneller, und es ist – wie Vitamin E – auch ein Antioxydant, das freie Radikale daran hindert, sich an andere Moleküle anzuhängen, wodurch Verbindungen entstehen können, die das Gewebe angreifen. Das ist vielleicht auch die Erklärung dafür, dass etliche Untersuchungen, bei denen die Teilnehmer täglich 400 – 700 mg Vitamin C über die Dauer von mehr als 10 Jahren eingenommen haben, zeigten, dass Erkrankungen der Augen am grauen Star sich verlangsamten. Vitamin C stärkt unser Immunsystem und beschleunigt die Selbstheilung bei Erkältungen, mildert den Verlauf allergischer Reaktionen und spielt bei der Synthese von Hormonen und anderen Chemikalien im Körper eine Rolle.

Die aktuelle Empfehlung für die tägliche Vitamin D Menge liegt für gesunde Erwachsene bei 200 mg. Sie können diese Menge leicht über die Nahrung aufnehmen, wenn Sie täglich fünf Portionen Obst und Gemüse zu sich nehmen, wie etwa Brokkoli, Zitrusfrüchte (Orangen, Zitronen, Limonen und Grapefruit), grüne Paprika, Erdbeeren und Tomaten.

Zitronen, Limonen, Orangen – und Speck?

Schauen Sie auf die Verpackung vom Speck. Da steht's: Vitamin C oder Ascorbinsäure. Es wirkt als Antioxidationsmittel, das im Fleisch das Gleiche bewirkt wie in Ihrem Körper: es verhütet, dass sich freie Radikale mit Molekülen zu schädlichen Verbindungen zusammenschließen, in diesem Fall *Karzinogene* (Substanzen, die Krebs auslösen können).

Fleisch, das weiterverarbeitet wird (zu Speck oder Wurst), wird Natriumnitrit hinzugefügt, welches das Fleisch vor den Mikroorganismen *Clostridium botolinum* schützt. Diese Mikroorganismen können der Auslöser für eine Lebensmittelvergiftung, dem *Botulismus*, sein, die in schweren Fällen sogar tödlich enden kann. Natriumnitrit bildet bei hohen Temperaturen mit anderen Verbindungen im Fleisch Karzinogene, die Nitrosamine.

Aber hier schreitet nun das Vitamin C ein. Es verhindert die Entstehung von Nitrosaminen, so dass wir die Wurst und den Speck ohne Sorge um unsere Gesundheit essen können. Ist das nicht wunderbar?

Thiamin (Vitamin B1)

Das Thiamin ist eine Verbindung aus Schwefel (thia) und Stickstoff (amin), das als erstes von allen B-Vitaminen isoliert und identifiziert werden konnte. Es wirkt appetitanregend und spielt als *Koenzym* (eine Substanz, die mit anderen Enzymen zusammenarbeitet) bei mindestens vier unterschiedlichen Prozessen, durch die sich unser Körper Energie aus den Kohlenhydraten holt, eine entscheidende Rolle. Thiamin ist auch ein mild wirkendes, harntreibendes Mittel (Diuretic).

Obwohl das Vitamin B1 in jeder Körperzelle gefunden werden kann, kommt es in hochkonzentrierter Form nur in den inneren Organen – Herz, Leber und Nieren – vor.

Die wichtigsten Lieferanten für das Thiamin sind Vollkornprodukte, mageres Schweinefleisch, Hülsenfrüchte, Nüsse und Samen.

Riboflavin (Vitamin B2)

Das Riboflavin, das zweite Vitamin B, das isoliert und identifiziert wurde, hieß einmal »Vitamin G«. Sein neuer Name leitet sich von seiner chemischen Struktur ab, einem Kohlenstoff-Wasserstoff-Sauerstoff-Skelett, an dem sowohl *Ribitol* (ein Zucker) als auch *Flavonol* (ein gelbes Pigment in Blüten, Hölzern und Wurzeln) befestigt sind.

So wie das Thiamin, ist auch das Riboflavin ein Koenzym. Würde es fehlen, könnte unser Körper die Proteine und Kohlenhydrate in der Nahrung nicht verdauen. Wie das Vitamin A schützt es unsere Schleimhäute – das feuchte Gewebe an den Augen, im Mund, in der Nase, in der Kehle, in der Vagina und im Dickdarm.

Das Riboflavin ist in Nahrungsmitteln tierischen Ursprungs (Fleisch, Fisch, Geflügel, Eier und Milch) und pflanzlichen Ursprungs (Vollkornprodukte, Bierhefe, grünes Gemüse) enthalten.

Niacin

Niacin bezeichnet zwei in der Natur vorkommende Nährstoffe: Die Nikotinsäure und die Nikodinamide. Es ist unentbehrlich für das Zellwachstum und ist, wie andere Vitamine aus dem Vitamin-B-Komplex, eng verbunden mit Enzymreaktionen. Niacin ist integraler Bestandteil eines Enzyms, das dafür sorgt, dass der Sauerstoff in unser Körpergewebe fließt. Wie schon das Thiamin wirkt es appetitanregend und unterstützt die Umwandlung von Zuckern und Fett.

Niacin kann der Nahrung direkt entnommen werden oder aus der Umwandlung der Aminosäure Tryptophan entstehen. Niacin ist im Fleisch enthalten, Tryptophan in der Milch und in Milchprodukten. Niacin befindet sich in geringen Mengen auch in Getreidekörnern, aber unser Körper kann es nur absorbieren, wenn das Getreide mit Kalk behandelt wird. In Zentral- und Südamerika ist das seit langem bekannt: Dem Maismehl, aus dem Tortillas gemacht werden, wird ein wenig Kalk zugefügt.

Die Einheit, in der Niacin gemessen wird, ist das NÄ (Niacinäquivalent): 60 mg Tryptophan = 1 mg Niacin oder 1 NÄ.

Vitamin B6 (Pyridoxin)

Das Vitamin B6 besteht aus drei Komponenten: Pyridoxin, Pyridoxal und Pyridoxamin. Pyridoxin ist ein Bestandteil von Enzymen, die an der Umwandlung von Protein und Fett beteiligt sind und daher unabkömmlich bei der Energie- und Nährstoffgewinnung aus der Nahrung. Es spielt eine wichtige Rolle bei der Entfernung von überschüssigem *Homocystein* (vergleiche Kapitel 6) aus unserem Blut. Homocystein ist eine Aminosäure, die bei der Verdauung von Proteinen entsteht. Ein zu hoher Homocystein-Spiegel ist ein weiterer Risikofaktor bei Herzerkrankungen und hat vielleicht sogar dieselbe Bedeutung wie der Cholesterinspiegel.

Vitamin B6 ist beispielsweise in Leber, Huhn, Fisch, Schweinefleisch, Lamm, Milch, Eiern, Vollkornreis und Getreide, Soja, Kartoffeln, Hülsenfrüchten, Nüssen, Samen und dunkelgrünem Gemüse enthalten.

Folsäure

Die Folsäure gehört zu den essenziellen Nährstoffen für den Menschen und die *Wirbeltiere*. Die Folsäure ist an der Synthese der DNA, der Umwandlung der Proteine und der anschließenden Synthese von Aminosäuren, die für die Produktion neuer Körperzellen und von neuem Körpergewebe benötigt werden, beteiligt. Sie ist ebenfalls für das normale Zellwachstum und bei der Wundheilung unentbehrlich. Für schwangere Frauen ist es besonders wichtig, dass sie immer ausreichend Folsäure aufnehmen, da diese sowohl für die Bildung von neuem Gewebe in der Gebärmutter als auch für das sich neu bildende Gewebe des Fötus notwendig ist. Es hat sich auch gezeigt, dass Neugeborene, die im Mutterleib immer mit ausreichend Folsäure versorgt wurden, wesentlich seltener mit einer Erkrankung des Rückenmarks auf die Welt kommen. Hülsenfrüchte, dunkelgrünes Blattgemüse, Leber, Hefe und etliche Obstsorten sind ganz ausgezeichnete Lieferanten für Folsäure. Multivitaminpräparate müssen wenigstens 400 µg Folsäure enthalten.

Vitamin B12

Vitamin B12 (Cyanocobalamin) benötigt man für die Bildung von roten Blutkörperchen. Es schützt auch das Myelin, das fettige Material, das unsere Nerven bedeckt und die Übermittlung von elektrischen Impulsen (»Botschaften«) zwischen unseren Nervenzellen bewerkstelligt. Diese Botschaften ermöglichen es uns zu sehen, zu hören, zu denken, uns zu bewegen und all die Dinge zu tun, die ein gesunder Körper jeden Tag ausführt.

Vitamin B12 ist einmalig. Erstens enthält es als einziges Vitamin ein Mineral, nämlich Kobalt. (Cyanokobalamin, eine Kobaltverbindung, wird den Vitaminpräparaten und der Nahrung in der Regel als »Vitamin B12« zugefügt.) Zweitens kann Vitamin B12 nicht von den höher entwickelten Pflanzen (diejenigen, die wir essen) erzeugt werden. Wie auch das Vitamin K, so wird das Vitamin B12 ebenfalls von Bakterien erzeugt, die in unserem Dünndarm hausen. Fleisch, Fisch, Geflügel, Milchprodukte und Eier sind gute Vitamin B12-Lieferanten.

Biotin

Biotin ist ein B-Vitamin, eine Komponente von Enzymen, die den Transport von Kohlenstoff und Sauerstoff zwischen den Zellen bewerkstelligen. Das Biotin hilft bei der Umwandlung von Fetten und Kohlenhydraten und ist wesentlich an der Synthese von Fettsäuren und Aminosäuren beteiligt, die für ein gesundes Wachstum unverzichtbar sind. Und es scheint, dass es auch die Anlagerung von zu viel Fett verhindert, das die eigentliche Leber- und Nierenfunktion stören könnte. (Nein, das Biotin kann leider nichts dagegen unternehmen, dass sich Fett an Ihren Hüften ansetzt.)

Biotin ist in der Leber, im Eigelb, in Hefe, in Nüssen und Hülsenfrüchten enthalten. Wenn Sie über die Nahrung nicht genug Biotin aufnehmen, werden Bakterien im Darm dafür sorgen, dass Ihnen davon genug zur Verfügung steht. Es gibt bisher keine verbindlichen, sondern nur geschätzte Mengenangaben hinsichtlich des täglichen Bedarfs an Biotin.

Pantothensäure

Pantothensäure, ein weiteres Vitamin B, tritt als Baustein in Enzymen auf, die die Umwandlung von Kohlenhydraten möglich machen und Steroide, wie die Hormone, bilden. Die Pantothensäure hilft auch bei einer Stabilisierung des Blutzuckerspiegels, wehrt Infekte ab und schützt das *Hämoglobin* (das Protein in den roten Blutkörperchen, die den Sauerstoff im Körper transportieren) und die Nerven, das Gehirn und das Muskelgewebe. Pantothensäure befindet sich in Fleisch, Fisch und Geflügel, in Hülsenfrüchten und in Vollkornprodukten. Wie auch beim Biotin, gibt es hier nur eine geschätzte empfohlene Tagesdosis.

Hier bekommen Sie Ihre Vitamine

Im vierten Kapitel wurden Sie bereits mit den Richtlinen der RDA vertraut gemacht. Es handelt sich dabei um Empfehlungen, wie hoch die Tagesdosis an 18 wichtigen Vitaminen und Mineralstoffen sowie Protein sein sollte. Die Tabelle mit den Mengenangaben ist sehr, sehr lang, da sie in 18 verschiedene Gruppen (Männer, Frauen, alt, jung...) unterteilt ist.

Nachfolgende Tabelle 10.1 ist eine vereinfachte Alternative: Sie enthält die RDAs für Frauen und Männer (im Alter von 19 bis 50 Jahre) und macht Angaben darüber, wie groß die Portion eines bestimmten Nahrungsmittels sein sollte, um gesunde Erwachsene im Alter zwischen 25 und 50 mit wenigstens 25 Prozent der empfohlenen Tagesmenge an Vitaminen zu versorgen.

Nahrungsmittel	Menge = 25% RDA
Vitamin A	**RDA: Frauen 800 µg RE, Männer 1000 µg RÄ**
Brot, Getreide, Körner	
Hafermehl	550 g
Müsli	30 g
Obst	
Aprikosen (getrocknet, gekocht)	80
Wassermelone	80 g
Mango	eine Hälfte
Gemüse	
Karotten, Grünkohl, Erbsen & Karotten, roter Paprika – alle gekocht	60 g
Fleisch, Geflügel, Fisch	
Leber (Rind, Kalb, Schwein)	90 g
Leber (Huhn, Truthahn)	70 g
Milchprodukte	
Milch, fettarme und Magermilch	500 ml

Nahrungsmittel	Menge = 25% RDA
Vitamin D	**RDA: Frauen 5 µg/200 IU, Männer 5 µg/200 IU**
Fleisch, Geflügel, Fisch	
Lachs (in der Dose)	45 g
Thunfisch (in der Dose)	60 g
Milchprodukte	
Eier	3 mittlere
Vollmilch	250 ml
Vitamin E	**RDA: Frauen 8 mg a-TE, Männer 10 mg a-TE**
Brot, Getreide, Körner	
Müsli	30 g
Weizenkeimlinge	2 Esslöffel
Obst	
Aprikosen,.Pfirsiche (Dose)	155 g
Gemüse	
grün (Spinat, Löwenzahn, Mangold)	150 g
Fleisch, Geflügel, Fisch	
Krabben	90 g
Andere	
Mandeln, Haselnüsse, Sonnenblumenkerne	2 Esslöffel
Vitamin C	**RDA: Frauen 60 mg, Männer 60 mg**
Brot, Getreide, Körner	
Müsli	30 g
Obst	
Melone	80 g, gewürfelt
Grapefruit	1 Hälfte
Mango	1/2 mittelgroße
Orange	1 mittelgroße
Erdbeeren	60 g
Trauben- , Orangen-, Tomatensaft	60 ml
Gemüse	
Spargel, Brokkoli, Rosenkohl, Grünkohl, Kohrabi, Paprikaschoten, Zuckerschoten (gekocht)	80 g
Kartoffeln	1 mittelgroße
Fleisch, Geflügel, Fisch	
Leber (Rind, Schwein)	90 g

Nahrungsmittel	Menge = 25% RDA
Thiamin (Vitamin B1)	**RDA: Frauen 1.1 mg, Männer 1.5 mg**
Brot, Getreide, Körner	
Brötchen	2
Mischbrot	4 Scheiben
Hafermehl	80 g
Obst	
Melonen, gewürfelt	170 g
Gemüse	
Mais, Erbsen, Erbsen & Karrotten, gekocht	110 g
Fleisch, Geflügel, Fisch	
Schinken, Braten, geräuchert, gepökelt, mager	90 g
Leber (Rind, Schwein)	90 g
Schwein (alle Produkte, außer Wurst)	90 g
Andere	
Sonnenblumenkerne, in der Schale, ungeröstet	2 Esslöffel
Riboflavin (Vitamin B2)	**RDA: Frauen 1.3 mg, Männer 1.7 mg**
Brot, Getreideerzeugnisse, Körner	
Brötchen	2
Müsli	30 g
Fleisch, Geflügel, Fisch	
Leber (Rind, Kalb, Schwein)	90 g
Leber (Huhn, Truthahn)	70 g
Leberwurst	30 g
Milchprodukte	
Milch	500 ml
Jogurt (fettarm oder mager)	250 ml
Niacin	**RDA: Frauen 15 mg NE, Männer 19 mg NE**
Brot, Getreide, Körner	
Brötchen	2
Müsli	30 g
Fleisch, Geflügel, Fisch	
Lamm, Schwein, Kalb (mager)	90 g
Leber (Rind, Kalb, Schwein)	90 g
Huhn (ohne Haut, Brust)	90 g
Makrele, Meerbarbe, Lachs, Schwertfisch	90 g
Andere	
Erdnüsse	4 Esslöffel

Nahrungsmittel	Menge = 25% RDA
Vitamin B6	**RDA: Frauen 1.6 mg, Männer 2.0 mg**
Brot, Getreide, Körner	
Hafermehl	80 g
Müsli	30 g
Obst	
Banane	1 mittlere
Pflaumen, getrocknet, gekocht	155 g
Fleisch, Geflügel, Fisch	
Brathähnchen (ohne Haut)	½ Brust
Lamm (mager)	1 Kotelett
Leber (Rind)	90 g
Folsäure	**RDA: Frauen 180 µg, Männer 200 µg**
Brot, Getreide, Körner	
Vollkornbrötchen	2
Müsli	30 g
Gemüse	
Spargel, Rüben, Brokkoli, Rosenkohl, Blumenkohl, Chinakohl, Maisbrei, Spinat (gekocht)	160 g
Hülsenfrüchte, getrocknet (weiße Bohnen, Linsen, Kidneybohnen) gekocht	90 g
Grünes Blattgemüse (Spinat, Mangold), gekocht	180 g
Fleisch, Geflügel, Fisch	
Leber (Rind, Kalb, Schwein)	90 g
Vitamin B12	**RDA: Frauen 2.0 µg, Männer 2.0 µg**
Fleisch, Geflügel, Fisch	
Rind, Schwein, Lamm, Kalb	90 g
Leber (Rind, Kalb, Schwein)	90 g
Leber (Huhn, Truthahn)	70 g
Seewolf, Krabbenfleisch, Hummer, Makrele, Muscheln, Austern, Schwertfisch, Forelle, Thunfisch	90 g
Milchprodukte	
Eier	2 große
Milch (Vollmilch, fettarme und Magermilch)	500 ml
Jogurt	500 ml

(Department of Agriculture, Washington D.C.: »Good Sources of Nutrients«)

Tabelle 10.1: Nahrungsmittelmengen, die wenigstens 25 Prozent der RDA enthalten

Zu viel oder zu wenig Vitamine: Was kann passieren?

Der empfohlene Tagesbedarf (RDA) an Vitaminen bewegt sich in den Grenzen, die sowohl eine Unter- als auch eine Überversorgung ausschließen und somit auch keine Nebenwirkungen hervorrufen. Wenn Sie sich so ernähren, dass sie den Tagesbedarf weit unter- oder überschreiten, könnten allerdings gesundheitliche Probleme auftauchen.

Vitaminmangel

Es wird Sie beruhigen zu lesen, dass Mangelerscheinungen in den Ländern, in denen ausreichend und abwechlungsreiche Nahrung zur Verfügung steht, kaum vorkommen, vorausgesetzt dieses Angebot wird auch genutzt. Dennoch treten sie auch dort auf: So mangelt es zum Beispiel Kindern an Vitamin E, die durch eine Frühgeburt oder mit sehr niedrigem Geburtsgewicht auf die Welt kommen, oder Personen, die aufgrund einer Störung im Verdauungsapparat kein Fett absorbieren können. Ein gesunder Erwachsener kann über einen Zeitraum von bis zu zehn Jahren zu wenig Vitamin E aufnehmen und dennoch kaum Probleme verspüren.

Aha, werden Sie nun sagen, und was hat es mit *dieser subklinischen Mangelerkrankung* auf sich, über die man jetzt so viel hört?

Ernährungsspezialisten bedienen sich des Fachausdrucks subklinische Mangelerkrankung, um zu beschreiben, dass der Mangel an einem bestimmten Nährstoff noch nicht groß genug ist, um eindeutige Symptome zu zeigen. Anders gesagt, dieses Schlagwort dient dazu, anderweitig schwer festzumachenden Symptome wie Müdigkeit, Reizbarkeit, Nervosität, Depressionen, Allergien und Schlaflosigkeit zu erklären, wenn die Spezialisten ansonsten am Ende ihrer Weisheit sind. Und es eignet sich ganz toll dafür, den Verkauf von Vitaminpräparaten in die Höhe zu treiben.

Ein weiterer Erklärungsversuch: Die RDAs schützen uns vor Mangelerscheinungen. Wenn diese sonderbaren Symptome auch dann weiter auftreten, wenn Sie eine ausreichende Menge an Vitaminen zu sich nehmen, sollten die Ursachen dafür woanders gesucht werden. Wenden Sie sich an einen Arzt, vielleicht auch an einen zweiten, um die Ursachen festzustellen. In der Tabelle 10.2 erhalten Sie eine Liste von Symptomen, die bei einem Vitaminmangel auftreten können.

Zu wenig an	kann zu diesen Symptomen führen
Vitamin A	Nachtblindheit; trockene, rauhe oder rissige Haut; trockene Schleimhäute, einschließlich der Augen; langsame Wundheilung; Nervenschäden; eine Beeinträchtigung der Geschmacks-, Gehör- und Geruchssinne; kaum Schweißbildung; geringere Abwehrkräfte gegen Infektionen der Atmungsorgane
Vitamin D	*Bei Kindern*: Rachitis (schwache Muskeln, verzögerte Zahnbildung, weiche Knochen: alles eine Folge davon, dass der Körper keine Mineralstoffe ohne Vitamin D absorbieren kann)
	Bei Erwachsenen: Osteoporose (weiche, poröse Knochen, die leicht brechen)
Vitamin E	Keine Fettabsorption möglich
Vitamin K	Das Blut gerinnt nicht

Zu wenig an	kann zu diesen Symptomen führen
Vitamin C	Skorbut (blutendes Zahnfleisch; lockere Zähne; Nasenbluten; blaue Flecken; schmerzhafte oder geschwollene Gelenke; erhöhte Anfälligkeit gegen Infektionen; langsame Wundheilung; Muskelschmerzen; Hautausschlag)
Thiamin (Vitamin B1)	Appetitlosigkeit; Gewichtsverlust; Magenschmerzen; Übelkeit (Schwindel, Erbrechen); Depression; Konzentrationsmangel
Riboflavin (Vitamin B2)	Entzündete Schleimhäute (rauhe Lippen; wunde Zunge, wunder Mund); Augenbrennen; Hautausschlag; Anämie
Niacin	Pellagra (Durchfall; entzündete Haut und Schleimhäute; Verwirrtheit und/oder Geistesschwäche)
Vitamin B6	Anämie; Muskelkrämpfe, ähnlich den bei epileptischen Anfällen; Hautausschlag; Magenschmerzen; Nervenschäden (bei Kleinkindern)
Folsäure	Anämie (fehlende rote Blutkörperchen)
Vitamin B12	Perniziöse Anämie (Zerstörung der roten Blutkörperchen, Schädigung der Nerven, erhöhtes Darmkrebsrisiko aufgrund eines zerstörten Magengewebes; neurologisch/psychiatrische Symptome wegen einer Schädigung der Nervenzellen)
Biotin	Appetitlosigkeit; Magenschmerzen; blasse, trockene, schuppige Haut; Haarausfall; Depression; Hautausschlag (bei Kindern jünger als 6 Monate)

Tabelle 10.2: Was passiert, wenn Sie zu wenig Vitamine zu sich nehmen

Vorsicht vor einer Megadosis an Vitaminen

Können Sie auch zu viel des Guten tun? Selbstverständlich. Einige Vitamine sind gesundheitsschädlich, wenn sie in zu großen Mengen, in Megadosen, eingenommen werden. Wie viel ist eine *Megadosis*? Das weiss niemand ganz genau. Man hat sich darauf geeinigt, dass eine Megadosis ein Mehrfaches der empfohlenen Tagesdosis ausmacht. Aber Genaueres habe ich dazu nicht gefunden, weder in meinen medizinischen Wörterbüchern noch im Internet.

- ✔ Eine Megadosis Vitamin A (als Retinol) kann zu Symptomen führen, die Sie glauben lassen, an einem Gehirntumor zu leiden.
- ✔ Eine Megadosis Vitamin A kann bei Schwangeren zu einer Schädigung des Fötus führen.
- ✔ Eine Megadosis Vitamin D kann Nierensteine und harte Kalziumklumpen in weichem Gewebe (Muskeln und Organen) zur Folge haben.
- ✔ Eine Megadosis Niacin (das man manchmal einnimmt, um den Cholesterinspiegel zu senken) kann das Zellgewebe der Leber schädigen.
- ✔ Eine Megadosis Vitamin B6 kann zu (vorübergehenden) Schäden der Nerven in den Armen, Beinen, Fingern und Zehen führen.

Aber hier ist eine interessante Tatsache: Mit einer einzigen Ausnahme werden Sie eine Megadosis nur durch den Verzehr von Vitaminpräparaten einnehmen können. Sie können wahrscheinlich gar nicht so viel essen, dass Sie ein Übermaß an den Vitaminen D, E, K, C und all den Bs aufnehmen. Haben Sie die Ausnahme entdeckt? Richtig: Vitamin A.

Leber und Fischleberöle enthalten Vitamin A (Retinol), das ab einer bestimmten Menge gesundheitsschädlich wirken kann. In der Leber ist so viel Retinol enthalten, dass Forscher, die Anfang des 20. Jahrhunderts den Südpol besuchten, sich an Robben- und Walleber krank aßen. Es wurden auch schon Fälle von Kindern geschildert, die krank wurden, weil man ihnen täglich Hühnerleber zu essen gab.

Andererseits glaubt man jedoch, dass sehr große Mengen Vitamin E, Vitamin D, Thiamin (Vitamin B1), Riboflavin (Vitamin B2), Folsäure, Vitamin B12, Biotin und Pantothensäure beim Menschen nicht gesundheitsschädigend wirken. Die Tabelle 10.3 enthält die Symptome bei einer Überdosis an Vitaminen.

Vitamin	Überdosis
Vitamin A	15000 bis 25000 IU Retinol am Tag können bei einem Erwachsenen (bei Kindern 2000 IU und mehr) eine Schädigung der Leber, Kopfschmerz, Erbrechen, Sehstörungen, Verstopfung, Haarausfall, Appetitlosigkeit, erhöhte Temperatur, Knochenschmerzen, Schlafstörungen, trockene Haut und Schleimhäute zur Folge haben. Eine schwangere Frau, die am Tag mehr als 10000 IU einnimmt, verdoppelt das Risiko, dass das Kind mit einem Geburtsfehler zur Welt kommt.
Vitamin D	2000 IU am Tag können einen nicht wieder gutzumachenden Schaden an den Nieren und am Herz verursachen. Schon geringere Mengen können zu Muskelschwäche, Kopfschmerz, Übelkeit, Erbrechen, hohem Blutdruck, Wachstumsstörungen und geistiger Behinderung bei Kindern und zur Schädigung des Fötus führen.
Vitamin E	Große Mengen (mehr als 400 – 800 IU am Tag) können der Auslöser von Magenschmerzen und Schwindel sein.
Vitamin C	1000 mg oder mehr am Tag können Magenschmerzen, Durchfall oder Verstopfung zur Folge haben.
Niacin	Mengen, die über der RDA liegen, erhöhen die Produktion von Enzymen in der Leber, den Blutzuckerspiegel und den der Harnsäure. Dies führt zu Leberschäden und einem erhöhten Risiko für Diabetes und Gicht.
Vitamin B6	50 mg am Tag können (vorübergehend) die Nerven in Armen, Beiden, Händen und Füßen schädigen..

Tabelle 10.3: Vitamin-Überdosis: Wie viel ist zu viel bei einem gesunden Menschen?

Wer braucht mehr Vitamine?

Sie vielleicht. Die RDAs gelten als Richtlinien für gesunde Personen. Die Zeiten können sich jedoch ändern, und damit auch Ihr Bedarf an Vitaminen und Mineralstoffen. Nehmen Sie Medikamente ein? Rauchen Sie? Essen Sie wenig, um abzunehmen? Sind Sie schwanger? Stillen Sie Ihr Baby? Kommen Sie in die Wechseljahre? Wenn Sie auch nur eine dieser Fragen mit »Ja« beantworten, gehören Sie vielleicht zu den Personen, die mehr Vitamine brauchen, als die RDA empfiehlt.

Ich nehme Medikamente ein

Viele Medikamente und Vitamine beeinflussen sich gegenseitig. Einige Medikamente erhöhen oder schwächen die Wirkung von Vitaminen; einige Vitamine erhöhen oder schwächen die Wirkung von Medikamenten. So weiss man zum Beispiel, dass Frauen, die die Pille einnehmen, weniger Vitamin B absorbieren können. Sprechen Sie mit Ihrem Arzt, wenn Sie regelmäßig Medikamente einnehmen.

Ich rauche

So viel gilt als erwiesen: Sie haben wahrscheinlich weniger Vitamin C im Blut als Nichtraucher. Und eine weitere schlechte Nachricht: Chemikalien im Tabakrauch erzeugen freie Radikale in Ihrem Körper. Rauchern wird daher empfohlen, dass sie etwa 66 Prozent mehr Vitamin C einnehmen als Nichtraucher.

Ich esse keine Tiere

Wenn Sie zu den Vegetariern gehören, die überhaupt keine tierischen Produkte (einschließlich Milch, Käse, Eier und Fischöl) essen, werden Sie eine ausreichende Menge an Vitamin D nur in Form von Vitaminpräparaten aufnehmen können. Vegetarier profitieren auch von einer Extra-Portion Vitamin C, da ihr Körper so das Eisen, das sich in Pflanzen befindet, besser absorbieren kann. Die Einnahme von Vitamin B12 mit Nahrungsmitteln, denen es zugefügt wurde, oder als Vitaminpräparat ist ein absolutes Muss, da sich dieses Vitamin nur in Fisch, Geflügel, Milch, Käse und Eiern befindet.

Hilfe! Ich werde ja ganz orange

Weil unsere Leber Retinol speichern kann, kann eine Überdosis an Vitamin A giftig wirken. Das gilt jedoch nicht für Carotinoide, diese roten, grünen und gelben Pigmente in Obst und Gemüse. Da diese in der Leber nicht gelagert werden, können davon auch große Mengen gegessen werden.

Das bedeutet jedoch nicht, dass sie keine Nebenwirkungen haben. Carotinoide, wie Retinol auch, werden im Körperfett gespeichert. Wenn Sie Tag für Tag, Woche für Woche, große Mengen an carotinoid-reichen Lebensmitteln, wie Karotten und Tomaten, essen, verfärbt sich Ihre Haut - vor allem die auf Hand- und Fußballen – in ein schickes orangegelb; wenn Ihre Haut von Natur aus hell ist heller, und dunkler, wenn sie schon dunkler ist. Das klingt geradezu unglaublich. Aber es ist wahr. Genau das passierte nämlich bei Leuten, die täglich, mehrere Monate lang, ein halbes Pfund Karotten und zwei Tomaten aßen. Sobald sie damit aufhörten, blieb der Effekt auch wieder aus.

Hier ein Vorschlag: Wenn Sie auf der nächsten Faschingsparty als Kürbis erscheinen möchten, dann fangen Sie ein paar Monate vorher damit an, sich mit Karotten und Tomaten vollzustopfen.

Die unendliche Geschichte des Vitamin C

1970 veröffentlichte der Chemiker Linus Pauling ein kleines Büchlein (nur etwa 100 Seiten lang) mit dem Titel *Vitamin C and the Common Cold*; das aber dadurch ungemein aufgewertet wurde, dass Pauling bereits zwei Nobelpreise – einen für Chemie und einen für den Frieden – im Regal stehen hatte.

Seit dieser Zeit streiten sich die Gelehrten darüber, ob die Aussage von Pauling, dass sehr große Mengen an Vitamin C – mehr als 1 g pro Tag – eine Erkältung vorbeugen bzw. heilen können, richtig ist. (Später hat Pauling sogar noch behauptet, dass große Mengen an Vitamin C möglicherweise auch Krebs heilen können. Bisher konnte diese Theorie anhand von Untersuchungen nicht bestätigt werden.)

In zahllosen Tests nahmen Freiwillige unterschiedliche Mengen an Vitamin C, bis zu 1000 mg. Und das wurde dabei herausgefunden: Die Einnahme von Vitamin C kann keine Erkältung vorbeugen, aber es kann bei denen, die es einnehmen, die Erkältung um ein paar Stunden bis ein paar Tage verkürzen. Das ist die Tatsache, und ich muss es Ihnen fairerweise sagen. Aber ich verrate Ihnen auch, dass ich bei einer Erkältung meine Tagesdosis von gewöhnlich 500 mg pro Tag auf 1000 mg erhöhe. Mein Verstand sagt zwar, dass es mir nicht viel helfen wird, aber mein Körper verlangt nach dieser Unterstützung.

Vielleicht sollte man mehr auf den Körper hören, wenn es um die richtige Ernährung geht. Er leistet sogar Schützenhilfe bei der bisher nicht bestätigten Vermutung, dass eine erhöhte Dosis Vitamin C das Risiko von Herzerkrankungen senken kann. Kürzlich durchgeführte Studien deuten darauf hin (ohne es jedoch zu beweisen), dass bei einigen Leuten eine hohe Dosis an Vitamin C den Gehalt von HDLs (high density proteins) im Blut steigert, die *guten* Fett- und Proteinteilchen, die das Cholesterin und Fett aus dem Körper hinaustragen. (Mehr darüber erfahren Sie im siebten Kapitel.)

Allerdings können so großen Mengen von Vitamin C bei einigen Leuten auch Nierensteine oder Magenschmerzen verursachen. Wenn Sie diese Megadosen über längere Zeit einnehmen und dann aufhören, kann es sogar passieren, dass Sie sich Skorbut als eine vorübergehende Mangelerscheinung, einhandeln.

Und hier erfahren Sie, wie es dazu kommt: Ihr Körper produziert normalerweise ein Enzym, das das Vitamin C aufspaltet, so dass der Überschuß über den Urin ausgeschieden werden kann. Wenn Sie die Vitamineinnahme steigern, steigert der Körper auch die Enzymproduktion. Wenn Sie dann plötzlich wieder weniger Vitamin C essen, wird der Körper dennoch für eine Weile mehr Enzyme herstellen, als er benötigt, und die Vitamine mit dem Urin ausscheiden. Plötzlich haben Sie einen Vitamin-C-Mangel, der sich jedoch ausgleicht, sobald sich die Enzymproduktion wieder reguliert hat. Dieser Vorgang kann schon bei Neugeborenen, deren Mütter während der Schwangerschaft große Mengen an Vitamin C einnahmen, einen Vitaminmangel auslösen. Diese Kinder brauchen nach der Geburt für eine Weile mehr Vitamin C als andere Kinder. Aber auch bei ihnen wird sich das in kurzer Zeit wieder ausgleichen.

Ich fühle mich wie ein Sack und möchte mich ab jetzt mehr bewegen

Wenn Sie sich dafür entschieden haben, körperlich aktiv zu werden, sollten Sie eine Extradosis Vitamin E einnehmen. Eine Studie am USDA Center for Human Nutrition at Tufts University (Boston) zeigt, dass die Einnahme von 800 mg Vitamin E pro Tag während der ersten Monate Ihres Trainings Muskelschäden verringern kann, indem es die Bildung von freien Radikalen, die Entzündungen verursachen, verhindert. Danach müssen Sie es alleine schaffen: Das Vitamin hilft nichts mehr, wenn sich die Muskeln an die Belastung gewöhnt haben.

Ich bin schwanger

Bitte denken Sie immer daran, dass »essen für zwei« nicht gleichbedeutend mit der doppelten Nahrungsaufnahme ist. Es meint, dass Sie für den Fötus die einzige Energielieferantin sind, diesen also mit allen Nährstoffen versorgen müssen. Wenn Sie nicht genügend Vitamine und Mineralstoffe zu sich nehmen, fehlen diese auch Ihrem Baby.

Die tägliche Tagesdosis von Vitamin A, D und den B-Vitaminen Thiamin (B1) und B12 ist die gleiche für schwangere und nicht schwangere Frauen. Als Schwangere brauchen Sie jedoch mehr

- ✔ **Vitamin E:** Es fördert das Zellwachstum (bei der Frau und beim Fötus). Eine Schwangere braucht 2 mg a-TÄ mehr. So viel ist in einem Ei enthalten.
- ✔ **Vitamin C:** Der Vitamin-C-Gehalt in Ihrem Blut wird niedriger, wenn das Blut über die Plazenta zum Fötus strömt, welcher – an einem Zeitpunkt während der Schwangerschaft – einen Vitaminspiegel vorweisen kann, der 50 Prozent über dem Ihren liegt. Sie brauchen am Tag 10 mg Vitamin C mehr (eine kleine gekochte Zucchini oder zwei Stangen Spargel).
- ✔ **Riboflavin:** Um das Baby vor Mißbildungen, wie einer Gaumenspalte oder einem deformierten Herz, zu schützen, sollte eine schwangere Frau am Tag 0,3 mg Riboflavin mehr essen (so viel befindet sich in etwa 25 g Müsli).
- ✔ **Folsäure:** Um das Baby vor einer Gaumenspalte oder einer Schädigung des Neuralrohrs (im Rükkenmark) zu schützen, wurde den Frauen bisher empfohlen, während der Schwangerschaft 200 µg (ein wenig mehr als das, was sich in 250 ml Orangensaft befindet) mehr an Folsäure einzunehmen. Neueste Studien haben jedoch ergeben, dass die Einnahme von 400 mg Folsäure vor der Schwangerschaft und während der ersten zwei Schwangerschaftsmonate das Risiko, ein Kind mit einer Gaumenspalte zu gebären, entscheidend senkt.
- ✔ **Vitamin B12**: Um die Bedürfnisse des wachsenden Fötus befriedigen zu können, braucht die werdende Mutter am Tag 0,2 µg Vitamin B12 mehr (das steckt in 100 g Grillhähnchen).

Ich stille mein Baby

Sie brauchen eine Extraportion an Vitamin A, Vitamin E, Thiamin, Riboflavin und Folsäure, um ausreichend Muttermilch produzieren zu können, also etwa 750 ml am Tag. Sie brauchen mehr Vitamin D, Vitamin C und Niacin als Ersatz für die Vitamine, die Sie »verlieren« - was heisst, an Ihr Kind mit der Milch weitergeben.

Ich nähere mich den Wechseljahren

Informationen über den Bedarf an bestimmten Vitaminen für ältere Frauen sind so schwer zu bekommen wie, nun ja, Informationen über den Bedarf an bestimmten Vitaminen für ältere Männer. Was geht in den Köpfen der Leute vor, die die RDAs aufstellen. Wissen die nicht, dass jeder älter wird? Was man bisher über die Ernährungsbedürfnisse von älteren Frauen finden kann, ist die Empfehlung, mehr Kalzium zu essen, da dies dem natürlichen Knochenschwund entgegenwirkt, der bei Frauen, die auf die Wechseljahre zugehen, verstärkt eintritt, da in den Wechseljahren die Östrogene weniger werden, die den Knochenaufbau anregen. Sie brauchen vielleicht auch mehr Vitamin D, da dies den Körper bei der Absorption und Verwertung des Kalziums unterstützt.

Wenn den Kalziumpräparaten Vitamin D hinzugefügt wird, erhöht sich die Knochendichte bei älteren Menschen. Die derzeit gültigen RDA-Werte für Vitamin D empfehlen 5 µg/200 IU für alle Erwachsenen, aber neueren Forschungen zufolge liegen die Werte für Personen zwischen 51 und 70 Jahren bei 10 µg/400 IU und für Personen ab 70 Jahren bei 15 µg/600 IU. Einige Forscher halten sogar diese Werte für zu niedrig, wenn eine maximale Kalziumabsorption garantiert werden soll.

Besprechen Sie mit Ihrem Arzt, ob Sie mehr Vitamin D zu sich nehmen sollten. In sehr großen Mengen kann dieses Vitamin toxisch wirken.

Machtvolle Mineralstoffe

11

In diesem Kapitel

- Wie unser Körper Mineralstoffe verwertet
- Nahrungsmittel, die uns mit Mineralstoffen versorgen
- Was passiert, wenn wir zu wenig (oder zu viel) Mineralstoffe aufnehmen
- Anzeichen dafür, dass Sie mehr Mineralstoffe benötigen

Mineralstoffe, manchmal auch Mineralien genannt, sind anorganische Substanzen (aus Stein oder Metall). Sie kommen ebenfalls in Pflanzen und Tieren vor, aber nur, wenn diese sie über die Nahrung oder die Erde aufnehmen.

Der Name der meisten Mineralstoffe leitet sich vom Ort, an dem sie gefunden werden, oder einem bestimmten, charakteristischen Merkmal, wie etwa der Farbe, ab. So entstand der Name für Kalzium aus dem griechischen Wort *calx*=Kreide und Chlor von *chloros*, dem griechischen Wort für grünlichgelb.

Mineralien sind *Elemente*, d.h. anorganische Substanzen, die nur aus einer Atomart bestehen, und sich dadurch von den Vitaminen, organische Verbindungen, unterscheiden, welche für gewöhnlich die Elemente Kohlenstoff, Wasserstoff und Sauerstoff enthalten.

Wie unser Körper Mineralstoffe verwertet

Stellen Sie sich Ihren Körper als ein Haus vor. Die Vitamine sind die winzig kleinen Hausangestellten, die im Haus hin und her eilen, um zu prüfen, ob alle Lichter ausgeschaltet und alle Fenster geschlossen sind, damit die Wärme nicht nach außen dringt. Die Mineralstoffe sind wesentlich stabiler gebaut: Sie sind der Mörtel und die Steine, die die Struktur des Hauses bilden, und der Strom, der die Lichter erstrahlen lässt.

Die Ernährungswissenschaftler teilen die Mineralstoffe, die für uns Menschen lebensnotwendig sind, in Mineralstoffe und Spurenelemente ein. Sowohl bei den Mineralien als auch bei den Spurenelementen handelt es sich um Mineralstoffe, die sich darin unterscheiden, in welchen Mengen sie im Körper vorkommen und wie viel sie davon regelmäßig zu sich nehmen müssen.

Ihr Körper kann unterschiedliche Mengen von Mineralien, aber nicht mehr als 5 g von jedem der Mineralstoffe und den wichtigsten Elektrolyten (Natrium und Kalium) speichern; er braucht mehr als 100 mg pro Tag von jedem dieser Stoffe, um den Vorrat aufrecht zu erhalten und gegen Mangelerscheinungen gewappnet zu sein. Von den Spurenelementen kann der Körper auch nicht mehr als 5 g pro Element speichern, Sie müssen davon aber weniger als 100 mg pro Tag einnehmen.

Eine Einführung in die Mineralkunde

Die alten Griechen dachten, dass alle auf der Erde vorkommenden Materialstoffe aus einer Kombination von vier Grundelementen aufgebaut sind: Erde, Wasser, Luft und Feuer. Falsch gedacht. Jahrhunderte später, als sich Alchemisten damit beschäftigten, eine Formel für die Erzeugung von Edelmetallen wie Gold zu finden, war man überzeugt, dass es sich bei den Grundelementen um Schwefel, Salz und Quecksilber handelt. Wiederum falsch gedacht.

1669 isolierte eine Gruppe deutscher Chemiker den Phosphor, das erste mineralische Element, das eindeutig bestimmt wurde. Danach lief alles ein wenig schneller ab. Bereits zum Ende des 19. Jahrhunderts kannten die Wissenschaftler den Namen und die chemischen Eigenschaften von 82 Elementen. Bis zum heutigen Tag wurden 109 bestimmt. Sechzehn davon gelten als lebensnotwendige (essenzielle) Nährstoffe für den Menschen.

Viele der erst kürzlich entdeckten Elemente tragen den Namen der Orte, an denen sie gefunden wurden, oder den eines berühmten Wissenschaftlers: Americium, Curium, Berkelium, Californium, Fermium und Nobelium.

Die klassische Einteilung der chemischen Elemente erfolgt anhand eines *Periodensystems,* jener Tabelle, die 1869 von dem russischen Chemiker Dmitri Mendelejew (1834-1907), nachdem das Mendelevium benannt ist, aufgestellt wurde. Diese Tabelle wurde von dem britischen Physiker Henry Moseley (1887-1915) überarbeitet, welcher mit dem Konzept von Atomnummern arbeitete. Diese Nummern beziehen sich auf die Anzahl der Protonen (positiv geladene Teilchen) in einem Atom.

Das Periodensystem bietet eine eindeutige und klare Möglichkeit, um die verschiedenen Elemente zu charakterisieren. Wenn Sie sich in der Schule jemals mit Chemie, Physik oder Medizin beschäftigt haben oder es sogar gerade tun, können Sie sicher das Vergnügen (oder ist das vielleicht nicht der richtige Ausdruck?) bestätigen, das man beim Auswendiglernen dieser Tabelle erlebt hat.

Die Wissenschaftler bezeichnen folgende Mineralien als lebensnotwendig für den Menschen:

- ✔ Kalzium
- ✔ Phosphor
- ✔ Magnesium
- ✔ Schwefel
- ✔ Natrium
- ✔ Kalium
- ✔ Chlor

Hinweis: Natrium, Kalium und Chlor nennt man auch starke Elektrolyten. Mehr darüber erfahren Sie im dreizehnten Kapitel.

Obwohl der Schwefel, ein wichtiges Mineral, zu den lebensnotwendigen Mineralstoffen gehört, ist er fast niemals in den Nährwerttabellen enthalten. Warum? Weil er ein Bestandteil aller Proteine ist. Wenn Sie genügend Proteine essen, sind Sie auch ausreichend mit Schwefel versorgt.

Zu den Spurenelementen gehören

- ✔ Eisen
- ✔ Zink
- ✔ Jod
- ✔ Selen
- ✔ Kupfer
- ✔ Mangan
- ✔ Fluor
- ✔ Chrom
- ✔ Molybdän

Kalzium

Wenn Sie morgens auf die Waage steigen, können Sie davon ausgehen, dass etwa 3 Pfund des Gewichts auf das Konto des Kalziums gehen. Das meiste davon befindet sich in Ihren Knochen und Zähnen.

Kalzium befindet sich weiterhin in der extrazellulären Flüssigkeit, welche die Zellen umgibt, wo es folgende Aufgaben erfüllt:

- ✔ Regulierung der Körperflüssigkeit, indem es den Austausch von Wasser in die und aus den Zellen heraus kontrolliert
- ✔ Ermöglichung des Austauschs von Botschaften zwischen den Zellen
- ✔ Aktivierung der Muskeln und Vorbeugung von Krämpfen

Eine ausreichende Versorgung mit Kalzium schützt vor hohem Blutdruck – und das nicht nur bei den Personen, die das Kalzium direkt einnehmen. Zumindest eine Studie hat ergeben, dass bei Kindern, die im Mutterleib mit einer ausreichenden Menge an Kalzium versorgt wurden, der Blutdruck während der ersten sieben Lebensjahre im Vergleich niedriger ist. Damit vermindert sich auch die Gefahr, später einmal unter einem hohen Blutdruck zu leiden.

Eine ausreichende Kalziumversorgung scheint auch das Risiko einer Krebserkrankung am Dick- und Mastdarm zu senken. Auch wenn das noch nicht eindeutig bewiesen ist, weiss man, dass Kalzium das Wachstum der Zellen im Dickdarm verlangsamt und die Wahrscheinlichkeit, dass diese sich neu entwickelnden Zellen gefährlich werden, verringert.

Die besten Nahrungsquellen für Kalzium sind Milch und Milchprodukte und Dosenfisch, wie Sardinen und Lachs. Kalzium befindet sich auch in dunkelgrünem Gemüse. In den Pflanzen tritt es jedoch in Verbindungen auf, die vom Körper nicht sehr leicht absorbiert werden können.

Ein Balanceakt: Kalzium und Phosphor im Gleichgewicht

Stellen Sie sich zwei streitsüchtige Geschäftspartner vor. Sie heißen Kalzium und Phosphor. Jeder braucht den anderen, lehnt diese Abhängigkeit aber strikt ab.

Damit Ihr Körper 1 a ernährt ist, braucht er etwa zweimal so viel Kalzium wie Phosphor. Die Natur hat sich darauf eingestellt, indem sie zum Beispiel in der Muttermilch das Verhältnis 2:1 nahezu perfekt erfüllt (2/3 Teile Kalzium auf einen Teil Phosphor).

Wenn Sie dieses Gleichgewicht stören und mehr Phosphor als Kalzium aufnehmen, kommt Ihr Körper durcheinander. Sie scheiden mehr Kalzium über den Urin aus und haben weniger davon im Blut. Der Körper schützt sich gegen diesen Mangel, indem er den Knochen das Kalzium entzieht.

Zum Glück ist der Anteil an Phosphor in der Nahrung in den Industrieländern nicht unverhältnismäßig hoch. Eine Ausnahme besteht nur dann, wenn die Nahrung sehr proteinreich ist. Das ist manchmal der Fall, wenn man eine Diät macht, die hauptsächlich aus Nahrungsmitteln mit hohem Proteingehalt besteht, wie Fleisch, Fisch und Geflügel. Diese Produkte enthalten viel Phosphor, aber wenig Kalzium. Wenn eine Ernährung reich an Phosphor nicht durch die Aufnahme von Kalzium ausgeglichen wird, verschiebt sich das Kalzium-Phosphor-Verhältnis zu sehr zu Gunsten von Phosphor, was eine *wirkliche* Gefahr für die Knochen darstellt. Um das zu vermeiden, sollten Sie den Anteil von Fleisch, Fisch und Geflügel in der Nahrung verkleinern, um dafür mehr Milch, Käse, Salat und grünes Gemüse zu sich nehmen.

Phosphor

Wie Kalzium, so ist auch Phosphor für die Bildung von starken Knochen und Zähnen wichtig. Wir brauchen ihn auch für die Übermittlung des genetischen Codes (Gene und Chromosomen, die unsere spezifischen Merkmale enthalten) von einer Zelle zur anderen, wenn sich die Zellen teilen und reproduzieren. Darüber hinaus wird er für das Folgende benötigt:

- ✔ Aufrechterhaltung des PH-Wertes im Blut (damit es weder zu sauer noch zu alkalisch wird)
- ✔ Umwandlung von Kohlenhydraten, Synthese von Proteinen und Transport von Fetten und Fettsäuren zwischen dem Gewebe und den Organen
- ✔ Bildung von *Myelin*, der fetten Hülle, die jede Zelle umschließt und schützt

Phosphor befindet sich in fast allen Nahrungsmitteln. Die besten Quellen sind jedoch diejenigen, die viel Protein enthalten, beispielsweise Fleisch, Fisch, Geflügel, Eier und Milch. Nicht-Vegetarier nehmen mehr als die Hälfte des Phosphors mit diesen Nahrungsmitteln auf; aber auch Körner, Nüsse, Samen und Hülsenfrüchte enthalten nennenswerte Mengen an Phosphor.

Magnesium

Der Körper verwendet Magnesium zum Aufbau von Gewebe, hauptsächlich für Knochengewebe. Im Körper eines Erwachsenen befinden sich etwa 100 g Magnesium und davon etwa 2/3 in den Knochen.

Es regt insbesondere auch über 300 unterschiedliche Enzyme, die beim Energiewechsel beteiligt sind, zur Tätigkeit an.

Bei folgenden Prozessen hilft das Magnesium:

- ✔ Transport von Nährstoffen in die Zellen hinein und aus den Zellen heraus
- ✔ Austausch von Meldungen zwischen den Zellen
- ✔ Übermittlung des genetischen Codes (Gene und Chromosomen), wenn sich die Zellen teilen und reproduzieren.

Eine ausreichende Zufuhr von Magnesium tut auch dem Herzen gut, weil es bei der Umwandlung von Nahrung in Energie den Sauerstoffverbrauch senkt.

Bananen sind ein hervorragender Magnesiumlieferant, so wie viele andere Pflanzenfrüchte auch, einschließlich dunkelgrünem Obst und Gemüse (Magnesium befindet sich im Chlorophyll, dem grünen Pigment in den Pflanzen), Kernen, Nüssen, Hülsenfrüchten und Getreidekörnern.

Eisen

Eisen ist ein wichtiger Bestandteil von Hämoglobin und Myoglobin, zwei Proteinen, die im Organismus den Transport und die Speicherung von Sauerstoff übernehmen. Das Hämoglobin befindet sich in den roten Blutkörperchen (und ist für das Rot des Blutes verantwortlich) und das Myoglobin (myo=Muskel) im Muskelgewebe. Eisen ist außerdem ein Baustein zahlreicher Enzyme.

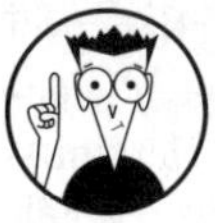

Die besten Eisenlieferanten sind die Innereien (Leber, Herz und Nieren), rotes Fleisch, Eigelb, Weizenkeime und Austern. Diese Nahrungsmittel enthalten das Eisen in einer Verbindung , die der Körper besonders gut absorbieren kann.

Vollkorn, Weizenkeime, Rosinen, Nüsse, Kerne, Pflaumen (Saft), und Kartoffelschalen enthalten ebenfalls Eisen. Eisen aus pflanzlicher Nahrung wird grundsätzlich schlechter absorbiert als solches aus tierischer Nahrung. Pflanzen enthalten Substanzen, die Phytate, die mit dem Eisen Verbindungen bilden, aus denen der Körper das Eisen nur schwer aufnehmen kann. Wenn Sie die pflanzliche Nahrung jedoch zusammen mit Fleisch oder Lebensmitteln, die viel Vitamin C (wie etwa Tomaten) enthalten, verzehren, kann der Körper diese Phytate leichter aufspalten und an das Eisen, das sich in den pflanzlichen Nahrungsmitteln befindet, gelangen.

Zink

Zink schützt die Nerven und das Gehirngewebe, kräftigt das Immunsystem und spielt eine wichtige Rolle beim körperlichen Wachstum. Zink ist ein Bestandteil von Enzymen (und Hormonen wie dem Insulin), die bei der Umwandlung der Nahrung eine Rolle spielen und guten Gewissens können wir es das männliche Mineral nennen.

Die größte Ansammlung von Zink im menschlichen Körper findet sich in den Hoden, wo es am Aufbau von Testosteron beteiligt ist, dem Hormon, das der Mann braucht, um jede Menge gesundes, springlebendiges Sperma zu produzieren. Bei einer ungenügenden Versorgung mit Zink ist die Fruchtbarkeit des Mannes in Gefahr.

Zink befindet sich auch im Fleisch, in der Leber und in Eiern. Viel Zink ist in Nüssen, Hülsenfrüchten, Miso, Kürbis und Sonnenblumenkernen, Vollkornprodukten und Weizenkeimen. Dieses in den Pflanzen enthaltene Zink befindet sich jedoch (wie das Eisen auch) in Verbindungen, die vom Körper erst gespalten werden müssen, damit er an das Zink gelangen kann.

Jod

Jod ist Bestandteil der Schilddrüsenhormone Thyroxin und Triiodthyronin, die beide an der Regulierung der Zellaktivitäten beteiligt sind. Sie spielen ebenfalls bei der Proteinsynthese, dem Gewebewachstum (einschließlich der Bildung von gesunden Nerven und Knochen) und bei der Fortpflanzung eine wichtige Rolle.

Am meisten Jod befindet sich in Meeresfrüchten und Pflanzen, die nahe am Meer wachsen. Heute nehmen wir den größten Anteil des Jods, das wir täglich brauchen, über jodiertes Speisesalz auf (Anreicherung des Kochsalzes mit Jodiden). Erstaunlicherweise befinden sich auch in der Milch erhebliche Mengen an Jod. Fressen die Kühe Jodsalz? Nein. Die Milch wird in Behältern behandelt und aufbewahrt, die mit Desinfektionsmitteln, die Jodverbindungen enthalten - gereinigt werden. So gelangen eben diese geringen Spuren von Jod in die Milch. Jodide werden auch häufig dem Mehl zugesetzt, um einen Teig geschmeidigt zu machen. Daher ist auch in vielen Brotsorten Jod enthalten.

Selen

Selen wurde 1979 von chinesischen Ernährungswissenschaftlern als ein lebensnotwendiger Nährstoff identifiziert, nachdem sie, beinahe zufällig, darauf kamen, dass Personen mit einem geringen Selenanteil im Körper ein erhöhtes Risiko tragen, an Kershan zu erkranken, einer Störung des Herzmuskels, die sich in schnellen Herzschlägen, einem vergrößerten Herz und (in besonders schweren Fällen) in Herzversagen manifestiert. Diese Krankheit tritt am häufigsten bei Kleinkindern und Frauen im gebärfähigen Alter auf.

Wie kann das Selen unser Herz schützen? Eine Möglichkeit besteht darin, dass es zusammen mit dem Vitamin E wie eine Antioxidans wirkt. Die zweite wurde von dem U.S. Department of Agriculture belegt, das durch Untersuchungen an Ratten nachweisen konnte, dass Selen Viren daran hindert, das Herz anzugreifen.

Und hier eine weitere aufregende Neuentdeckung: Eine vierjährige Untersuchung, an der 1312 Patienten, die bereits gegen Hautkrebs behandelt worden waren, beteiligt waren, lässt vermuten, dass die tägliche Einnahme der dreifachen der von der RDA empfohlenen Selenmenge (70 lg für Männer) das Risiko einer Krebserkrankung an der Lunge, der Prostata, dem Dick- und Mastdarm senken kann. Die Studie, die an der University of Arizona durchgefüht wurde, hatte ursprünglich den Zweck zu beweisen, dass die Einnahme von Selen das Risiko einer Hautkrebserkrankung senken kann. Es stellte sich heraus, dass dem nicht so ist. Aber bei Patienten, die Selen und kein Placebo einnahmen, erkrankten 45 Prozent weniger an Lungenkrebs, 58 Prozent weniger an Mast- und Dickdarmkrebs, 63 Prozent weniger an Prostatakrebs und die Todesrate war insgesamt gesehen um 50 Prozent niedriger. Weitere Untersuchungen werden zeigen, ob sich diese Befunde erhärten lassen.

Obwohl Obst und Gemüse, das in einem selenreichen Boden wächst, auch schon viel Selen enthält, so sind die besten Quellen alle Meeresfrüchte, Fleisch und Innereien (Leber, Nieren), Eier und Milchprodukte.

Kupfer

Kupfer gehört zu den antioxidativen Nährstoffen und befindet sich in Enzymen, die freie Radikale deaktivieren und dem Körper die Absorption von Eisen ermöglichen. Kupfer wird ferner benötigt für

- ✔ das Wachstum der Knochen,
- ✔ den Schutz von Nervengewebe und
- ✔ dem Erhalt der Haarpracht, indem es das vorzeitige Ergrauen verhindert.

Nein, nein und nochmal nein: Der Verzehr von riesigen Mengen Kupfer wird Ihr graues Haar nicht mehr in seine ursprüngliche Farbe zurückverwandeln. Außerdem kann eine Megadosis an Kupfer toxisch wirken.

Das Kupfer befindet sich in Innereien (Leber und Herz), Meeresfrüchten, Nüssen und getrockneten Bohnen (einschließlich der Kakaobohne, aus der Schokolade gemacht wird).

Mangan

Der Hauptanteil des Mangans in Ihrem Körper befindet sich in den Drüsen (Hypophyse, Brust, Bauchspeichel), in den Organen (Leber, Nieren, Eingeweiden) und Knochen. Mangan aktiviert zahlreiche Enzyme und ist am Aufbau und der Erhaltung des Knochengerüstes beteiligt. Es unterstützt die Umwandlung von Kohlenhydraten und fördert die Synthese von Fetten (einschließlich Cholesterin). Mangan ist auch wichtig für die Fortpflanzungsorgane. Während einer Schwangerschaft beschleunigt es das Wachstum des Fötus, vor allem seiner Knochen und Knorpel.

Mangan erhalten Sie aus Vollkornprodukten, Müsli, Obst und Gemüse. Aber auch Tee ist ein wertvoller Manganlieferant.

Fluor

Aus Fluor (einem Element) entstehen im Wasser Fluoride, die von unserem Körper in den Knochen und Zähnen gelagert werden. Die Wissenschaftler sind sich noch nicht ganz sicher, ob Fluor zu den lebenswichtigen Nährstoffen gehört. Fest steht jedenfalls, dass es die Zähne härtet und damit vor Karies schützt. Darüber hinaus vermuten einige Forscher (ohne es bisher beweisen zu können), dass einige Formen der Fluoride die Knochen stärken.

Kleine Mengen von Fluor stecken in der Erde, im Wasser, in Pflanzen- und Tiergewebe. Es befindet sich aber auch in einigen Mineralwässern.

Chrom

Ganz geringe Mengen an *dreiwertigem Chrom*, eine verdauliche Form des gleichen Metalls, das Ihr Auto und Ihre Haushaltsgeräte schmückt, sind für einige Enzyme unverzichtbar, die unser Körper bei der Umwandlung von Fett benötigt.

Mit zunehmendem Alter verschlechtert sich die *Glukosetoleranz* beim Menschen. Eine Gruppe von Chemikalien ermöglicht es dem Insulin (ein Enzym der Bauchspeicheldrüse) den Gebrauch von

Glukose zu regulieren. Glukose entsteht bei der Umwandlung von Kohlenhydraten und ist der Treibstoff jeder einzelnen Körperzelle (lesen Sie im achten Kapitel nach). Erst kürzlich durchgeführte Untersuchungen der USDA und der Peking Medical University ergaben, dass bei Erwachsenen, die an einer nicht insulinabhängigen Diabetes litten und denen Chromsubstitutionen verabreicht wurden, niedrigere Zucker-, Protein- und Cholesterinwerte im Blut nachgewiesen werden konnten. In einer ähnlichen Studie, bei der Ratten mit Chrom gefüttert wurden, zeigte sich, dass der Blutdruck sank und eine Hypertonie, die häufig mit einer Diabetes einhergeht, ausblieb.

Bis heute weiss man wenig darüber, wie viel Chrom in bestimmten Nahrungsmitteln enthalten ist. Es ist jedoch bekannt, dass Hefe, Kalbsleber, Käse, Weizenkeime und Brokkoli gute Chromquellen sind.

Molybdän

Molybdän befindet sich in mehreren Enzymen, die bei der Umwandlung von Protein benötigt werden. Es ist in getrockneten Bohnen und Getreidekörnern enthalten. Da sich Kühe ebenfalls zum Teil von Körnern ernähren, befindet sich auch in der Milch und im Käse ein wenig Molybdän. Es gelangt auch aus der Erde in das Trinkwasser. Der Molybdängehalt in den Pflanzen und im Trinkwasser ist allein davon abhängig, wie viel Molybdän in der Erde enthalten ist.

Nachfolgende Tabelle 11.1 bietet einen guten Überblick über Lebensmittel, die Mineralstoffe und Spurenelemente zur Verfügung stellen, die der Körper braucht. Anhand dieser Tabelle können Sie ganz leicht feststellen, welche Nahrungsmittel (und wie viel davon) 25 Prozent und mehr der empfohlenen Tagesdosis für Erwachsene (25-50) enthalten.

Es ist ganz leicht. Kopieren Sie sich diese Seiten und kleben Sie sie auf Ihren Kühlschrank. Damit ist es ganz einfach, seine Ernährung richtig zusammenzustellen.

Nahrungsmittel	Portionsgröße
Kalzium und Phosphor	**Kalzium – Männer und Frauen 800 - 1000mg; Phosphor – Männer und Frauen 700 – 800 mg**
Brot, Getreideerzeugnisse, Körner	
Vollkornbrötchen	2
Gemüse	
Brokkoli, Spinat, Mangold, gekocht	70 g
Milchprodukte	
Gruyere, Emmentaler, Parmesan	30 g
Schmelzkäse	45 g
Camembert, Feta, Gouda, Mozzarella, Münster, Provolone, Roquefort	60 g
Ricotta	125 g
Eiscreme/Milchshakes	250 ml
Milch (alle Arten, auch Kakao)	250 ml
Jogurt (alle Arten)	250 ml

Nahrungsmittel	Portionsgröße
Andere	
Tofu	70 g
Magnesium	**Männer 350 mg; Frauen 280 mg**
Brot, Getreideerzeugnisse, Körner	
Vollkornbrot	4 Scheiben
Vollkornbrötchen	2
Müsli	60 g
Gemüse	
Artischocke	2 mittlere
Getrocknete Bohnen, Sojabohnen (gekocht)	170 g
Milchprodukte	
Milch (Kakao aus fettarmer Milch)	500 ml
Jogurt (fettfrei)	500 ml
Andere	
Nüsse und Samen	2 Esslöffel
Tofu	70 g
Eisen	Männer 10 mg, Frauen 15 mg
Brot, Getreideerzeugnisse, Körner	
Vollkornbrötchen	2
Weizenmehl, Hafermehl	40 g
Müsli	30 g
Obst	
Aprikosen (getrocknet, gedünstet)	155 g
Gemüse	
Hülsenfrüchte, Linsen (getrocknet, gekocht)	170 Tasse
Fleisch, Geflügel, Fisch	
Leber (Rind, Schwein)	90 g
Leber (Huhn, Truthahn)	140 g
Muscheln (roh, nur das Fleisch)	80 – 100 g
Austern (roh, nur das Fleisch)	25 – 50 g
Andere	
Pinienkerne, Kürbiskerne	4 Esslöffel
Zink	**Männer15 mg, Frauen 12 mg**
Brot, Getreideerzeugnisse, Körner	
Müsli	60 g

Nahrungsmittel	Portionsgröße
Fleisch, Geflügel, Fisch	
Rind (mager)	90 g
Lamm (mager)	90 g
Zunge (geschmort)	90 g
Kalb (Braten, mager)	90 g
Huhn (ohne Haut)	2 Schenkel
Austern	90 g
Milchprodukte	
Jogurt (alle Sorten)	500 ml
Andere	
Kürbiskerne	4 Esslöffel
Kupfer	1.5 – 3.0 mg
Brot, Getreideerzeugnisse, Körner	
Gerste (gekocht)	150 g
Kleiebrötchen	2
Obst	
Pflaumen (getrocknet, gedünstet)	150 g
Gemüse	
Hülsenfrüchte, Linsen, Sojabohnen (gekocht)	170 g
Fleisch, Geflügel, Fisch	
Leber (Rind, Kalb)	90 g
Leber (Huhn, Truthahn)	70 g
Krabben, Hummer, Austern, Langusten	90 g
Andere	
Mandeln, Cashewnüsse, Haselnüsse, Erdnüsse, Pistazien, Walnüsse, Nussmischung	4 Esslöffel
Kürbiskerner, Sesam, Sonnenblumenkerne	4 Esslöffel
(Quelle: U.S. Department of Agriculture, Washington D.C.; »Nutritive Value of Food«)	

Tabelle 11.1: Hier bekommen Sie Ihre Mineralstoffe

Vermissen Sie etwas in dieser Tabelle? Richtig. Sie finden keine Hinweise auf die Spurenelemente Chrom, Fluor, Jod, Molybdän und Selen. Und zwar deswegen, weil diese Elemente in einer ausgewogenen Ernährung in ausreichenden Mengen enthalten sind. Mit Jodsalz und fluoriertem Mineralwasser sind Sie auf der sicheren Seite.

Zu viel und zu wenig

Die vorgeschlagenen Mengen an Mineralstoffen und Spurenelementen sind allgemeine Richtlinien offizieller Stellen (zum Beispiel der Deutschen Gesellschaft für Ernährung). Sie dienen dazu, dass Sie sich ausreichend mit diesen Stoffen versorgen, so dass es einerseits zu keinen Mangelerscheinungen kommt, andererseits aber auch keine Nebenwirkungen auftreten, weil Sie zu viel davon essen. Was passiert, wenn Sie nicht genügend Mineralstoffe und Spurenelemente zu sich nehmen? Einige Mineralien, wie etwa Phosphor und Magnesium, sind in der Nahrung in ausreichenden Mengen vorhanden, dass es kaum oder so gut wie überhaupt nicht zu Mangelerscheinungen kommt. Es wurde bisher noch in keiner Untersuchung festgestellt, dass es bei Personen, die sich einigermaßen vernünftig ernähren, zu einem Mangel an Schwefel, Mangan, Chrom oder Molybdän kommt. Im Trinkwasser ist meist eine ausreichende Menge an Fluor enthalten und für alle, die Schokolade essen, steht auch immer reichlich Kupfer zur Verfügung.

Bei anderen Mineralstoffen sieht es jedoch problematischer aus.

Bei einer unzureichenden Versorgung mit **Kalzium** entwickeln sich die Knochen und Zähne von Kindern nicht optimal: sie sind zu weich und gekrümmt. Bei Erwachsenen werden die Knochen porös, da nicht genug Kalzium für den Aufbau der Knochensubstanz zur Verfügung steht. Kalzium ist ein Mannschaftssportler. Damit der Körper genug Kalzium absorbieren kann, muss ihm auch das Vitamin D und das Hormon Östrogen zur Verfügung stehen.

Blutarmut (Anämie) aufgrund eines Eisenmangels ist nicht nur eine Erfindung der Werbung. Ohne eine ausreichende Menge an Eisen kann der Körper nicht genügend Hämoglobin erzeugen, das er benötigt, um den Sauerstoff in die Zellen zu transportieren; man fühlt sich schwach und müde. Ein geringer Mangel an Eisen führt zu Konzentrationsschwäche. Eine Studie der John Hopkins University ergab, dass Mädchen, die ein Eisenpräparat einnahmen und so den Tagesbedarf decken konnten, bei mündlichen Tests und Gedächtnisübungen besser abschnitten.

Besprechen Sie sich erst mit Ihrem Arzt, bevor Sie anfangen, Eisenpräparate zu schlucken. Eine relativ häufig vorkommende, vererbte Erkrankung, die *Hämochromatose*, ist eine Störung des Eisenstoffwechsels und führt zu einer gesteigerten Eisenaufnahme. Hierdurch kommt es zu einer hochgradigen Einlagerung von Eisen, die man mit Arthritis, Herzerkrankungen, Diabetes und einem erhöhten Risiko an Infektionskrankheiten und Krebs (Viren und Krebszellen fühlen sich wohl in eisenhaltigem Blut) in Verbindung bringt.

Eine ausreichende Versorgung mit **Zink** ist für die Bildung von Testosteron und gesundem Sperma unabdingbar. Männer, denen nicht genügend Zink zur Verfügung steht, können vorübergehend unfruchtbar sein. Ein Zinkmangel kann sich in Appetitlosigkeit äußern und in der Unfähigkeit, Essen richtig zu schmecken. Zinkmangel schwächt ebenfalls das Immunsystem und erhöht somit das Risiko für Infektionskrankheiten und Wunden heilen langsamer. Letzteres gilt auch für den Schaden, den Sie bei sportlichen Betätigungen Ihren Muskeln zufügen. Der Muskelkater bleibt Ihnen bei Zinkmangel länger erhalten. Ja, man sagt auch, dass das Zink den Gesundungsprozess bei einer Erkältung beschleunigen kann. Es gibt bereits einige Studien, die beweisen, dass durch das Lutschen von Tabletten, in denen Zink (als Zinkglukonat) enthalten ist, die Dauer einer Erkältung um die Hälfte verringert. Im Moment wird untersucht, ob Zinkacetat die gleiche Wirkung erbringt.

Diese Ergebnisse gelten nur für Erwachsene, nicht Kinder, und das Lutschen dieser Tabletten muss auf die Zeit der Erkältung beschränkt sein. Weiter hinten in diesem Kapitel finden Sie mehr über die Auswirkungen eines Zinküberschusses.

Ein leichter **Jodmangel** führt zu der Bildung eines Kropfes (eine geschwollene Thyroiddrüse) und einer verminderten Produktion von Thyroidhormonen. Starker Jodmangel kann *Kretinismus* zur Folge haben, eine schwere Wachstumsstörung, die sich sowohl körperlich als auch geistig bemerkbar macht.

Sie nehmen nicht genügend **Selen** zu sich? Schmerzen Ihre Muskeln oder sind sie zu schwach? Um sich vor Selenmangelerscheinungen zu schützen, müssen Sie auch ausreichend Vitamin E zu sich nehmen. An Tieren durchgeführte Studien ergaben, dass ein Selenmangel von Vitamin-E-Präparaten aufgefangen werden kann. Das Umgekehrte gilt auch.

Nachfolgende Tabelle 11.2. nennt einige Symptome für Mineralstoffmangel

Eine Unterversorgung an	kann zu diesen Symptomen führen
Kalzium	*Kinder:* kleinerer Wuchs, erhöhtes Karies- und Rachitisrisiko; *Erwachsene:* Knochenschwund, erhöhtes Risiko Osteoporose und hohen Blutdruck zu bekommen; *Beide:* Störungen bei der Blutgerinnung
Phosphor*	Brüchige Knochen und schwache Muskeln
Magnesium*	Schwache Muskeln, Krämpfe, Zittern, unregelmäßiger Herzschlag, Störungen im Zentralnervensystem (Vergesslichkeit, Verwirrung, Halluzinationen)
Eisen	Anämie, Müdigkeit (verursacht durch einen niedrigen Hämoglobin-Spiegel,) gesteigerte Kälteempfindlichkeit
Zink	Appetitlosigkeit, Störungen des Geschmacksinns, erhöhte Infektionsgefahr, verlangsamtes Zellwachstum und schlechtere Wundheilung, Unfruchtbarkeit (beim Mann)
Jod	Kropf (geschwollene Schilddrüse), geistige und körperliche Behinderung, langsames Auffassungsvermögen
Selen	Muskelschmerzen und Schwäche (einschließlich des Herzens)
Kupfer*	Anämie, Schwächung des Immunsystems, erhöhte Infektionsgefahr, anormaler Herzschlag
Mangan**	Auswirkungen bisher nicht bekannt
Fluor	Erhöhte Kariesgefahr
Chrom**	Gewichtsverlust, Störungen des zentralen Nervensystems
Molybdän**	Schwierigkeiten beim Atmen, anormaler (schneller) Herzschlag, Erbrechen

*kommt in den Industrieländern selten vor

**keine am Menschen beobachtete natürlichauftretende Mangelerscheinung

(Quelle: National Research Council, Washington D.C.: Recommended Dieatry Allowances, 10th. ed)

Tabelle 11.2: Was passiert, wenn Ihr Körper nicht genügend Mineralstoffe erhält

Wie viel ist zu viel?

Wie auch einige Vitamine, so können auch Mineralstoffe in größeren Mengen toxisch wirken.

Kalzium, das im Allgemeinen zwar auch bei einer höheren Dosis keine Nebenwirkungen zeigt, kann zu folgenden Symptomen führen:

- ✔ Verstopfung, Völlegefühl, Übelkeit und Blähungen treten bei gesunden Personen, die mehr als 1500 bis 4000 mg Kalzium pro Tag essen, häufig auf.
- ✔ Eine tägliche Zufuhr von mehr als 400 mg kann zu Nierenschäden führen.
- ✔ Eine Megadosis an Kalzium kann sich mit Eisen und Zink verbinden, was es dem Körper erschwert, diese beiden lebensnotwendigen Spurenelemente zu absorbieren.

Zu viel **Phosphor** kann das Kalziumlager unseres Körpers verringern. Eine riesige Dosis an **Magnesium** scheint für gesunde Personen keine Probleme mit sich zu bringen. Wenn Sie jedoch Probleme mit den Nieren haben, kann dies schwache Muskeln, Atembeschwerden, unregelmäßigen Herzschlag und/oder Herzstillstand zur Folge haben.

Eine Überdosis an **Eisen** kann zum Tode führen, besonders bei Kleinkindern. Für diese können 3 g (3000 mg) reinen Eisens schon tödlich sein; bei Erwachsenen liegt die tödliche Menge schätzungsweise bei 200 bis 250 mg pro Kilo Körpergewicht, also etwa 14 g bei einem Gewicht von 70 kg. Da Eisenpräparate auch in Form von Lutschtabletten angeboten werden, sollten Sie stets darauf achten, dass diese nicht in die Hände von Kindern kommen.

Schon geringfügig erhöhte Zinkeinnahmen (bis etwa 25 mg pro Tag) können Ihrem Körper die Kupferabsorption erschweren. Mengen, die 20 mal die empfohlene Tagesdosis überschreiten, stören unser Immunsystem und machen uns anfälliger für Infektionen, genau das Gegenteil von dem, wofür **Zink** normalerweise gut ist. Bei einer Einnahme ab 2 g kann es zu einer Zinkvergiftung kommen, die sich durch Erbrechen, Magenschmerzen und einer Reizung der Mageninnenwand bemerkbar macht.

Bei einer Überdosis an **Jod** tritt das gleiche Symptom auf wie bei einer Unterversorgung: ein Kropf. Wie kann das sein? Wenn Sie sehr viel Jod essen, stimuliert dieser Mineralstoff die *Schilddrüse*, die bei dem verzweifelten Versuch, die Produktion von Schilddrüsenhormonen zu steigern, anschwillt. Diese Symptome können bei Personen auftreten, die über einen längeren Zeitraum hinweg viel getrockneten Seetang essen.

In China haben Ernährungswissenschaftler eine Seleneinnahme von 5 mg pro Tag (70 bis 99 mal die empfohlene Tagesdosis) mit der Bildung von dickeren, aber brüchigen Nägeln, Haarausfall und einem nach Knoblauch riechenden Schweiß in Verbindung gebracht. In Amerika wurden einer kleinen Gruppe von Leuten aus Versehen jeweils 27,3 mg **Selen** verabreicht. Bei Ihnen machten sich prompt die Symptome für eine »Selenvergiftung« bemerkbar: Müdigkeit, Bauchschmerzen, Schwindel, Durchfall und Nervenschäden. Um so länger die Personen das Selenpräparat einnahmen, desto stärker wurden die Symptome.

Obwohl die Diskussionen darüber schon seit Jahren geführt werden, gibt es bisher keinen wissenschaftlichen Beweis dafür, dass **Fluoride** im Trinkwasser das Krebsrisiko beim Menschen erhöhen. Eines ist jedoch sicher: Eine zu hohe Fluoridaufnahme kann zu Fluorose (schneeweißen Flecken auf den Zähnen, die sich mit der Zeit braun färben), brüchigen Knochen, Müdigkeit und Muskelschwäche führen. Wird eine höhere Dosis über einen längeren Zeitraum eingenommen, können sich an der Wirbelsäure Knochenhöckerchen bilden.

Eine Fluorideinnahme von mehr als 6 mg pro Tag wird als gesundheitsschädlich betrachtet.

Wenn die empfohlene Tagesdosis an Molybdän um das Zwei- bis Siebenfache überschritten wird, kann sich die Kupfermenge, die mit dem Urin ausgeschieden wird, erhöhen.

Nur nicht übertreiben

Ojeojeoje. Hier gleich noch ein paar weitere Gründe, warum Sie bei der Einnahme von Mineralstoffen und Spurenelementen nicht übertreiben sollten: Wenn ein Mineralstoff in zu großen Mengen eingenommen wird, kann dies dazu führen, dass die Wirkung von einem oder mehreren anderen Mineralstoffen aufgehoben wird oder dass es dem Körper erschwert (vielleicht sogar unmöglich macht) wird, diese zu verwerten.

Nachfolgende Liste macht Sie darauf aufmerksam, wie Megadosen eines bestimmten Minerals einen Einfluss darauf haben, welche anderen Mineralstoffe und Spurenelemente absorbiert werden.

Wenn Sie zu viel von diesem Mineral einnehmen...	ist Ihr Körper vielleicht nicht in der Lage, diese zu absorbieren
Kalzium	Magnesium, Eisen, Zink
Kupfer	Zink
Eisen	Phosphor, Zink
Mangan	Eisen
Molybdän	Zink, Kupfer
Phosphor	Kalzium
Schwefel (Protein)	Molybdän
Zink	Kupfer

Wer mehr als die empfohlene Tagesdosis braucht

Wenn Sie die Ernährung so zusammenstellen, dass Sie die Empfehlungen für eine Tagesdosis einhalten, kann Ihnen nichts passieren.

Eine Hungerkur, geschlechtsspezifische Körperfunktionen oder ganz einfach der Alterungsprozess kann den Bedarf an Mineralstoffen erhöhen. Hier ein paar Beispiele:

Ich bin überzeugter Vegetarier

Vegetarier, die weder Fisch noch Fleisch noch Geflügel essen, müssen ihren Eisenbedarf durch den Verzehr von Vollkornprodukten, Weizenkleie, Samen, Nüssen, Rosinen, Pflaumensaft, Kartoffelschalen, grünem Blattgemüse, Tofu und Bierhefe decken. Da Eisen in pflanzlicher Nahrung nur in gebundener Form vorkommt, die der Körper schwer aufnehmen kann, werden Vegetarier kaum auf Eisenpräparate verzichten können.

Veganer, auch *Vegans* genannt, die jeglichen Verzehr von Lebensmitteln tierischen Ursprungs ablehnen, haben ein ähnliches Problem bei der Versorgung des Körpers mit Kalzium. Kalzium kommt zwar in pflanzlicher Nahrung vor, ist aber wie Eisen in schwer absorbierbaren Verbindungen gebunden. Veganer benötigen somit kalziumreiche Substitute. Für sie gibt es Sojamilch, Orangensaft und Tofu, denen Kalzium hinzugefügt wurde.

Ich lebe im Landesinneren, weit weg vom Meer

Hier eine weitere Erfolgsstory der Ernährungswissenschaft im 20. Jahrhundert. Meeresfrüchte und Pflanzen, die nahe am Meer wachsen, sind immer von jodhaltigem Meerwasser umgeben. Süßwasserfische und Pflanzen, die weit vom Meer entfernt wachsen, und Tiere, die diese Tiere und Pflanzen fressen, kommen nicht in den Genuss von Jod. Das gleiche gilt für die Menschen, die im Landesinneren wohnen und ihre Nahrung hauptsächlich aus einheimischen Produkten zusammenstellen.

Aber auch diesen Personen konnte durch die Jodierung des Kochsalzes geholfen werden. Hinzu kamen neue Gefriertechniken, so dass Meeresprodukte auch ins Landesinnere befördert werden können. Es ist daher heute kein Problem auch diejenigen, die in einem Jodmangelgebiet leben, mit diesem Mineralstoff ausreichend zu versorgen. Zumindest gilt das für unsere Wohlstandsgesellschaft, in Entwicklungsländern sieht es natürlich noch ganz anders aus.

Ich bin ein Mann

So wie Frauen bei jeder Monatsblutung Eisen verlieren, verlieren Männer bei jedem Samenerguß Zink. Männer, die sexuell äußerst aktiv sind, benötigen vielleicht mehr Zink. Das Problem besteht hier natürlich darin, dass es keine Definition für »äußerst aktiv« gibt. Fragen Sie Ihren Arzt oder Apotheker.

Männer, die täglich 200 lg Selen zu sich nehmen, können das Risiko einer Prostataerkrankung offensichtlich um zwei Drittel senken. Die Einnahme von Selenpräparaten senkt generell die Sterblichkeitsrate bei Krebs und verringert ganz beträchtlich das Risiko einer Krebserkrankung der Prostata bei Männern und des Dickdarms und der Lunge bei Männern wie auch bei Frauen.

Ich bin eine Frau

Eine Frau verliert während jeder Periode durchschnittlich 2 bis 3 Teelöffel Blut, in dem sich etwa 1,4 mg Eisen befinden. Frauen, bei denen die Blutung sehr stark ist, verlieren natürlich mehr Blut und mehr Eisen. Wenn Sie weniger als 2000 Kalorien am Tag essen, ist es ziemlich unmöglich, den Eisenbedarf über die Nahrung zu decken. In diesem Fall sollten Sie sich vom Arzt ein Eisenpräparat verschreiben lassen.

Wo finde ich Eisen, wenn ich es brauche?

Das Eisen in Eisenpräparaten wird in unterschiedlichen Formen angeboten. Jede enthält jedoch das elementare Eisen (das unser Körper letztendlich verwendet) in Verbindung mit einer organischen Säure, die die Aufnahme des Eisens erleichtert.

Eisenverbindungen, die häufig in Eisenpräparaten zu finden sind:

- Eisenzitrat (Eisen plus Zitronensäure)
- Eisenfumarat (Eisen plus Fumarsäure)
- Eisenglukonat (Eisen plus ein Zuckerderivat)
- Eisenlactat (Eisen plus Milchsäure, eine Säure, die bei der Fermentierung von Milch entsteht)
- Eisensuccinat (Eisen plus Bernsteinsäue)
- Eisensulfat (Eisen plus ein Schwefelsäurederivat)

In Ihrem Magen lösen sich diese Verbindungen unterschiedlich schnell auf und geben das Eisen frei. Auf den Verpackungen ist daher die Eisenverbindung und die Menge des darin enthaltenen Eisens angegeben. Zum Beispiel:

Eisenglukonat 300 mg

Eisen 34 mg

Nun wissen Sie, dass in diesem Präparat 300 mg Eisenglukonat enthalten sind, mit einem Anteil von 34 mg reinem Eisen. Schauen Sie bitte auf die zweite Zahl, wenn Sie ein Präparat kaufen, da diese den tatsächlichen Eisengehalt angibt.

Frauen, die ein Diaphragma verwenden, kann ebenfalls ein Eisenpräparat verschrieben werden, weil Diaphragmas die Gebärmutterwand reizen, was zu einem geringen, aber dennoch erwähnenswerten Verlust an Blut und Eisen führen kann.

Ich bin schwanger

Die neuesten Meldungen lauten, dass Frauen während der Schwangerschaft nicht mehr Kalzium benötigen. Diese Nachricht wurde gegen Ende des Jahres 1998 verbreitet und ist so überraschend, dass wir die Sache weiter verfolgen sollten. Besprechen Sie diesen Punkt sicherheitshalber mit Ihrem Arzt. Frauen brauchen jedoch auf alle Fälle Präparate als Nahrungsergänzung, um das Gewebe des Fötus sowie das eigene Gewebe und die Blutgefäße aufzubauen. Untersuchungen an Tieren legen die Vermutung nahe (beweisen jedoch nicht), dass Schwangere mehr Eisen benötigen, um die Nervenzellen im Gehirn des Ungeborenen zu schützen. Es gibt spezielle Präparate für schwangere Frauen, die ihnen alle Nährstoff zur Verfügung stellen, die sie während der Schwangerschaft zusätzlich brauchen.

Ich stille mein Kind

Stillende Frauen brauchen mehr Kalzium, Phosphor, Magnesium, Eisen, Zink und Selen zum Schutz des eigenen Körpers, wenn dieser Milch produziert. Sie kann hierfür die gleichen Präparate wie während der Schwangerschaft verwenden.

Puh – ich glaube, das war eine Hitzewallung

Dann spätestens benötigen Sie mehr Kalzium. In den Wechseljahren stellt der Körper die Produktion von Östrogen ein, ein Hormon, das zum Aufbau und zur Erhaltung der Knochendichte beiträgt. Ein starker Abbau der Knochendichte kann Osteoporose bewirken und damit zu einem erhöhten Risiko von Knochenbrüchen führen. Es handelt sich hierbei vor allem um ein Frauenleiden. Die Knochendichte von Männern wird im Alter ebenfalls geringer. Da sie aber von Natur aus schwerere Knochen haben und sich das Gewebe langsamer als bei den Frauen abbaut, leiden sie seltener an Osteoporose.

Vor zwanzig Jahren war man noch der Meinung, dass man nichts gegen den Abbau der Knochenmasse im Alter tun kann und der Körper nach dem 25. Lebensjahr die Kalziumaufnahme einstellt. Heute weiss man jedoch, dass eine erhöhte Kalziumaufnahme den Abbau der Knochenmasse verlangsamen kann, egal wie alt Sie sind.

Mineralstoffe und Medikamente

Einige Mineralstoffe stehen in Wechselbeziehung mit anderen Mineralstoffen oder Medikamenten. So geht zum Beispiel das Kalzium mit dem Antibiotikum Tetracyclin Verbindungen ein, die unser Körper nicht »knacken« kann. Das Antibiotikum verläßt unseren Körper ohne seine Wirkung getan zu haben. Daher warnt Sie der Arzt vor dem Verzehr von Milch und Milchprodukten, wenn er Ihnen Tetracyclin verschreibt. Besprechen Sie bei einer Einnahme von Medikamenten die Nebenwirkungen mit Ihrem Arzt und lesen Sie die Packungsbeilage.

Kalziumpräparate: Was ist drin, in diesen Pillen?

Kalziumreiche Nahrungsmittel enthalten Kalzium in Verbindung mit natürlichen organischen Säuren, die der Körper leicht verdauen und absorbieren kann.

In den Kalziumpräparaten, die der Nahrungsergänzung dienen, ist das Kalzium meist als Kalziumkarbonat enthalten. Diese Verbindung kommt in der Natur im Kalkstein und in Austernschalen vor.

Kalziumkarbonat ist eine vielseitige Verbindung. Es ist nicht nur für den Aufbau von starken Knochen und Zähnen verantwortlich, sondern neutralisiert auch die Magensäure und lindert Sodbrennen. Sie dienen ihrem Zweck genauso gut wie Produkte, die ausdrücklich als Kalziumpräparate verkauft werden, und kosten viel weniger.

Einige Kalziumpräparate enthalten Verbindungen, die das Kalzium mit einer organischen Säure mischen. Kalziumlactat zum Beispiel ist Kalzium plus Milchsäure, eine Mischung, die in der Milch enthalten ist. Kalziumzitrat ist Kalzium plus Zitronensäure, eine Säure, die sich in Obst befindet.

Diese Verbindungen kann der Körper leichter verdauen als Produkte mit Kalziumkarbonat, sie kosten aber in der Regel mehr. Kalziumkarbonat besteht fast zur Hälfte aus Kalzium, was einen hohen Anteil darstellt. Das Verdauungssystem tut sich jedoch schwer damit – außer wenn der Magen sehr sauer ist – die Verbindungen auseinanderzubrechen, um an das reine Kalzium (die Form, die der Körper benutzen kann) zu gelangen. Sie können die Absorptionsrate von Kalzium jedoch steigern, wenn Sie die Pillen mit einer Mahlzeit einnehmen.

Da unterschiedliche Kalziumverbindungen unterschiedliche Mengen an Kalzium freisetzen, weist das Etikett sowohl auf die Menge der Kalziumverbindung als auch auf das reine Kalzium hin, das sich in einer Tablette befindet. Das könnte etwa so aussehen:

Kalziumkarbonat 500 mg, enthält 200 mg reines Kalzium.

Immer wenn das Wort Kalzium alleine dasteht, bedeutet das, dass es sich um reines Kalzium handelt.

Der menschliche Körper absorbiert das Kalzium am besten, wenn Sie es ihm in Mengen von 500 mg oder weniger zuführen, was bedeutet, dass es vorteilhafter ist, zwei Mal täglich eine 500-mg-Kalziumtablette anstelle von einer 1000-mg-Tablette einzunehmen. Wenn die Tabletten in 1000-mg-Einheiten verkauft werden und billiger sind, brechen Sie sie einfach in der Mitte durch.

Achtung: Nicht alle säure-neutralisierenden Mittel eignen sich zur Nahrungsergänzung. Magnesium- oder Aluminiumverbindungen sind zwar ebenfalls dazu geeignet, die Magensäure zu neutralisieren, aber wirkungslos als Ersatzpräparat. Tatsächlich ist genau das Gegenteil davon wahr. Säure-neutralisierende Magnesiumverbindungen reduzieren die Absorptionsrate von Kalzium und solche aus Aluminium die von Phosphor. Lesen Sie daher immer auf dem Etikett nach, was sich in einem Ersatzpräparat befindet.

Fabelhafte Phytochemicals

12

In diesem Kapitel

- Was sind Phytochemicals?
- Warum Phytochemicals wichtig sind
- Der Forschungsstand über Phytochemicals
- Welche Phytochemicals Sie bereits kennen

Nun hatten Sie eben noch gedacht, dass Sie einigermaßen Bescheid wissen über das Thema Ernährung und nun taucht schon wieder ein neuer Begriff auf. *Phytochemicals*, bedeutet zu gut deutsch die nicht-nutritiven Wirkstoffe in Pflanzen.

Phytochemicals (chemische Stoffe, die nur in Pflanzen enthalten sind) sind die Substanzen, die Sie mit Dingen versorgen, die sich im Obst und Gemüse, in Hülsenfrüchten und Körnern befinden. Dieses Kapitel ist eine kurze Einführung in das umfangreiche Thema der Phytochemicals: Was sie sind, wo sie sich befinden und was sie in unserem Körper bewirken. Mehr Informationen über den Einfluß von Phytochemicals auf die Gesundheit finden Sie in Kapitel 22.

Phytochemicals sind überall

Kennen Sie sich ein wenig in der französischen Literatur aus? Wenn ja, dann ist Ihnen sicher Molières *Der Bürger als Edelmann* bekannt, ein liebenswerter, wenn auch selbstgefälliger Kerl, der höchst überrascht ist bei der Entdeckung, dass er, ohne sich dessen bewusst zu sein, sein Leben lang Prosa gesprochen hatte.

Unser Verhältnis zu den Phytochemicals spiegelt das in etwa wider. Wir haben sie schon ein Leben lang gegessen, ohne davon zu wissen. Folgende Substanzen sind Phytochemicals:

- ✔ Vitamine
- ✔ Carotinoide (die Pigmente, die das Obst und Gemüse orange, rot, gelb und grün färben)
- ✔ Thiozyanate, die geruchsintensiven Schwefelverbindungen, die Sie die Nase rümpfen lassen, wenn Sie Kraut kochen
- ✔ Daidzein und Genistein (hormonähnliche Verbindungen in vielen Obst- und Gemüsesorten)
- ✔ Actin (eine hormonähnliche Verbindung im Christophskraut (Actaea spicata), eine Pflanze, die von den Indianern in Nordamerika seit jeher und neuerdings auch in der alternativen Medizin als Mittel gegen Hitzewallungen und andere Symptome von Frauen in den Wechseljahren verwendet wird
- ✔ Ballaststoffe

Diese und weitere Phytochemicals halten den Körper fit, indem sie

- ✔ die Zellen gesund erhalten
- ✔ den Gewebeabbau verlangsamen
- ✔ die Bildung von Karzinogenen verhindern
- ✔ den Cholesterinspiegel senken
- ✔ das Herz schützen
- ✔ das Hormongleichgewicht aufrecht erhalten
- ✔ die Knochen stärken

Wegen dieser positiven Auswirkungen wird von Ernährungsspezilisten empfohlen, am Tag mindestens fünf Portionen Obst und Gemüse und einige Portionen Vollkornprodukte zu essen.

Ist Ihnen aufgefallen, dass in der Liste der Phytochemicals keine Mineralstoffe enthalten sind? Das ist kein Versehen. Pflanzen können keine Mineralstoffe erzeugen, sondern nur aus der Erde aufnehmen. Deshalb gehören die Mineralstoffe nicht zu den Phytochemicals.

Unterschiedliche Arten von Phytochemicals

Die interessantesten Phytochemicals in pflanzlichen Nahrungsmitteln sind wohl Antioxidanzien, pflanzliche Hormone und enzymaktivierende Schwefelverbindungen. Jede Gruppe hat seine besondere Bedeutung bei der Erhaltung der Gesundheit und der Vorbeugung von Krankheiten.

Antioxidanzien

Antioxidanzien leiten ihren Namen von ihrer antioxidativen Wirkung ab. Sie verhindern die *Oxidation*, eine chemische Reaktion bei der sich Molekülteile, die *freien Radikalen*, zusammenschließen und potenziell karzinogene Verbindungen in Ihrem Körper bilden.

Antioxidanzien verlangsamen auch den normalen Verschleiß von Körperzellen. Eine Ernährung, die aus vielen pflanzlichen Produkten (Obst, Gemüse, Körner und Hülsenfrüchte) besteht, kann nachweislich das Risiko einer Herzerkrankung senken und vielleicht sogar vor einigen Krebserkrankungen schützen. So wird zum Beispiel dem Verzehr von viel Lycopen (das rote Carotinoid in Tomaten) nachgesagt, dass es das Risiko für Prostatakrebs senken kann. Das jedoch nur, wenn die Tomaten mit ein wenig Öl gegessen werden, wodurch das Lycopen leichter absorbiert werden kann. Ein Grund mehr Spaghettisauce oder Ketchup zu essen.

Tabelle 12.1. listet einige Antioxidanzien und die pflanzlichen Nahrungsmittel, in denen sie sich befinden, auf.

Chemische Verbindungen	Sie befinden sich in
Vitamine	
Ascorbinsäure (Vitamin C)	Zitrusfrüchte, anderes Obst und Gemüse
Tokopherol (Vitamin E)	Nüsse, Samen, Pflanzenöl
Carotinoide (Pigmente)	
a-Carotin und b-Carotin	gelbes und dunkelgrünes Obst und Gemüse
Lycopen	Tomaten
Flavonoide	
Resveratrol	Trauben, Erdnüsse, Tee, Wein

Tabelle 12.1: Antioxidanzien in Pflanzen

Pflanzliche Hormone

Viele Pflanzen enthalten hormonähnliche Chemikalien, die sogenannten *Phytoöstrogene*. Zu den drei Phytoöstrogenen gehören

- ✔ Isoflavonoide (in Obst, Gemüse und Hülsenfrüchten)
- ✔ Lignane (in Getreide)
- ✔ Kumarin (in Sprossen, Alfalfa)

Bei den Isoflavonoiden Daidzein und Genistein scheint es sich um die wertvollsten Phytoöstrogene zu handeln. Diese beiden Verbindungen ähneln in ihrer chemischen Struktur dem Östradiol (dem Östrogen, das in den Eierstöcken aller weiblichen Säugetiere produziert wird).

Wie das natürliche oder synthetische Östrogen, so nisten sich Daidzein und Genistein ebenfalls an bevorzugten Stellen in den Fortpflanzungsorganen (Brust, Eierstock, Gebärmutter, Prostata) ein. Diese Körperteile nennt man Östrogenrezeptoren. Die Phytoöstrogene haben jedoch einen schwächeren östrogenen Effekt als natürliches oder synthetisches Östrogen. Um den gleichen östrogenen Effekt wie bei einem Molekül Östradiol zu erhalten, bedarf es etwa 100000 Moleküle an Daidzein oder Genistein. Jedes Phytoöstrogenmolekül, das sich an einem Östrogenrezeptor »anhängt«, verdrängt ein stärkeres Östrogenmolekül. Aus diesen Erkenntnissen folgern viele Wissenschaftler, dass der Verzehr von isoflavonoid-reichen Lebensmitteln bei Frauen die gleiche Wirkung hat wie das Östrogen (niedrigerer Cholesterinspiegel, gesundes Herz, stärkere Knochen und schwächere Hitzewallungen), aber nicht dessen Nachteile wie ein höheres Risiko einer Krebserkrankung der Brust, der Eierstöcke und der Gebärmutter mit sich bringt, die häufig mit einer Östrogenbehandlung in Zusammenhang gebracht werden.

Die besten Lieferanten für Daidzein und Genistein sind Sojabohnen und aus Soja hergestellte Nahrungsmittel. Isoflavonoide sind jedoch in vielen anderen Pflanzen enthalten. So befindet sich zum Beispiel im rotblühenden Klee (Trifolium pratense), ein seit langem bekanntes Heilmittel gegen Frauenleiden (in diesem Fall Hitzewallungen), das Formononetin, ein Isoflavonoid, das der Körper in Daidzein umwandelt. Der aktive Wirkstoff im Christophskraut, ein weiteres Hausmittel, ist ebenfalls ein Isoflavonoid.

Studien haben die Bedeutung von Isoflavonoiden und Lignanen für den menschlichen Körper bewiesen. Bei den Kumarinen fehlt dieser Beweis noch, sie könnten vielleicht sogar gesundheitsschädlich sein.

Diese weit verbreiteten Lebensmittel versorgen Sie mit Isoflavonoiden:

- ✔ Äpfel
- ✔ Kirschen
- ✔ Datteln
- ✔ Granatäpfel
- ✔ Karotten
- ✔ Fenchel
- ✔ Knochlauch
- ✔ Kartoffeln
- ✔ Sojabohnen
- ✔ Petersilie

Und hier finden Sie Lignane:

- ✔ Reis
- ✔ Weizen

Schwefelverbindungen

Wenn Sie einen Apfelkuchen ins Backrohr schieben, verbreitet sich in der Küche bald ein Duft, der den Mund wässrig macht und den Magen knurren läßt. Wenn Sie jedoch Kraut kochen – Puuh. Woher kommt dieser schreckliche Geruch? Vom Schwefel, der gleichen Chemikalie, nach der ein verfaultes Ei riecht.

Alle Kreuzblütler (die ihren Namen von dem lateinischen Wort für Kreuz, die Form ihrer Blüten, ableiten) wie Brokkoli, Rosenkohl, Blumenkohl, Grünkohl, Kohlrabi, Senfkörner, Zwiebel, Rettich, Rübe und Brunnenkresse enthalten diese stark riechenden Schwefelverbindungen und nicht-nutritiven Wirkstoffe, die dem Körper signalisieren, seine Produktion von Enzymen, die Karzinogene an ihrer Arbeit hindern und bei deren Zerstörung mithelfen, anzukurbeln.

Man glaubt, dass Leute, die häufig solche Gemüse essen, seltener am Krebs erkranken als andere. Die Theorie wurde von einer Untersuchung gestützt, bei der man an Ratten Chemikalien verfütterte, von denen man weiß, dass sie Brustkrebs auslösen können. Bei Ratten, denen man auch Sulforathane, eine dieser geruchsintensiven Schwefelverbindungen, die sich in Kreuzblütlern befinden, verabreichte, entwickelten sich weniger häufig Tumore. Andere Schwefelverbindungen in diesem Gemüse sind Glukobrassicin, Glukonapin, Glukonasturtin, Neoglukobrassicin und Sinigrin.

Und vergessen Sie die Ballaststoffe nicht

Ballaststoffe sind nur in pflanzlichen Nahrungsmitteln enthalten, nicht im Fleisch, im Fisch, im Geflügel, in Eiern oder in Milchprodukten.

Lösliche Ballaststoffe, wie das Pektin in den Äpfeln und Schleimstoffe in Hülsenfrüchten, schnappen sich das Cholesterin im Blut und senken somit das Risiko einer Herzerkrankung. Unlösliche Ballaststoffe, wie die Zellulose in Obstschalen, lockern den Stuhl auf und verhindern damit eine Verstopfung, da der weiche Stuhl schneller durch den Darm transportiert werden kann. Bei einer schnelleren Darmentleerung bleibt der Nahrung auch nicht so viel Zeit Substanzen zu bilden, denen man nachsagt, dass sie das Wachstum von Krebszellen auslösen können. (Blättern Sie zurück zu Kapitel 8. Hier finden Sie alles über Ballaststoffe – und vielleicht mehr, als Sie jemals darüber wissen wollten.)

Die Zukunft der Phytochemicals

Forschungen auf diesem Gebiet werden mit Schwung vorangetrieben. Phytochemicals sind vielleicht der Schlüssel für das Verständnis von biochemischen Reaktionen, die gewisse Krankheiten auslösen oder verhindern können.

Während wir noch auf weitere Erkenntnisse warten, ist es vielleicht am besten in der Zwischenzeit viel Gemüse, Obst und Getreideerzeugnisse zu essen – und uns dem nächsten Kapitel zu widmen, in dem Sie erfahren, warum Sie diese Produkte mit viel Wasser runterschwemmen sollten.

Wasserwerk

13

In diesem Kapitel

- Warum wir Wasser unbedingt brauchen
- Woher kriegen wir das Wasser, das der Körper braucht?
- Wann brauchen wir mehr Wasser?
- Was sind und was bewirken Elektrolyte?

Der Körper besteht zum Großteil, nämlich 50 bis 70 Prozent, aus Wasser. Die genaue Prozentzahl ist vom Alter und vom Anteil an Muskeln und Fett abhängig. Muskelgewebe speichert mehr Wasser als Fettgewebe. Da der Körper des Durchschnittsmannes für gewöhnlich aus mehr Muskeln besteht als der der Frau, enthält er auch aus mehr Wasser. Aus dem gleichen Grund besteht ein junger Körper – mehr Muskeln – aus mehr Wasser als ein älterer.

Im Ernstfall können Sie – auch wenn es schwerfällt – ein paar Wochen ohne Nahrung auskommen. Der Körper holt sich die fehlenden Nährstoffe aus den Muskeln und dem Fett. Aber beim Wasser sieht die Sache anders aus. Ohne Wasser werden Sie innerhalb von ein paar Tagen sterben. Wenn es warm ist, natürlich schneller, da Sie mit dem Schweiß mehr Wasser verlieren.

Wie unser Körper das Wasser verwendet

Wasser ist flüssig. Es kann andere Substanzen auflösen und Nährstoffe und anderes Material (wie etwa Blutkörperchen) durch den Körper transportieren, so dass jedem Organ immer die Mittel zur Verfügung stehen, die es braucht, um ordentlich zu arbeiten. Sie brauchen Wasser, um

- ✔ das Essen zu verdauen, Nährstoffe aufzulösen, so dass diese durch die Darmwände in den Blutkreislauf gelangen, und um die Nahrung durch den Darm zu bewegen
- ✔ Abfallprodukte aus dem Körper zu transportieren
- ✔ eine Umgebung zu schaffen, in der biochemische Reaktionen, wie der Stoffwechsel, stattfinden können
- ✔ um elektrische Botschaften zwischen den Zellen auszutauschen, die veranlassen, dass sich die Muskeln bewegen, die Augen sehen, das Gehirn denkt, und so fort
- ✔ um die Körpertemperatur zu regulieren – der Körper kühlt ab, wenn sich auf der Haut Schweiß bildet, der verdunstet
- ✔ um die Gelenke »zu schmieren«.

Fluor: So wichtig für unsere Zähne

Neben Erkältungskrankheiten ist Karies das am häufigsten auftretende medizinische Problem beim Menschen.

Löcher in den Zähnen entstehen durch den Einfluss von *Streptococci mutans*. Das sind Bakterien, die sich im Zahnbelag (Plaque) einnisten. Diese Bakterien verdauen und fermentieren Reste der Kohlenhydrate auf den Zähnen (Zucker ist hierbei der größte Übeltäter) und bilden eine Säure, die den mineralischen Zahnschmelz angreift. Das ist Karies. Wenn die Löcher so groß geworden sind, dass sie den Zahnschmelz schon völlig zerstört haben und auf das weichere Gewebe im Zahn treffen, werden Sie einen Schmerz verspüren. Spätestens jetzt werden Sie den Zahnarzt aufsuchen, auch wenn Sie sich davor so sehr fürchten, dass Sie fast lieber mit dem Schmerz leben würden. Aber »fast« gilt nicht, also nichts wie hin.

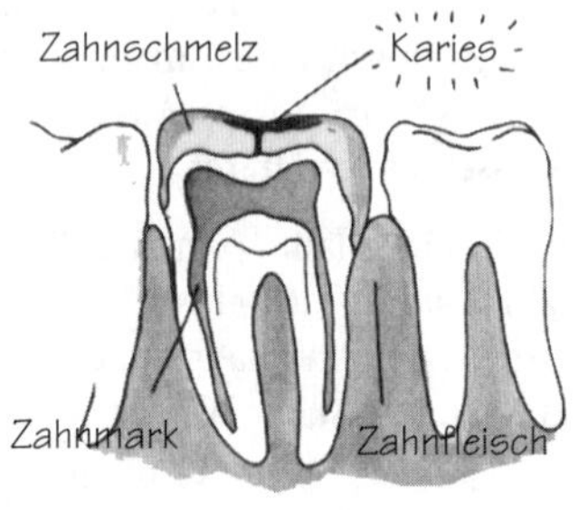

Häufiges Zähneputzen und das Verwenden von Zahnseide beugen Karies vor, da nun den Bakterien weniger Nahrung zur Verfügung steht. Eine andere Möglichkeit besteht in der regelmäßigen Zufuhr von Fluor – entweder im Wasser oder in Form von Tabletten.

Fast alle Lebensmittel (inklusive der Getränke) enthalten Spuren von Fluorid, aber in so geringen Mengen, dass diese zumeist nicht ausreichen, um karieshemmend zu wirken.

Durch eine Anreicherung des Trinkwassers auf eine Konzentration von 1,0 ppm ließ sich in zahlreichen Studien eine Kariesreduktion um rund 50 Prozent erreichen. Da sich die Fluoride bevorzugt in den Knochen ansammeln, befürchteten einige Personen, dass das Trinken von fluoridiertem Wasser zu Knochenkrebs führen kann; bisher fehlt jedoch jeder Beweis für diese Annahme.

In Deutschland bestehen verbreitete Bedenken gegen eine allgemeine Trinkwasserfluoridierung, da dies einer »Zwangsmedikation« gleichkommen würde. Grundsätzlich sind in Deutschland nur bestimmte Zusatzstoffe erlaubt, zu denen Fluor jedoch nicht gehört. Es gibt hierfür Ausnahmen, über die jedoch die Länder entscheiden.

Eine weitere Möglichkeit der Kariesvorbeugung besteht in der Verwendung von fluoridiertem Speisesalz oder der Einahme von Fluoridtabletten. Der Vorteil einer Verabreichung von Fluorid in Tablettenform liegt in der Möglichkeit einer exakten Dosierung. Je früher man mit der Einnahme von Fluorid beginnt, desto höher ist der kariesprophylaktische Effekt. Begonnen werden kann damit aber in jedem Alter.

Die Aufrechterhaltung des Wassergleichgewichts

Bis zu drei Viertel der im Körper enthaltenen Flüssigkeit befinden sich im Zellinneren (intrazellulär), der Rest im Extrazellulärraum, den man wiederum aufteilt in:

- ✔ interstitielle Flüssigkeit (die Flüssigkeit zwischen den Zellen)
- ✔ Blutplasma (die klare Flüssigkeit im Blut)
- ✔ Lymphe (eine klare, leicht gelbliche Flüssigkeit, welche vom Körpergewebe einbehalten wird, und die durch die Lymphknoten und anschließend in unsere Blutgefäße fliest
- ✔ Körperausscheidung
- ✔ Urin

In einem gesunden Körper befindet sich immer die richtige Menge Wasser in und außerhalb der Zellen, ein Zustand, der in der Fachsprache Wasserausgleich genannt wird. Die Aufrechterhaltung dieses Gleichgewichts ist absolut lebensnotwendig. Wenn sich in einer Zelle zu wenig Wasser befindet wird diese schrumpfen und sterben. Bei zu viel Wasser wird die Zelle platzen.

Ein Drahtseilakt: Die Aufgabe der Elektrolyten

Der Körper kann diesen Balanceakt der Flüssigkeitsverteilung nur mit Hilfe von Substanzen, den *Elektrolyten*, schaffen. Hierbei handelt es sich um mineralische Verbindungen, die sich in elektrisch geladene Teilchen, die Ionen, aufteilen.

Viele Mineralstoffe, darunter auch Kalzium, Phosphor und Magnesium, bilden Verbindungen, die sich in geladene Teilchen aufteilen. In der Sprache der Ernährungswissenschaft sind mit Elektrolyten im Allgemeinen die Elemente Natrium, Kalium und Chlor gemeint. Der bekannteste Elektrolyt steht auf jedem Esstisch: Natriumchlorid, bei dem es sich um ganz normales Speisesalz handelt. (Im Wasser löst sich das Molekül in zwei Ionen auf: ein Natrium- und ein Chloridion.

Unter normalen Umständen befindet sich in der Zellflüssigkeit mehr Kalium als Natrium und Chlorid. Bei der Flüssigkeit außerhalb der Zellen verhält es sich genau umgekehrt: hier ist mehr Natrium und Chlorid als Kalium enthalten. Die Zellwand ist *semipermeabel* (halb durchlässig); einige Substanzen kommen hindurch, andere nicht. Wassermoleküle und kleine Mineralstoffmoleküle können die Zellwand ungehindert passieren, die größeren Moleküle aber, wie etwa die Proteine, müssen draußen bleiben.

Der Austauschprozess, wenn das Natrium aus den Zellen heraus und das Kalium hinein fließt, ist für den Körper sehr wichtig. Sollte er nicht mehr funktionieren, würden sich die Natriumionen in der Zelle überproportional anhäufen. Natrium bindet Wasser; je mehr Natrium sich in den Zellen befindet, umso mehr Wasser wird hineinfließen. Das führt dazu, dass die Zelle irgendwann platzen und sterben wird. In der Regel wird das nicht passieren, da unser Körper dafür sorgt, dass das Gleichgewicht stimmt. Sie können diese elektrischen Ionen also ganz einfach vergessen.

Was passiert, wenn der Körper nicht genug Wasser und Elektrolyte erhält

Sie können so viel Wasser trinken wie Sie wollen, ohne dass Ihnen Ihr Körper ensthaft böse wird. Er wird Sie einfach häufiger auf die Toilette zwingen und den Wasserhaushalt so wieder herstellen. Es ist für eine gesunde Person so gut wie unmöglich, sich mit Wasser zu Tode zu trinken.

Wenn es sich jedoch andersherum verhält, wird Sie das der Körper sehr bald spüren lassen.

Zuerst stellt sich der Durst ein, dieses unangenehme Gefühl eines trockenen Mundes, der durch den Wassermangel im Zahnfleisch, der Zunge und den Wangen ausgelöst wird.

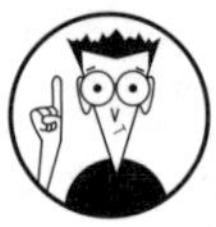

Der zweite Hinweis auf einen Flüssigkeitsmangel ist ein Rückgang des Harndranges. Diese Reaktion dient als Schutz und wird von der ADH, einem Hormon, das im Hypothalamus, einer Drüse in unserem Gehirn, gebildet wird, ausgelöst. Die Abkürzung steht für das Adiuretin Hormon. Hier zur Auffrischung: Ein Diuretika ist eine Substanz, wie das Koffein, das den Harndrang steigert. ADH hat genau die entgegengesetzte Wirkung. Es veranlasst den Körper dazu, Wasser zu behalten und nicht auszuscheiden.

Wenn Sie diese Signale außer Acht lassen, werden die Gewebe austrocknen. Man nennt diesen Vorgang Dehydratation. Gelingt es Ihnen nicht, Wasser aufzunehmen, werden Sie nicht überleben.

Wozu sind diese Elektrolyten noch da?

Zum einen gleichen die Elektrolyten den Flüssigkeitshaushalt in Ihrem Körper aus, darüberhinaus haben Natrium, Kalium und Chlorid (der Zustand des Chlors in der Nahrung) aber noch die Aufgabe, elektrische Impulse auszusenden, die es den Zellen ermöglichen, Mitteilungen untereinander auszutauschen, damit uns Denken, Sehen, Bewegen und alle anderen bioelektrischen Funktionen, die zum Leben gehören, möglich sind.

Natrium, Kalium und Chlorid gehören auch zu den wichtigen Mineralstoffen (siehe Kapitel 11) und lebensnotwendigen Nährstoffen. Wie die anderen Nährstoffe, so sind auch diese für den Ablauf bestimmter körperlichen Prozesse unerläßlich:

Das Natrium hilft bei der Verdauung von Proteinen und Kohlenhydraten und verhindert, dass das Blut zu sauer oder alkalisch wird.

Das Kalium spielt ebenfalls bei der Verdauung eine Rolle. Ferner hilft es bei der Synthese von Proteinen und Stärke und ist ein wichtiger Bestandteil des Muskelgewebes.

Das Chlorid ist ein Bestandteil der Salzsäure, die sich in unserem Magen befindet und dort bei der Zersetzung der Nahrung mitwirkt. Die weißen Blutkörperchen benutzen es für die Herstellung von Hypochlorit, einem natürlichen Desinfektionsmittel.

Wie gelangt der Körper an all das Wasser, das er braucht?

Weil wir nicht in der Lage sind, große Wasserreserven anzulegen, müssen wir es dem Körper täglich zuführen und ersetzen, was wir verlieren, wenn wir atmen, schwitzen, Wasser lassen und Stuhl ausscheiden. Das macht pro Tag im Durchschnitt 1,5 – 3 l Wasser aus. Hier sehen Sie, wie sich diese Menge auf die einzelnen Vorgänge verteilt:

- ✔ 850 – 1200 ml für Atmung und Schweiß
- ✔ 600 – 1600 ml für Urin
- ✔ 50 – 200 ml im Stuhlgang

Etwa 15 Prozent des täglichen Wasserbedarfs gewinnt unser Körper beim Verdauen und Umwandeln der Nahrung. Als Endprodukte dieser Prozesse entstehen Kohlendioxyd (ein Abfallprodukt, das wir ausatmen) und Wasser, das aus dem Wasserstoff in der Nahrung und dem Sauerstoff aus der Atemluft gebildet wird. Die restliche Menge nehmen wir direkt über die Nahrung oder die Getränke auf.

Obst und Gemüse sind voll Wasser; so besteht zum Beispiel grüner Salat zu 90 Prozent aus Wasser. Und Sie gewinnen dieses kostbare Gut auch aus Nahrungsmitteln, bei denen Sie nie vermuten würden, dass sie Wasser enthalten: Hackfleisch (über 50 Prozent), Käse (je weicher, desto höher der Wassergehalt – Schweizer Käse hat 38, Ricotta ganze 74 Prozent), ein einfaches, hartes Brötchen (29 Prozent), Milchpulver (2 Prozent) und sogar Butter und Margarine (10 Prozent). Nur im Öl befindet sich kein Tropfen Wasser.

Sie nehmen Wasser – selbstverständlich – auch in Form von Wasser zu sich. 10 – 12 Gläser mit jeweils 200 ml ersetzen die Flüssigkeit, die Sie täglich verlieren. Wasser befindet sich aber auch in Flüssigkeiten wie Milch, Kaffe, Tee, Limonade und Fruchtsäften.

Hier eine bemerkenswerte Tatsache: Nicht alle Flüssigkeiten sind gleich wertvoll. Das Koffein in Kaffe und Tee und der Alkohol in Bier, Wein und Schnaps sind Diuretika, das heisst sie sind harntreibend und Sie müssen nach deren Verzehr häufiger Wasser lassen. Obwohl diese Substanzen den Körper zwar mit Wasser versorgen, veranlassen sie diesen jedoch auch dazu, diese verstärkt auszuscheiden.

Entschuldigen Sie mich bitte für einen Moment. Ich hole mir eben ein Glas Wasser.

Wie weiss das Wasser, wo es hin soll?

Man nennt den Vorgang *Osmose*, bei dem Wasser durch eine semipermeable Membran, zum Beispiel die, die eine Körperzelle umgibt, dringt.

So läuft es im Prinzip ab: Wasser fließt durch eine semipermeable Membran von der Seite, wo die Konzentration der Lösung schwächer ist auf die Seite der stärkeren. Anders ausgedrückt bedeutet das, dass das Wasser mitdenkt und selbständig handelt, indem es versucht, auf beiden Seiten der Membran die Konzentration auszugleichen.

Wie weiss das Wasser aber, welche Seite konzentrierter ist? Das ist leicht zu beantworten: Da, wo sich mehr Natrium in der Lösung befindet. Wenn mehr Natrium in der Zelle ist, fließt mehr Wasser hinein und verdünnt somit die Lösung. Wenn sich aber mehr Natrium in der Flüssigkeit außerhalb der Zelle befindet, dann fließt das Wasser aus der Zelle heraus, um die Flüssigkeit zu verdünnen.

Die Osmose erklärt also, warum wir mit Meerwasser unseren Durst nicht stillen können. Wenn wir das salzige Wasser trinken, fließt Flüssigkeit aus unseren Zellen, um die salzige Lösung in unseren Eingeweiden zu verdünnen. Je mehr Sie trinken, desto mehr Wasser verlieren Sie. Sie trinken sozusagen die Austrocknung Ihres Körpers herbei.

Wer benötigt mehr Wasser und mehr Elektrolyten?

In unserer Gesellschaft essen die Menschen meist mehr Natrium als sie brauchen. Manche Leute reagieren sogar mit einem überhöhten Blutdruck darauf, der sich jedoch wieder senkt, wenn sie die Natriumeinnahme einschränken.

Kalium und Chlor befinden sich auch in so vielen Nahrungsmitteln, dass es bei diesen ebenfalls höchst selten zu einer Mangelerscheinung kommt.

Der geschätzte, tägliche Bedarf an Natrium, Kalium und Chlor ist im Durchschnitt:

- ✔ **Natrium:** 500 mg für einen gesunden Erwachsenen, der 70 kg wiegt
- ✔ **Kalium:** 2000 mg für die gleiche Person
- ✔ **Chlor:** 750 mg für die gleiche Person

Die meisten von uns nehmen jedoch mehr als die empfohlenen Tagesmengen auf. Und es gibt sogar Situationen und Lebensumstände, wo Sie mehr Wasser und Elektrolyten benötigen.

Todesursache Dehydratation: Kein erfreulicher Anblick

Täglich verlieren Sie etwa vier Prozent Ihres Körpergewichts an Wasser. Wenn Sie das bei der Atmung, der Perspiration, beim Wasserlassen und beim Stuhlgang natürlich ausgeschiedene Wasser nicht ersetzen, werden die Warnsignale Ihres Körpers bald zu blinken beginnen.

Das erste Zeichen, Durst, stellt sich ein, wenn Sie nur wenig Wasser – etwa ein Prozent Ihres Körpergewichts– verloren haben. Wenn Sie diesen Hinweis ingnorieren, werden die Warnsignale intensiver.

Bei einem Wasserverlust von etwa zwei Prozent des Körpergewichts verschwindet der Appetit. Da das Wasser aus den Zellen und dem Blutplasma rinnt, schwächt sich der Blutkreislauf. Sie fühlen sich unwohl, haben das Gefühl, das mit Ihnen etwas nicht stimmt.

Wenn sich der Wasserverlust der vier Prozent-Marke nähert, ist Ihnen leicht übel, Ihre Haut ist gerötet und Sie sind sehr, sehr müde. Weil das Körpergewebe mit weniger Wasser versorgt wird, kribbeln Hände und Füße, der Kopf schmerzt, die Körpertemperatur steigt, Atmung und Pulsschlag werden schneller.

Von nun an geht es steil bergab. Bei zehn Prozent Wasserverlust im Verhältnis zum Körpergewicht schwillt die Zunge an, die Nieren versagen und Ihnen ist so schwindlig, dass Sie nicht bei geschlossenen Augen auf einem Fuß stehen können. Sie werden es wahrscheinlich nicht einmal versuchen können, da sich die Muskeln verkrampfen.

Sollte es zu einem Wasserverlust von 15 Prozent kommen, werden Sie nichts mehr hören und auch kaum noch etwas sehen, da die Augen tief eingesunken sind und von starren Lidern bedeckt werden. Die Haut zieht sich zusammen, die Zunge verschrumpelt.

Bei 20 Prozent Wasserverlust geht es dem Ende entgegen. Mehr kann der Körper nicht mehr aushalten. Ohne lebensspendende Flüssigkeit reisst die Haut und die Organe geben ihren Dienst auf. Und – es tut mir leid, das sagen zu müssen – das tun auch Sie. *Ave atque vale.*

Sie haben Probleme mit dem Magen

Wiederholtes Erbrechen und Durchfall entziehen Ihrem Körper Wasser und Elektrolyten. Sie benötigen auch mehr Wasser, wenn Sie Fieber haben, um den durch das Schwitzen entstandenen Verlust wieder auszugleichen.

Wenn Sie so viel Wasser verlieren, dass man schon von Dehydratation sprechen kann, verlieren Sie gleichzeitig auch Elektrolyte, die Sie jedoch benötigen, um den Wasserhaushalt und die Körpertemperatur zu regulieren; sie sind auch Auslöser für Dutzende von biochemischen Reaktionen. Normales Trinkwasser kann diese Elektrolyten nicht ersetzen. Fragen Sie Ihren Arzt, welche Getränke Ihnen das benötigte Wasser und die Elektrolyten wieder zuführen, ohne jedoch Ihren Magen erneut zu reizen.

Sie treiben Sport oder leisten schwere körperliche Arbeit in einem heißen Klima

Wenn sich der Körper erhitzt, fängt er zu schwitzen an. Die verdunstende Feuchtigkeit kühlt die Haut. Blut, das aus dem inneren des Körpers zur Oberfläche transportiert wird, kühlt sich ebenfalls ab. Das abgekühlte Blut fließt wieder in den Körper zurück, um auch hier die Temperatur zu senken.

Wenn der Körper weiterhin erhitzt bleibt, wird er auch weiterhin Wasser verlieren. Wenn Sie diesen Wasserverlust nicht ausgleichen, kann es gefährlich werden, da Sie nicht nur Wasser, sondern auch Elektrolyte verlieren. Die häufigste Ursache für den temporären Verlust von Natrium, Kalium und Chlor ist starkes Schwitzen.

Ohne ausreichend Wasser und Elektrolyte verkrampfen sich die Muskeln, man fühlt sich schwindlig und schwach, und der Schweiß, der nun in Strömen fließt, wirkt nicht länger kühlend. Die Körpertemperatur steigt, und wenn Sie nun nichts unternehmen – frische Luft, eine kühle Dusche, Wasser, Fruchsäfte –, folgt den Krämpfen ein Zustand der völligen Erschöpfung, der mit einem Hitzschlag enden kann. Ein Hitzschlag führt nicht selten zum Tod.

Sie ernähren sich sehr proteinreich

Wenn Sie sehr proteinreich essen, brauchen Sie mehr Wasser als gewöhnlich, da Sie die Stickstoffverbindungen im Protein vernichten müssen. Dies gilt sowohl für Kinder, deren Babynahrung viel Protein enthält, als auch für Erwachsene, die eine Schlankheitsdiät machen, die aus proteinreicher Nahrung besteht.

Sie nehmen bestimmte Medikamente ein

Da einige Medikamente mit Wasser und Elektrolyten in Verbindung treten, sollten Sie Ihren Arzt fragen, ob Sie von beiden mehr benötigen, wenn folgende Medikamente verschrieben werden:

- ✔ **Diuretika:** Sie steigern den Verlust an Natrium, Kalium und Chlor.
- ✔ **Colchicin (ein Medikament gegen Gelenkrheumatismus):** Es behindert die Natriumabsorption.

Wenn Cola allein nicht mehr weiterhilft

Bei einer schwerwiegenden Dehydratation bedarf es schon wirksamerer Mittel als der so gerne in diesem Fall verabreichten Cola und Salzstangen. Die World Health Organization empfiehlt folgende zwei Mischungen:

(Aber halt!!! Wenn Sie gerade in Urlaub sind und im Bett liegen, weil Sie sich durch das hiesige Wasser eine Diarrhoe zugezogen haben und diese Zeilen lesen, sollten Sie nicht gleich mit der Herstellung dieser Mischungen beginnen. Sie müssen sicher sein, dass Sie absolut saubere Gläser, die Sie mit Mineralwasser gespült haben, verwenden. Ich schlage vor, dass Sie Pappbecher verwenden.)

Hier nun die Zutaten:

Glas # 1

250 ml Orangensaft

ein wenig Salz

½ Teelöffel Honig oder Sirup

Glas # 2

250 ml abgekochtes oder Mineralwasser

¼ Teelöffel Backpulver

Nehmen Sie einen Schluck aus dem einen Glas, dann dem anderen und so fort, bis beide leergetrunken sind. Sollte die Diarrhoe dennoch weiterhin bestehen bleiben, müssen Sie einen Arzt aufsuchen.

Sie haben einen hohen Blutdruck

Bei der Auswertung von über 30 Untersuchungen über hohen Blutdruck haben Wissenschaftler an der John Hopkins University 1997 herausgefunden, dass Personen, die täglich 2,5 g Kalium als Nahrungsergänzung zu sich nehmen, einen um einige Punkte niedrigeren Blutdruck haben als diejenigen, die kein Zusatzpräparat einnehmen. Sprechen Sie mal mit Ihrem Arzt darüber und vergessen Sie nicht, dass auch in der Nahrung schon reichlich Kalium vorhanden ist: eine Banane enthält pro 100 g 382 mg Kalium, 100 g getrocknete Datteln 649 mg und 100 g getrocknete Rosinen 860 mg Kalium.

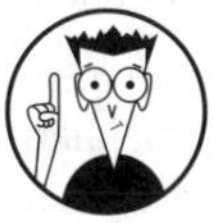

Wasser ist Wasser. Oder etwa nicht?

Chemisch betrachtet ist Wasser ein Zwitter. Es ist die einzige Substanz auf Erden, die sowohl in flüssiger (Wasser) als auch in fester Form (Eis) vorkommt – aber nicht als biegsamer »Kunststoff«. Nein, Schnee ist kein Plastikwasser. Er besteht aus vielen festen Teilchen (Eiskristallen).

Wasser kann entweder »hart« oder »weich« sein. Diese Bezeichnungen haben jedoch nichts damit zu tun, wie sich das Wasser anfühlt, sondern damit, wie hoch sein Mineralstoffgehalt ist.

- ✔ Hartes Wasser ist Wasser, das aus unterirdischen Quellen an die Erdoberfläche sprudelt. In ihm befinden sich jede Menge Mineralstoffe (hauptsächlich Kaliumkarbonat), welche es auf seinem Weg nach oben ansammelt.
- ✔ Beim weichen Wasser handelt es sich um »Oberflächenwasser«, das aus Flüssen, Seen oder Regenwasser, das in Reservoirs aufgefangen wird, stammt. Dieses Wasser enthält weniger Mineralstoffe.

In hartem Wasser können sich bis zu 100 Teilchen Kalzium, Magnesium, Eisen und Natrium in einer Million Teilchen Wasser befinden (parts per billion: ppm). Hartes Wasser enthält nicht viel Natrium. Durch die Mineralstoffteilchen kann es jedoch salzig schmecken und sich auf der Haut leicht kratzig anfühlen. Wenn Sie sich oder Ihre Wäsche mit harten Wasser waschen, kann das einen Mineralstoffschleier auf der Haut, den Haaren und den Kleidungsstücken hinterlassen.

Das weiche Wasser schmeckt nicht salzig und hinterläßt keine Spuren auf Haut, Haaren und Wäschestücken. Ist Ihr Trinkwasser weich oder hart? Das hängt häufig davon ab, in welchem Teil des Landes Sie leben. Sie können bei Ihrem Wasserwerk nachfragen, welchen Härtegrad Ihr Wasser aufweist.

Wenn Sie Ihr Wasser aber in Flaschen kaufen, dann haben Sie es mit einer anderen Sache zu tun.

Viele Leute mögen den Geschmack von Leitungswasser nicht oder glauben, dass es zum Trinken nicht sauber genug ist. Sie kaufen daher in Flaschen abgefülltes Wasser. Davon gibt es unterschiedliche Sorten:

Destilliertes Wasser ist Leitungswasser, das destilliert wurde. Hierzu wird es so hoch erhitzt, dass Dampf entsteht, der aufgesammelt und kondensiert wird und wieder als Wasser zur Verfügung steht, allerdings ohne jegliche Verunreinigung sowohl chemischen als auch mineralischen Ursprungs. (Der Ausdruck wird auch für Wasser benutzt, das durch Filtration gereinigt wurde.) Das destillierte Wasser ist in chemischen und pharmazeutischen Prozessen äußerst wichtig, da bei seiner Verwendung das Eisen nicht ausfällt und die Eiswürfel absolut klar sind. Da es geschmacklos ist, wird es auch zur Herstellung von Mixgetränken sowie Kaffee und Tee verwendet.

Mineralwasser entspringt immer Quellen. Es ist von Natur aus leicht alkalisch und wirkt dadurch entsäuernd und entwässernd (da es den Urinfluss erhöht).

Beim **Quellwasser** handelt es sich ebenfalls um ein Mineralwasser, dessen Quelle aber näher an der Oberfläche liegt, so dass es weniger Mineralstoffe enthält. Für viele hat es daher einen »saubereren« Geschmack als ein Mineralwasser.

Zusätze in der Bezeichnung, wie **quellfrisch**, sind reine Werbemaßnahmen. Hierbei handelt es sich um kein Quellwasser, sondern in aller Wahrscheinlichkeit um filtriertes Leitungswasser.

Stilles Wasser ist Wasser, das von allein an die Oberfläche fließt, wohingegen ein **kohlensäurehaltiges Wasser** durch den Druck von natürlich-vorkommenden Gasen in der unterirdischen Quelle nach oben gedrückt wird. Und worin besteht der Unterschied? Das eine blubbert, das andere nicht.

Teil III

Gesunde Ernährung

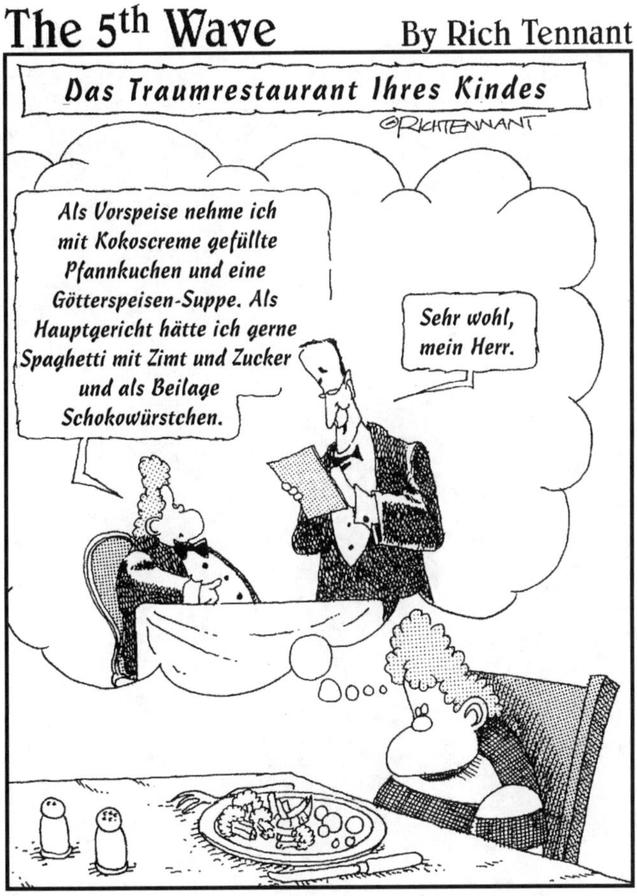
The 5th Wave
By Rich Tennant
Das Traumrestaurant Ihres Kindes
©RICHTENNANT
Als Vorspeise nehme ich mit Kokoscreme gefüllte Pfannkuchen und eine Götterspeisen-Suppe. Als Hauptgericht hätte ich gerne Spaghetti mit Zimt und Zucker und als Beilage Schokowürstchen.
Sehr wohl, mein Herr.

In diesem Teil...

lernen Sie, wie Sie Ihr Essen zusammenstellen sollten, um sich gesund zu ernähren. Jedes einzelne Kapitel ist voll von Regeln, Richtlinien und Strategien zur Auswahl der richtigen Nahrungsmittel, damit Sie sowohl Ihren Körper als auch Ihre Geschmacksnerven zufriedenstellen. Mal ehrlich – die Auswahl der Speisen ist sehr wichtig, denn warum sollten Sie etwas essen, was Ihnen nicht schmeckt?

Warum Sie essen, wenn Sie essen

14

In diesem Kapitel

- Der Unterschied zwischen Appetit und Hunger
- Signale des Körpers, die sagen: »Fütter mich«
- Woran Sie merken, wann Sie genug gegessen haben
- Was passiert, wenn Ihr Appetit unersättlich ist

Weil wir, um leben zu können, essen müssen, vergisst unser Körper auch nicht, uns daran zu erinnern, wann Zeit fürs Frühstück, Mittagessen, Abendessen und ein paar Kleinigkeiten dazwischen ist. In diesem Kapitel lernen Sie die Körpersignale kennen, die uns veranlassen, Nahrung aufzunehmen: entweder selbst zubereitet, oder in einem Restaurant oder ganz einfach aus dem Supermarktregal.

Der Unterschied zwischen Hunger und Appetit

Leute essen aus zwei Gründen: entweder aus Hunger oder aus Appetit. Hunger und Appetit bedeuten *nicht* das gleiche. Es handelt sich hierbei sogar um zwei völlig unterschiedliche Prozesse.

Hunger ist die Notwendigkeit zu essen. Es handelt sich dabei um

- ✔ eine physische Reaktion (chemische Veränderungen im Körper, die mehrere Stunden nach dem Essen durch einen niedrigen Glukosespiegel im Blut ausgelöst werden)
- ✔ einen instinktiven Schutzmechanismus des Körpers, damit ihm immer genug Treibstoff zur Verfügung steht, um seine Aufgaben zu erfüllen

Appetit ist das Verlangen zu essen. Es handelt sich dabei um

- ✔ eine sinnliche oder psychologische Reaktion (sieht gut aus! riecht gut!), die unfreiwillige physiologische Vorgänge auslöst (Speichelfluss, Magenkontraktionen)
- ✔ eine programmierte (konditionierte) Reaktion auf Essen (lesen Sie hierzu die Ausführung im nachfolgenden Kasten).

Der praktische Unterschied zwischen Hunger und Appetit besteht darin, dass Sie aus Hunger eine Bratwurst essen, der Appetit Sie aber dazu verleiten kann, noch zwei weitere zu verzehren, weil sie gut aussehen oder gut schmecken. Daher ist der Appetit gemeint, wenn wir den bekannten Ausspruch »seine Augen waren größer als sein Magen« hören.

Pawlows Hundedressur

Ivan Petrovich Pawlow (1849-1936). Der russischer Physiologe erhielt 1904 den Nobelpreis für Medizin als Anerkennung für seine Forschungen über Verdauungsdrüsen. Pawlows größte Entdeckung jedoch waren die sogenannten *konditionierten Reflexe* – eine nette Art auszudrücken, dass Menschen so trainiert werden können, dass sie physisch (oder emotional) auf ein Objekt oder ein anderes Stimuli reagieren, die sie nur an etwas erinnern, was sie lieben oder hassen.

Pawlow hat diese Tests jedoch nicht mit Menschen, sondern mit Hunden durchgeführt. Er begann damit, dass er immer mit einer Glocke läutete, wenn er seinen Laborhunden Fressen anbot. Die Hunde lernten es, das Gebimmel der Glocke mit dem Anblick und Geruch von Fressen zu assoziieren.

Nun veränderte er den Versuch dahingehend, dass er weiterhin mit der Glocke läutete, den Hunden jedoch kein Fressen mehr gab. Die Hunde reagierten jedoch so, als würden sie das Futter sehen und riechen – der Speichel floss in Strömen, obwohl der Fressnapf leer war.

Konditionierte Reflexe können nicht nur im Umgang mit Essen, sondern mit vielen anderen Dingen erlernt werden. So kann zum Beispiel einen Olympiasieger der Anblick seiner Nationalflagge zu Tränen rühren. Vor allem die Hersteller von Nahrungsmitteln wissen diesen Effekt auszunutzen, um uns dazu zu verleiten, ihre Produkte zu kaufen. Wird nicht Ihr Mund wässrig, wenn Sie das Bild einer cremigen, kakaobraunen Tafel Schokolade sehen ... Hallo, wo wollen Sie denn hin? Kommen Sie zurück!

Woran Sie erkennen, dass Sie hungrig sind

Die deutlichsten Signale, dass der Körper Nahrung braucht, und zwar sofort, sind die Reaktionen des Magens und des Blutes. Unüberhörbar und nicht zu ignorieren weisen sie darauf hin, dass wir essen müssen.

Der knurrende Magen

Ein leerer Bauch kennt keine Etikette. Wenn sie ihn nicht sofort füllen, wird er einen hörbaren – manchmal sogar beschämend lauten – Ton von sich geben. Ein solches Knurren signalisiert *Heißhunger*.

Diese Reaktionen werden für gewöhnlich von Muskelkontraktionen verursacht. Wenn Ihr Magen gefüllt ist, wird die Nahrung von diesen Kontraktionen – *Peristaltik* genannt - und den daraus entstehenden Wellen im Verdauungstrakt weiter transportiert (im 2. Kapitel können Sie mehr über das Thema Verdauung erfahren). Wenn der Magen leer ist, wird durch die Kontraktionen nur Luft zusammengedrückt, was sich durch hörbare Geräusche bemerkbar macht.

Dieses Phänomen wurde erstmals 1912 von einem amerikanischen Physiologen, Walter B. Cannon, untersucht. Cannon konnte einen Kollegen davon überzeugen, sich als Versuchskaninchen zur Verfügung zu stellen und einen kleinen Luftballon, an dem ein dünner Schlauch angeschlossen war, zu schlucken. Der Luftballon wurde mit einem speziellen Druckgerät gefüllt und geleert, um im Magen das Gefühl der Sättigung oder der Leere zu simulieren. Cannon registrierte den Druck und die Häufigkeit der Kontraktionen und stellte fest, dass diese am stärksten waren und am häufigsten auftraten, wenn in den Ballon keine Luft gefüllt wurde und damit auch der Magen »leer« war. Cannon folgerte richtig daraus: Wenn der Magen leer ist, verspüren wir Hunger.

Das Blut weiß Bescheid

Bei jeder Nahrungsaufnahme schüttet die Bauchspeicheldrüse *Insulin* aus, ein Hormon, das es ermöglicht, dass Blutzucker (Glukose) aus dem Blut in die Zellen, wo es für unterschiedliche Aufgaben benötigt wird, transportiert wird. *Glukose* ist *der* Treibstoff, den unser Körper zur Energieerzeugung verwendet. (Siehe Kapitel 8.) Das hat zur Folge, dass der Glukosespiegel im Blut ansteigt und nach einer gewissen Zeit von selbst wieder abfällt. Dieser Vorgang hinterläßt ein seltsam leeres Gefühl, vielleicht auch Schwäche, das uns dazu veranlasst, wieder Nahrung aufzunehmen.

Bei den meisten Menschen stellt sich dieser Leistungsanstieg und -abfall alle vier Stunden ein. Deshalb ist es fast auf der ganzen Welt so, dass über den Tag verteilt vier Mahlzeiten eingenommen werden. Frühstück, Mittagessen, Kaffee oder Tee (mit einer Kleinigkeit zu essen) und Abendessen.

In den Industriestaaten hat sich dieser 4-Mahlzeiten-am-Tag-Zyklus verschoben. Oft besteht die Einteilung nun aus Frühstück, Mittag- und Abendessen, mit jeweils mindestens sechs Stunden dazwischen. Die unangenehme Folge dieses Rhythmus ist ein Abfall des Glukosespiegels um etwa 16 Uhr. Häufig wird dann nur schnell nach einem meist ungesunden, fetten, kalorienreichen Pausensnack gegriffen.

So können Sie dem 4-Stunden-Hungergefühl ein Schnippchen schlagen

1989 führten die Mediziner David Jenkins und Tom Wolever an der University of Toronto einen Test durch, der ihre Theorie, dass mehrere Mahlzeiten über den Tag verteilt den Glukosespiegel im Blut gleichmäßig halten, untermauern sollte.

Die Theorie stellte sich als richtig heraus. Personen, die fünf oder sechs kleinere Mahlzeiten anstelle von drei großen zu sich nahmen, fühlten sich wohler und wiesen auch einen niedrigeren Cholesterinspiegel auf. Bereits nach zwei Wochen konnte bei den Personen, die an dem Jenkins-Wolever-Projekt beteiligt waren, ein um 13,5 Prozent niedrigerer LDL-Spiegel nachgewiesen werden als bei denen, die die gleiche Nahrungsmenge, aber auf drei Mahlzeiten verteilt, zu sich nahmen.

Wie Sie merken, dass Sie satt sind

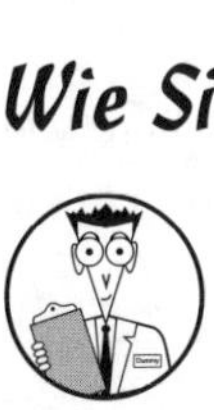

Dieses angenehme Gefühl, das sich nach dem Essen einstellt, nennt man *Sättigung,* ein Signal, das anzeigt, dass wir genug von den leckeren Brötchen zu uns genommen haben und wir uns nun vom Tisch erheben sollten.

Weitere Studien auf dem Gebiet der Ernährung und neue Erkenntnisse über die Gehirnfunktionen beweisen, dass der *Hypothalamus,* eine kleine Drüse im Gehirn, am Ende des *Gehirnstammes* (der Teil des Gehirns, der dieses mit dem Rückenmark verbindet) gelegen, den Teil des Gehirns kontrolliert, in dem Hormone und andere Chemikalien, die Hunger und Appetit auslösen, erzeugt werden (siehe Abbildung 14.1). Der Hypothalamus schüttet zum Beispiel das Neuropeptid Y (NPY) und das Peptid YY aus, zwei Chemikalien, die sich an Gehirnzellen festsetzen und von hier aus das Signal »mehr Nahrung« aussenden.

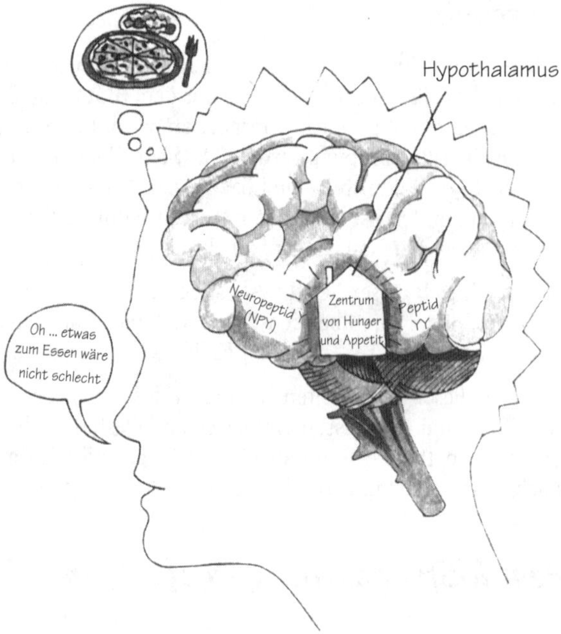

Abbildung 14.1: Der Hypothalamus kontrolliert den Appetit!

Es sind aber auch andere Körperzellen daran beteiligt, wenn Ihr Körper signalisiert: »Ich bin satt.« 1995 entdeckten Forscher an der Rockefeller University ein Gen in *Fettzellen* (die Körperzellen, in denen das Fett gelagert wird), das die Produktion eines Hormons, das *Leptin*, (vom griechischen Wort für dünn) steuert. Leptin hat anscheinend die Fähigkeit, unserem Körper mitzuteilen, wie viel Fett wir gelagert haben, und so unseren Hunger (unseren Bedarf an Nahrung als Treibstoff) zu regulieren. Leptin reduziert auch die Auschüttung von NPY im Hypothalamus und schwächt somit das Hungergefühl. Als die Leute an der Rockefeller University Mäusen, die extra dick gezüchtet wurden, Injektionen mit Leptin verabreichten, aßen diese weniger, verbrannten das Fett schneller und nahmen ganz beträchtlich ab.

Natürlich besteht nun die Hoffnung der Forschung darin, dass diese Erkenntnisse zur Herstellung von sicheren und wirksamen Mitteln gegen Fettleibigkeit führen werden.

Umwelt, Appetit und Hunger

Die Umgebung, sowohl die physische als auch psychische hat ganz gewiss einen großen Einfluss auf unseren Appetit und Hunger. Machmal führt das dazu, dass wir zu viel essen, machmal zu wenig.

Wenn es draußen kalt wird

Es ist eine altbekannte Tatsache, dass der Hunger von der Temperatur abhängig ist und wir im Winter meist mehr essen als im Sommer. Wenn die Temperaturen sinken, steigt unser Verlangen nach kalorienhaltigen Nahrungsmitteln. Was wünschen wir uns an einem kalten Tag: Auflauf, Braten, dicke Suppen. Im Sommer hingegen lechzen wir nach Salat, Obst und einfachen Gerichten.

Das es so ist, ist beileibe kein Zufall. Nahrung stellt uns Kalorien zur Verfügung. Kalorien wärmen uns. Damit unser Körper unseren Bedürfnissen immer gerecht werden kann, wandelt er Nahrung im Winter schneller in Energie um als im Sommer. Der Magen leert sich schneller, da die Nahrung schneller durch den Verdauungstrakt befördert wird, was natürlich heisst, dass sich das Hungergefühl früher als erwartet einstellt, was bedeutet, dass Sie mehr essen, um warm zu bleiben und ... nun, ich glaube Sie haben verstanden, worauf das Ganze hinausläuft.

Dehnen, heben, bewegen

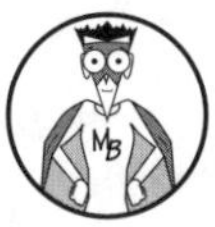

Jeder weiss, dass bei körperlicher Betätigung der Appetit steigt, oder etwa nicht? Das ist nicht unbedingt richtig. Es stimmt, dass Personen, die sich regelmäßig bewegen, einen gesunden (sprich: normalen) Appetit haben, aber in den seltensten Fällen direkt nach dem Training hungrig sind. Die Gründe liegen hierin:

- ✔ Bewegung entzieht dem Körpergewebe gespeicherte Energie – Glukose und Fett –, so dass der Glukosespiegel immer gleich bleibt und sich kein Hungergefühl einstellt.
- ✔ Bewegung verlangsamt die Beförderung der Nahrung durch den Verdauungstrakt. Der Magen leert sich langsamer, wir fühlen uns länger satt.
- ✔ **Warnung:** Wenn Sie vor dem Training, entweder im Fitnessstudio, im Freien oder bei sich zu Hause, eine schwer verdauliche Mahlzeit zu sich nehmen, werden Sie sich unbeweglich fühlen oder sogar Krämpfe bekommen.
- ✔ Übungen für den Körper und den Geist verringern das Angstgefühl. Das heisst bei manchen Leuten, dass das Verlangen nach Nahrung nachläßt.

Wer denkt ans Essen, wenn etwas weh tut?

Schwere physische Belastungen oder ernsthafte Verletzungen – ein gebrochenes Bein, eine Operation, Verbrennungen, hohes Fieber – dämmen den Appetit ein und verlangsamen die natürlichen Kontraktionen im Darm. Wenn Sie dennoch essen, kann die Nahrung im Magen liegen bleiben oder Ihre Eingeweide so dehnen, dass diese reißen. In diesen Situationen hilft nur eine intravenöse Ernährung. Über eine Nadel, die in einer Vene steckt, wird dem Körper eine Flüssigkeit mit Nährstoffen zugeführt, die dieser auch aufnehmen kann.

Medikamente und Appetit

Medikamente können den Appetit hemmen oder steigern. Darunter befinden sich auch solche, die häufig verschrieben werden. Die meisten Ärzte weisen die Patienten nicht auf diese Nebenwirkung hin, vielleicht weil sie nicht lebensgefährlich ist oder meist wieder verschwindet, wenn die Einnahme des Medikaments eingestellt wird. Hier eine Liste mit Medikamenten, die appetitanregend wirken können:

- ✔ Antidepressiva (gegen Depressionen)
- ✔ Antihistamine (gegen Allergien)
- ✔ Diuretika (Chemikalien, die unsere Nieren zu höheren Leistungen anspornen und unseren Harndrang verstärken)
- ✔ Tranquillizer (Beruhigungsmittel)

Diese Mittel könnten Ihren Appetit senken:

- ✔ Antibiotika
- ✔ Medikamente gegen Krebs
- ✔ Medikamente gegen einen zu hohen Cholesterinwert
- ✔ Medikamente gegen Pilzinfektionenen
- ✔ Medikamente gegen die Parkinson-Krankheit
- ✔ Medikament gegen epileptische Anfälle
- ✔ Blutdrucksenkende Mittel
- ✔ Appetitzügler

Nicht jedes Medikament, das in eine bestimmte Gruppe gehört (zum Beispiel Antidepressiva oder Antibiotika) hat die gleiche Wirkung auf den Appetit. So wirkt zum Beispiel das Antidepressivum Amitriptylin (Elavil) appetitsteigernd, Fluoxetin (Prozac) hingegen nicht.

Hinweis, dass ein Medikament den Appetit beeinflussen kann, ist in den seltensten Fällen ein Grund, das Mittel nicht zu nehmen. Die Kenntnis davon kann jedoch insofern hilfreich sein, dass Sie sich leichter auf diesen Nebeneffekt einstellen können. Fragen Sie daher Ihren Arzt stets danach, ob ein neu verschriebenes Medikament Einfluss auf Ihren Appetit haben kann. Lesen Sie auch immer die Packungsbeilage, da hier auf diesen Nebeneffekt hingewiesen werden muss.

Wenn Ihr Appetit außer Kontrolle gerät: Essstörungen

Grund für eine Essstörung ist immer eine seelische Erkrankung, die uns veranlasst, entweder zu viel oder zu wenig zu essen. Es handelt sich um keine Essstörung, wenn Sie hin und wieder eine ganze Tafel Schokolade verschlingen oder drei Wochen lang weniger essen, weil Sie wieder in Ihr Lieblingskleid passen wollen.

Der Unterschied zwischen einer Tafel Schokolade zu viel oder einer Diät und einer Essstörung liegt darin, dass ersteres ein gesundes und akzeptables Verhalten, letzteres aber eine möglicherweise lebensgefährliche Erkrankung ist, die einer Behandlung bedarf.

Menschen, die zu viel essen

Nicht jede Person, die mehr wiegt, als es die derzeit gültigen Richtlinien empfehlen, hat eine Essstörung. Der menschliche Körper kommt in vielen unterschiedlichen Formen und Größen vor und einige Menschen sind einfach von Natur aus größer und schwerer als andere. Eine Essstörung kann allerdings vorliegen, wenn

- ✔ eine Person ständig die Lust am Essen (Appetit) mit dem Bedürfnis nach Essen (Hunger) durcheinanderbringt,
- ✔ eine Person, der immer ausreichend Nahrung zur Verfügung steht, psychologische Probleme damit hat, wenn das Essen einmal nicht vorhanden ist,
- ✔ eine Person zum Essen greift, um Spannungen und Ängste abzubauen, die bei ihr durch eine neue Arbeit, eine Party, angebrachte Kritik, ein Zeitlimit entstehen können.

Bisher waren die Ärzte der Meinung, dass Übergewicht (vergleiche Kapitel 3) nur schwer zu behandeln ist. Neueste Forschungsergebnisse deuten jedoch darauf hin, dass einige Personen zu viel essen, weil bei Ihnen die Produktion der Chemikalien, die Hunger und Sättigung kontrollieren, gestört ist. Hierdurch eröffnen sich natürlich neue Wege auf dem Gebiet der Ernährungslehre, insbesondere gegen überhöhten Appetit.

Leute, die zu wenig essen

Bei manchen Personen drücken sich Ängste jedoch nicht dadurch aus, dass sie zu viel, sondern dass sie sehr, sehr wenig essen oder das Gegessene wieder erbrechen. In einem Fall spricht man von Anorexia nervosa, im anderen von Bulimie.

Anorexia nervosa bzw. Magersucht (freiwilliges Hungern) existiert nicht in jenen Regionen, wo es wenig zu essen gibt. Es handelt sich anscheinend um eine Wohlstandskrankheit, die auch meist unter jungen Menschen aus wohlhabenden Familien anzutreffen ist. Diese Krankheit tritt bei Frauen neunmal häufiger auf als bei Männern.

Einige Fachleute, die sich mit der Behandlung dieser Krankheiten beschäftigen, sehen in der Anorexia nervosa einen Versuch das Leben unter Kontrolle zu behalten, indem man die Entwicklung des Körpers verhindern will. Anders ausgedrückt: Indem es hungert, vermeidet ein Mädchen die Entwicklung von Brüsten und Hüften. Sich nicht weiter entwickeln heisst, dass man nicht erwachsen werden will.

Wenn diese Krankheit nicht behandelt wird, kann sie tödlich enden.

Bulimie bzw. Ess- und Brechsucht (absichtlich herbeigeführtes Erbrechen) tritt wie die Anorexia nervosa hauptsächlich bei jungen Menschen auf, und ebenfalls viel häufiger bei Mädchen als bei Jungen.

Anders als bei der Magersucht verweigert hier die betroffene Person das Essen nicht. Ganz im Gegenteil: Sie kann unglaubliche Mengen essen: ein ganzes Hühnchen, mehrere große Becher Eiskrem, einen Laib Brot.

Die an Bulimie Erkrankten wollen das Essen jedoch nicht im Körper behalten. Manchmal verwenden sie Abführmittel, aber in den meisten Fällen befreien sie sich davon, indem sie es erbrechen. Sie gehen nach der Nahrungsaufnahme in die Toilette, stecken Finger in den Mund bis weit hinunter in die Kehle, um alles wieder herauszuwürgen. Manche benutzen auch Medikamente, die ein Erbrechen erzwingen. Egal welche Methode sie anwenden, gefährlich ist es für die Betroffenen immer.

Der menschliche Körper ist nicht dafür geschaffen, abwechselnd gestopft und zum Erbrechen gebracht zu werden. Fressorgien können dazu führen, dass der Magen sich fast bis zum Platzen ausdehnt; ständiges Erbrechen kann Verwundungen in der Kehle hervorrufen. Bei der Verwendung von Medikamenten kann es zu einem hohen Verlust an Kalium kommen, was Herzrhythmusstörungen oder sogar einen Herzstillstand auslösen kann.

Ein Sympton teilen sich jedoch beide Krankheiten: Die Betroffenen sind unfähig, sich so zu sehen, wie sie tatsächlich sind. Sie fühlen sich immer zu dick, selbst dann, wenn sie nur noch aus Haut und Knochen bestehen.

Bei Essstörungen handelt es sich also um lebensgefährliche Krankheiten, die jedoch behandelt werden können. Wenn Sie an sich selbst (oder an jemandem, den Sie kennen) diese Verhaltensmuster feststellen, sollten Sie sich einem Arzt anvertrauen und eine Behandlung beginnen.

Erhalten Sie sich einen gesunden Appetit

Sie lernen am besten mit Hunger und Appetit umzugehen, wenn Sie die Hinweise des Körpers erkennen und befolgen.

Essen Sie, wenn Sie hungrig sind, vernünftige Portionen, so dass Sie ein realistisches Gewicht halten können. (Sie sind sich nicht sicher, wie viel Sie wiegen sollen? Schauen Sie in der Gewichtstabelle im dritten Kapitel nach.)

Vielleicht sollten Sie sich bei dem Bemühen im richtigen Umgang mit Ihrem Appetit vor Augen halten, dass niemand perfekt ist. Gönnen Sie sich einen Tag, an dem Sie ohne schlechtes Gewissen über die Stränge schlagen dürfen, indem Sie die Kalorienzufuhr an den folgenden Tagen entsprechend einschränken. Mal ein bisschen geben, mal ein bisschen nehmen, so kann nichts schief gehen.

Was gehört zu einer gesunden Ernährung?

15

In diesem Kapitel

- Richtlinien für eine gesunde Ernährung
- Wie bestimmt man den Fettanteil?
- Wie viel Salz und Zucker sind erlaubt?
- Beim Alkoholgenuss Maß halten

Wie sieht eine gesunde Ernährung aus? Wer bestimmt, was und wie viel gesund und ungesund ist? Es gibt eine Vielzahl von Organisationen, die sich mit diesen Fragen beschäftigen und häufig ganz unterschiedliche Standpunkte einnehmen. Um keine allzu große Verwirrung entstehen zu lassen und Aussagen im Ernährungsbereich zu standardisieren, veröffentlicht die Deutsche Gesellschaft für Ernährung (DGE) die DGE-Beratungs-Standards. Entsprechende Organisationen gibt es in allen Ländern, zum Beispiel in den USA die USDA-Standards (USDA=U.S. Department of Agriculture). Daran können sich nicht nur Ernährungsfachkräfte, sondern auch Medien und Organisationen, die zum Thema Ernährung sachlich und zutreffend informieren wollen, orientieren.

Die Beratungs-Standards der DGE werden sukzessive auch im Koordinierungskreis »Öffentlich geförderte Ernährungsaufklärung« abgestimmt. Der Koordinierungskreis besteht aus folgenden Einrichtungen: Bundesministerium für Gesundheit (BMG), Bundesministerium für Ernährung, Landwirtschaft und Forsten (BML), Vertretern der Landwirtschaftsministerien und der Landwirtschaftskammern der Länder (VLK), Auswertungs- und Informationsdienst für Ernährung, Landwirtschaft und Forsten (aid), Arbeitsgemeinschaft der Verbraucherverbände (AgV), Bundeszentrale für gesundheitliche Aufklärung (BzgA) und der Deutschen Gesellschaft für Ernährung (DGE). Alle Standards, die bereits im Koordinierungskreis abgestimmt wurden, tragen die Logos der mit Ernährungsaufklärung beauftragten Institutionen des Koordinierungskreises: aid, AgV, BzgA, VLK und DGE. Damit wird deutlich, dass zu diesen Aussagen ein Konsens der öffentlich geförderten Ernährungsaufklärung besteht.

Richtlinien, die bei der Zusammenstellung der Nahrung beachtet werden sollten

1: Suchen Sie die Abwechslung

Stellen Sie sich Nahrungsmittel als kleine Päckchen, die mit Nährstoffen gefüllt sind, vor. So enthält zum Beispiel eine Orange Vitamin C, Vitamin A, Kalzium, Phosphor, Kalium, Thiamin, Riboflavin, Niacin und einige einfache Kohlenhydrate (Zucker), komplexe Kohlenhydrate (Ballaststoffe) und ein klein wenig Protein. Das klingt gut, aber es gibt Einschränkungen.

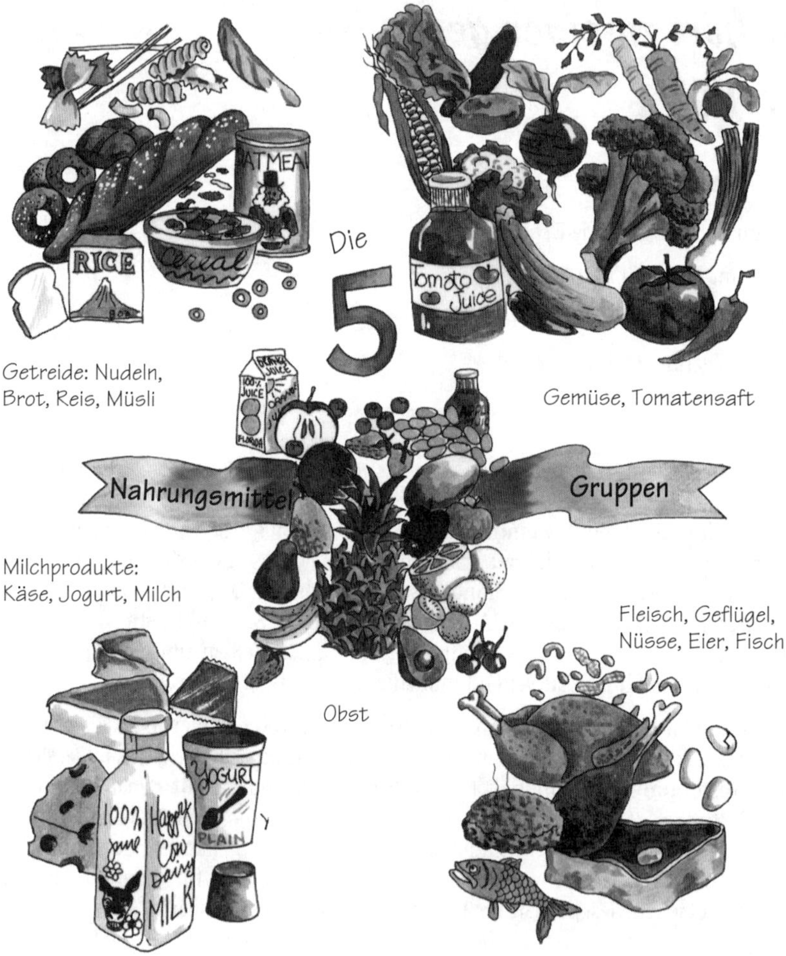

Die
5
Getreide: Nudeln,
Brot, Reis, Müsli
Gemüse, Tomatensaft
Nahrungsmittel
Gruppen
Milchprodukte:
Käse, Jogurt, Milch
Fleisch, Geflügel,
Nüsse, Eier, Fisch
Obst
RICE
OATMEAL
Tomato Juice
YOGURT
PLAIN
MILK

Abbildung 15.1: Die fünf Nahrungsmittelgruppen

Orangen enthalten weder Vitamin B12 noch Eisen. Ersteres erhalten Sie nur aus tierischen Nahrungsmitteln – Geflügel, Fisch, Rind, Milch, Käse oder Eier – letzteres entweder aus den gleichen Erzeugnissen oder Vollkornprodukten, Rosinen, Nüssen, Samen und Kartoffelschalen. Das gleiche gilt natürlich auch umgekehrt. Wenn die Nahrung aus vielen tierischen Produkten besteht, fehlen Ihnen Ballaststoffe, Vitamin E und Vitamin C.

Kurz gesagt: Kein Nahrungsmittel und keine Nahrungsmittelgruppe, ganz egal wie wertvoll sie im Einzelnen sind, gibt Ihrem Körper alle Nährstoffe, die er braucht. Gesunde Ernährung muss daher immer abwechslungsreich sein

Nachfolgende Tabelle 15.1 enthält die unterschiedlichen Nahrungsmittelgruppen und Portionen, die pro Tag gegessen werden sollen. Bei den Portionen gibt es eine gewisse Spannweite, abhängig davon, ob Sie wenig essen (ca. 1500 Kalorien am Tag) oder wie ein Schwerstarbeiter (2500 bis 3000 Kalorien am Tag).

Nahrungsmittelgruppe	Produkte	Empfohlene Portion pro Tag
Getreide	Brot, Getreideflocken, Nudeln, Reis	6-11
Gemüse	Alle Arten und Säfte	3-5
Obst	Alle Arten und Säfte	2-4
Milchprodukte	Milch, Jogurt, Käse	2-3
Fleisch	Fleisch, Geflügel, Fisch, Hülsenfrüchte, Eier, Nüsse	2-3

(Quelle: U S. Department of Agriculture, Washington D.C.: »Dietary Guidelines for Americans, 4th. ed«)

Tabelle 15.1: Die fünf Nahrungsmittelgruppen = ein gesunder Ernährungsplan

2: Gleichen Sie die Nahrungsaufnahme durch körperliche Bewegung aus – halten Sie Ihr Gewicht oder verringern Sie es

Wenn Sie mehr Kalorien aufnehmen, als der Körper für die Arbeit von Herz, Lungen, Gehirn und so fort sowie Bewegung benötigt, wird er die überschüssigen Kalorien in Form von Fett speichern. Das bedeutet, dass Sie zunehmen. Das gleiche gilt natürlich umgekehrt. Wenn Sie an einem Tag mehr Energie verbrauchen, als Sie über die Nahrung aufnehmen, werden Sie an Gewicht verlieren, da der Körper die Fettreserven angreift.

Ich bin nicht gerade talentiert in Mathematik, aber sogar ich verstehe die einfachen Gleichungen, die das oben Beschriebene illustrieren. E bedeutet Energie (Kalorien), > »größer als«, < »kleiner als« und G Gewicht.

$E(rein) > E(raus) = +G$

$E(rein) < E(raus) = -G$

Hier handelt es sich nicht um die Relativitätstheorie, daher glaube ich, Sie wissen, was ich meine.

Kalorien in der Realität

Jetzt kommt der Bezug zur Realität. Damit können Sie gut nachvollziehen, wie diese Energie-rein-Energie-raus-Theorie funktioniert. Legen Sie ein Lesezeichen zwischen diese Seiten und blättern Sie zurück zu Tabelle 3.1 im dritten Kapitel. Anhand der Tabelle können Sie berechnen, wie viel Kalorien eine Person pro Tag zu sich nehmen darf, ohne zuzunehmen. Sogar schon leichte körperliche Aktivitäten erhöhen die Anzahl der Kalorien, die erlaubt sind, um das Gewicht zu halten. Je mehr Sie sich anstrengen, umso mehr dürfen Sie natürlich essen. Nehmen wir mal an, Sie sind ein Mann, 25 Jahre alt und wiegen 63 kg. Aus der Tabelle ersehen Sie, dass Ihr Körper am Tag etwa 1600 Kalorien benötigt, um seine Arbeit leisten zu können. Natürlich brauchen Sie mehr Energie, als diesen Grundbedarf für Ihre körperlichen Aktivitäten. Der tatsächliche Bedarf ist davon abhängig, wie viel Sie sich bewegen. Die Einteilung erfolgt in drei Gruppen:

✔ Zu den leichten Arbeiten zählen zum Beispiel Reparaturarbeiten und Putzen. Nun können Sie die tägliche Kalorienaufnahme schon auf 2645 erhöhen.

- Mittelschwere körperliche Arbeit, wie schnelles Gehen bei etwa sieben Stundenkilometern, erfordert einen Kalorienbedarf von 2810.
- Schwere körperliche Leistungen, wie Fußball spielen oder Löcher schaufeln, gibt Ihnen die Freiheit, jeden Tag bis zu 3471 Kalorien zu verzehren, ohne dass Sie auch nur ein Gramm zunehmen.

Anders ausgedrückt: Ein 63 kg schwerer Mann, der seine körperlichen Aktivitäten von mittel auf schwer steigert, darf seinen Kalorienkonsum noch um 826 steigern, ohne dass er zunimmt. So viel befindet sich etwa in einer großen Portion Spaghetti und 250 ml fettfreier Tomatensauce.

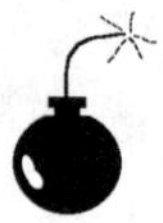

Nicht jeder, der abnehmen möchte, kann – oder sollte – nun gleich losstürmen, einen Baum fällen oder einem Ball hinterherjagen, um ein paar Tore zu schießen. Wenn Sie in letzter Zeit stark zugenommen haben, schon lange Zeit übergewichtig sind, seit geraumer Zeit keinen Sport getrieben haben oder an einer chronischen Krankheit leiden, müssen Sie vorher unbedingt mit einem Arzt besprechen, wie viel Sie sich zumuten dürfen. (**Achtung:** Kehren Sie jedem Fitnessstudio sofort den Rücken, das Ihnen ohne Kontrolle Ihres Pulses, der Atmung und so fort ein Trainingsprogramm verpasst.)

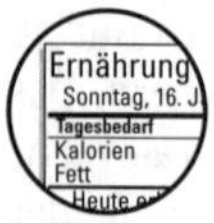

In Tabelle 15.2 finden Sie einige Vorschläge für mittelschwere körperliche Aktivitäten, die für einen gesunden Erwachsenen geeignet sind.

Aktivität
Gehen (5 bis 7 km pro Stunde)
Leichte Turnübungen
Tischtennis
Rasen mähen
Golf (Ausrüstung selbst tragen oder hinter sich her ziehen)
Hausarbeiten, Wände anstreichen
Joggen
Schwimmen
Rad fahren (etwa 15 km pro Stunde)
Gartenarbeit
Tanzen

Tabelle 15.2: Körperliche Aktivitäten, die sogar einen Kartoffelsack fit machen

Weitere Gründe, sich zu bewegen

Die Kontrolle oder Verringerung des Gewichts ist ein guter Grund, um sich mehr zu bewegen. Er ist aber nicht der einzige. Hier lernen Sie vier weitere kennen:

- **Bewegung vergrößert die Muskelmasse.** Wenn Sie regelmäßig trainieren, werden Sie bald mehr Muskelgewebe aufweisen als der Durchschnitt. Da Muskelgewebe schwerer als Fettgewebe ist, können Sportler (sogar diejenigen, die nur am Wochenende Sport machen) bald mehr wiegen als zu der Zeit, wo sie mit dem Sport begannen, um abzunehmen. Eine kürzliche Untersuchung am Human

Nutritional Research Center in North Dakota ergab, dass ein höheres Muskel-Fett-Verhältnis gesünder und auf die Dauer wichtiger ist als das Körpergewicht. Mit Übungen, die die Muskelmasse erhöhen und den Fettanteil reduzieren, können Sie demnach etwas für Ihre Lebenserwartung tun.

- ✔ **Bewegung verringert die Fettdepots des Körpers.** Leute, die um die Taille herum dick sind und weniger Fett auf den Hüften haben (ein »apfelförmiger« Körperbau im Gegensatz zu einem »birnenförmigen«) erkranken häufiger an gewichtsbedingten Krankheiten. Durch ein gezieltes Training können Sie den Bauchspeck reduzieren und damit das Risiko einer Erkrankung senken. Damit Sie feststellen können, welchem Typ Sie angehören, sollten Sie sich ein Maßband schnappen und Ihre Taille und den Hüftumfang (auf der Höhe der Pobacken) messen. Wenn Ihre Taille - der Bauch - dicker ist, gehören Sie dem Apfel-Typ an, bei einem größeren Hüftumfang dem Birnen-Typ.
- ✔ **Sport und Training stärkt die Knochen.** Osteoporose (ein Abbau des Knochengewebes, der das Risiko von Knochenbrüchen erhöht) trifft nicht nur kleine, alte Damen. Es stimmt zwar, dass die Knochenmasse einer Frau im Durchschnitt schneller abnimmt als die eines Mannes, aber so etwa ab dem 35. Lebensjahr trifft dieser Prozess beide Geschlechter gleichermaßen. Ein Trainingsprogramm kann diesen Prozess verlangsamen, aufhalten oder in manchen Fällen sogar umkehren. Durch das Training wird auch das Muskelgewebe aufgebaut, das die Knochen mit unterstützt. Stärkere Knochen bedeuten weniger Frakturen, bedeuten ein niedrigeres Risiko gegenüber potenziell lebensbedrohlichen Komplikationen.
- ✔ **Sport erhöht das Denkvermögen.** Sie wissen bereits, dass Bewegung den Transport von Sauerstoff zu Ihrem Herzen erhöht. Wussten Sie aber auch, dass es den Transport von Sauerstoff zum Gehirn erhöht?
- ✔ Wenn Sie unter Zeitdruck stehen oder Ihnen etwas Sorge macht, wird es Ihnen keine Probleme bereiten, die ganze Nacht wach zu bleiben. Den gleichen Effekt erzielen Sie damit, wenn Sie spät abends noch Sport treiben. Laut Judith J. Wurtmann, Ernährungswissenschaftlerin am Massachusetts Institute of Technology (M.I.T) verlangt unser Körper, wenn wir zu einer Zeit arbeiten, wo wir uns für gewöhnlich entspannen, nach Ruhe, auch wenn unser Gehirn auf Hochtouren läuft. Wir können den Körper jedoch überlisten, wenn wir stündlich aufstehen und uns strecken, ein wenig im Zimmer auf und ab gehen oder ein paar Sit-Ups ausführen. Damit regen wir unseren Kreislauf wieder an und erwärmen unserere Muskeln. Dies führt dazu, dass wir uns wacher fühlen und weiter arbeiten können.

3: Essen Sie viele Getreideerzeugnisse, Gemüse und Obst

Worum handelt es sich bei Nahrungsmitteln, die jede Menge Vitamine, Mineralstoffe, komplexe Kohlenhydrate (Stärke und Ballaststoffe) und sehr wenig Fett enthalten? Richtig. Um pflanzliche Produkte. Nur in den Pflanzen befindet sich dieses kostbare Gemisch aus Vitaminen, Mineralstoffen und komplexen Kohlenhydraten. Pflanzliche Lebensmittel enthalten wenig Kalorien und viele Ballaststoffe. Und sie enthalten Chemikalien, die Antioxidanzien, die die freien Radikalen (unvollständige Molekülteilchen) daran hindern, sich miteinander zu verbinden und toxische Substanzen zu bilden. Die Liste, die die positive Wirkung von pflanzlichen Nahrungsmitteln zusammenfasst, scheint von Tag zu Tag länger zu werden.

Pflanzliche Nahrungsmittel

- ✔ haben ein großes Volumen und wenig Kalorien. Man fühlt sich satt, ohne zuzunehmen.
- ✔ enthalten sehr wenig Fett und kein Cholesterin, was bedeutet, dass das Risiko einer Herzerkrankung gesenkt wird.
- ✔ enthalten viele Ballaststoffe, die ebenfalls das Risiko einer Herzerkrankung senken. Ausserdem verhindern sie Verstopfungen und damit auch die Bildung von Hämorrhoiden oder lindern, falls diese schon vorhanden sind, beim Stuhlgang den Schmerz. Mit Hilfe der Ballaststoffe wird die Nahrung schneller durch den Verdauungstrakt transportiert, was das Risiko einer Divertikuloseerkrankung (eine Entzündung, die von Nahrungsresten in den Ausstülpungen der Darmwände ausgelöst wird) senkt. Sie sind auch ganz entscheidend an der Verhütung von Krebs in der Speiseröhre, im Kehlkopf, im Rachen und im Magen beteiligt.

  Anmerkung: Ob eine ballaststoffreiche Kost auch das Risiko einer Darmkrebserkrankung senken kann, ist noch fraglich. Einige Studien sind zur Zeit im Gange, die dieser Frage nachgehen.
- ✔ haben einen hohen Anteil an Phytochemicals. Auch von diesen glaubt man, dass sie das Risiko von Herz- und Krebserkrankungen senken können. (Mehr über diese Wundermittel können Sie in Kapitel 12 nachlesen).

Wegen der oben genannten Gründe empfehlen die Ernährungsspezialisten, dass der Hauptanteil der Kalorien aus Getreideerzeugnissen, Obst und Gemüse stammen sollte. Hierzu zählen auch die Hülsenfrüchte, die in Tabelle 15.1 in der Gruppe der Fleischprodukte enthalten sind. Natürlich wissen Sie, dass es sich dabei um Gemüse handelt.

4: Essen Sie wenig Fett, wenig gesättigte Fettsäuren und wenig Cholesterin

Fett ist ein lebensnotwendiger Nährstoff. Der Körper benötigt sogar das im schlechten Ruf stehende Cholesterin. 1996 wurde in dem Wissenschaftsmagazin *Science* eine Studie veröffentlicht, die zeigt, dass eben jenes Cholesterin, welches bei einem Erwachsenen zu einem erhöhten Risiko einer Herzerkrankung führen kann, für das gesunde Wachstum eines Embryos unverzichtbar ist. Cholesterin löst in bestimmten Genen die Fähigkeit aus, den Zellen mitzuteilen, dass sie bestimmte Körperteile bilden sollen – Arme, Beine, Rückgrat und so weiter. Ungefähr ein Kind unter 9000 wird mit einem Geburtsfehler geboren, der darauf zurückgeführt wird, dass ihm Cholesterin fehlte.

Erwachsene sollten jedoch den Anteil des Fettes in der Nahrung beachten, um Krankheiten vorzubeugen, die direkt mit einem Übergewicht in Verbindung gebracht werden. Dazu gehören Herzerkrankungen, Diabetes und einige Krebsarten.

Die magischen 30 Prozent

Ernährungsspezialisten empfehlen, dass die Gesamtmenge an Kalorien in der Nahrung nur zu maximal 30 Prozent vom Fett stammen soll.

Jetzt stellt sich natürlich die Frage, wie wir feststellen, wie viel Fett in der Nahrung enthalten ist. Essen soll ja Spaß machen – aber wie kann es das, wenn wir bei jeder Mahlzeit erst einmal komplizierte

Berechnungen ausführen müssen? Im Anhang finden Sie die Angaben über den Kalorien- und Nährstoffgehalt von vielen Lebensmittel: für eine Tasse Milch, eine Scheibe Brot, ein Stück Obst oder einen Hühnerschenkel.

In dieser Tabelle können Sie nachlesen, wie viel Fett sich in den Lebensmitteln befindet, die Sie essen. Nehmen wir zum Beispiel einen Camembert, der laut Packungsangabe 115 Kalorien und 9 g Fett enthält. Erinnern Sie sich, dass in einem Gramm Fett neun Kalorien enthalten sind? Um festzustellen, wie viel Prozent Fett in diesem Camembert enthalten sind, müssen Sie folgende Rechnung anstellen:

1. **Multiplizieren Sie das Grammgewicht des Fettes mit 9 (die Anzahl der Kalorien in einem Gramm Fett).**

   Das ergibt in unserem Fall 9 Gramm multipliziert mit 9: 81 Kalorien stammen vom Fett.

2. **Dividieren Sie nun das Ergebnis aus 1 durch die Gesamtanzahl der Kalorien im Camembert. Nun kennen Sie den Prozentanteil des Fettes.**

   Wir teilen also 81 (die Kalorienmenge, die im Fett enthalten sind) durch 115 (die Gesamtkalorienmenge im Käse). Das Ergebis: 0,7 x 100 = 70 Prozent. Der Prozentanteil des Fettes im Käse ist sage und schreibe 70 Prozent.

Die supertollen 10 Prozent

Weiterhin wird empfohlen, dass nicht mehr als 10 Prozent der täglichen Kalorien aus der Aufnahme gesättigter Fettsäuren stammen. (In Kapitel 7 können Sie nachschlagen, was damit gemeint ist.)

Um das zu klären, helfen uns ebenfalls die Angaben im Anhang weiter. Die Tabelle enthält pro Nahrungsmittel den Gesamtanteil an Fett und den Anteil an ungesättigten Fettsäuren. Die Differenz aus den beiden ergibt den Anteil an gesättigten Fettsäuren. Verwenden Sie nun diese Zahl und die Formel 1 und 2, um zu berechnen, wie hoch der Anteil der Kalorien aus gesättigten Fettsäuren an den Gesamtkalorien ist.

(Offizielle Angaben) Schauen Sie sich nachfolgende Tabelle 15.3 an. Hieraus ersehen Sie, wie viel Gramm Fett auf 30 beziehungsweise 10 Prozent bei einer täglichen Aufnahme von 1500, 2000, 2500 und 3300 entfallen.

Kalorienaufnahme pro Tag	30 Prozent davon entsprechen so viel Gramm Fett	10 Prozent davon entsprechen so viel Gramm Fett
1500	450 Kalorien=50 Gramm	150 Kalorien=17 Gramm
2000	600 Kalorien=67 Gramm	200 Kalorien=22 Gramm
2500	750 Kalorien=83 Gramm	250 Kalorien=37 Gramm
3300	990 Kalorien=110 Gramm	330 Kalorien=37 Gramm

(Quelle: U.S. Department of Agriculture, Washington D.C.: »Nutritive Value of Foods«)

Tabelle 15.3: Der empfohlene Anteil an Fett in der Nahrung

Die empfohlenen 300-oder-weniger

Die von Spezialisten erstellten Ernährungsrichtlinien schlagen vor, dass in 2000 Kalorien nicht mehr als 300 mg Cholesterin enthalten sein sollten. Wenn Sie weniger Kalorien zu sich nehmen, sollte auch der Cholesterinanteil entsprechend niedriger sein.

5: Schränken Sie Ihren Zuckerkonsum ein

Zucker ist ein ausgezeichneter Energielieferant. Das ist seine gute Seite. Allerdings ist er auch sehr kalorienreich und füttert diejenigen Bakterien, die über Ihre Hauer herfallen. Die Lösung des ersten Problems heisst Einschränkung, die des zweiten: Putzen Sie Ihre Zähne nach jeder Mahlzeit und benutzen Sie häufig Zahnseide.

Frage: Was ist für Ihre Zähne schädlicher, ein Stück Schokolade oder ein paar Rosinen? Stimmt, die Frage ist nicht einfach. Ja, die Antwort lautet: die Rosinen.

Die Erklärung ist jedoch nicht schwer. In beiden Nahrungsmitteln steckt viel Zucker, die Schokolade wirkt jedoch weniger zerstörerisch auf die Zähne, da sie sich schneller auflöst und vom Speichel von den Zähnen und aus dem Mund entfernt wird. Rosinen sind klebrig. Putzen Sie sich nach deren Verzehr gleich die Zähne und benutzen Sie am besten auch noch eine Zahnseide, sonst werden die klebrigen Reste den hungrigen Bakterien noch lange Nahrung liefern.

Obwohl natürliche Zucker in allen Obst- und Gemüsesorten enthalten sind, wird mit größter Wahrscheinlichkeit der Zucker, der sonst in Nahrungsmitteln enthalten ist, diesen zugesetzt. Hier sind die Namen der Zucker, die Sie am häufigsten auf den Verpackungen finden werden. Sie können davon ausgehen, dass der Zuckergehalt hoch ist, wenn er an erster oder zweiter Stelle in der Zutatenliste steht.

- ✔ Brauner Zucker
- ✔ Malz
- ✔ Sirup
- ✔ Fruktose
- ✔ Fruchtsaftkonzentrat
- ✔ Glukose (Dextrose)
- ✔ Sirup (hoher Fruktoseanteil)
- ✔ Honig
- ✔ Invertzucker (50:50 Fruktose-Glukose)
- ✔ Laktose
- ✔ Maltose
- ✔ Molasse
- ✔ Rohzucker
- ✔ Zucker (Saccharose)
- ✔ Sirup

6: Gehen Sie mit Salz und Natrium sparsam um

Natrium ist ein Mineralstoff, der an der Regulierung des Wasserhaushaltes beteiligt ist, indem er den Austausch von Wasser in und aus den Zellen heraus regelt (vergleiche Kapitel 13). Ziel dieser Funktion ist es, dafür zu sorgen, dass sich immer eine ausreichende Menge Wasser in den Zellen befindet, aber nicht so viel, dass die Zelle unter dem Druck von zu viel Wasser platzt.

Die meisten Menschen haben durch den Verzehr von Natrium keine Probleme. Sie essen an einem Tag viel davon, am nächsten jedoch weniger und der Körper richtet sich darauf ein. Bei einigen Personen funktioniert das allerdings nicht so gut. Wenn ihre Nahrung viel Natrium enthält, scheint dies den Blutdruck zu beeinflussen: er steigt an. Wenn Sie bereits einen zu hohen Blutdruck haben, können Sie leicht feststellen, ob eine Verringerung des Natriumkonsums auch den Blutdruck senkt. Bisher wurde auf jeden Fall noch kein Beweis erbracht, dass bei Personen, die keinen hohen Blutdruck haben, dieser durch eine natriumreiche Kost steigt.

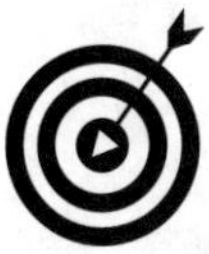

Da es niemanden schadet, empfehlen die Ernährungsexperten jedoch allgemein den Verzehr von Natrium einzuschränken. Hierdurch wird zumindest bei den Personen, die auf das Salz reagieren, der Blutdruck gesenkt.

Ein reduzierter Salzkonsum hat noch eine weitere positive Nebenwirkung. Sie können Gewicht verlieren. Warum? Natrium ist *hydrophil* (hydro=Wasser; phil=liebend), das heisst, es bindet Wasser. Wenn Sie weniger Salz essen, hält der Körper weniger Wasser zurück, Sie sind weniger aufgeschwemmt und fühlen sich dünner.

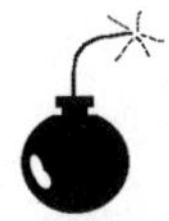

Reduzieren Sie den Salzkonsum jedoch nicht drastisch, ohne dies vorher mit Ihrem Arzt zu besprechen. Sie wissen ja, dass das Natrium ein lebensnotwendiger Nährstoff ist. Die Experten empfehlen einen sparsamen Umgang damit, jedoch keinen vollständigen Verzicht.

Was ist also eine vernünftige Menge beim Salzkonsum? Der Natriumbedarf eines Erwachsenen ist mit 2-3 g Kochsalz pro Tag gedeckt. Das ist ein leicht gehäufter Teelöffel Salz.

Wie bei den Zuckern, so befindet sich auch das Salz bereits in vielen Nahrungsmitteln. Am höchsten ist die Konzentration bei Käse, Meeresfischen und Schalentieren. In einigen Nahrungsmitteln ist nur wenig Salz enthalten. Wenn diese Produkte jedoch weiterverarbeitet werden, nehmen sie viel Salz auf. So enthalten zum Beispiel 160 g gekochte, frische Erbsen etwa 2 mg Natrium. Wenn Sie diese Menge jedoch aus einer Dose entnehmen, können darin bis zu 493 mg Natrium versteckt sein.

Natürlich ist das Salz auch reichlich in den Lebensmitteln enthalten, die wir so zwischendurch zu uns nehmen: Chips und Erdnüsse. Und dann dürfen wir auch nicht die Menge vergessen, die wir oft großzügig über unserem Essen bei Tisch verteilen. Aber nicht bei allem Natrium, das wir verzehren, handelt es sich um Natriumchlorid (Salz). Andere Natriumverbindungen sind oft in Konservierungsmitteln, Verdickungsmitteln und Puffern (Chemikalien, die Säure neutralisieren) enthalten.

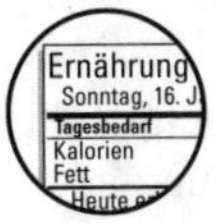

Tabelle 15.4 führt einige Natriumverbindungen auf, die den Lebensmitteln zugesetzt werden. In Tabelle 15.5 handelt es sich um Natriumverbindungen, die in rezeptfreien Medikamenten enthalten sein können.

Verbindung	Was es ist oder bewirkt
Mono-Natriumglutamat	Geschmacksverstärker
Natriumbenzoat	Konservierungsmittel
Natriumcaseinat	Verdickungsmittel und Proteinzusatz
Natriumchlorid	Tafelsalz (Gewürz)
Natriumzitrat	Bindet die Kohlensäure in Limonaden

Verbindung	Was es ist oder bewirkt
Natriumhydroxyd	Erleichtert das Entfernen der Haut von Tomaten und Obst vor dem Einmachen
Natriumnitrat/nitrit	Konservierungsmittel (für gepökeltes Fleisch)
Natriumphosphat	Zur Nährstoffergänzung
Natriumsaccharin	Kalorienfreier Süßstoff

(Quelle: U.S. Department of Agriculture, Washington D.C.: »The Sodium Content of Your Food«)

Tabelle 15.4: Natriumverbindungen in Lebensmitteln

Natriumverbindungen	Was es ist
Natriumascorbat	Eine Form von Vitamin C, das in Vitaminpräparaten enthalten ist
Natriumbikarbonat	Neutralisiert Säuren
Natriumbiphosphat	Abführmittel
Natriumzitrat	Neutralisiert Säuren
Natriumfluorid	Mineral, das in Zusatzpräparaten zur Nahrungsergänzung und in Zahnpasten enthalten ist
Natriumphosphat	Abführmittel
Natriumsaccharin	Süßstoff
Natrimsalizylat	Schmerzmittel (ähnlich dem Aspirin)

(Quelle: American Pharmaceutical Association, Washington, D.C.: »Handbook of Nonprescription Drugs«))

Tabelle 15.4: Einige Natriumverbindungen in rezeptfreien Medikamenten

7: Wenn Sie Alkohol trinken, dann in Maßen

Das klingt wie ein Ratschlag von Muttern, oder etwa nicht? Richtig? Maß halten, maßvoll – das haben Sie auch schon bei anderen Dingen gehört -, aber was heisst das? Laien (wie du und ich) werden diesen Begriff wohl so verstehen, welchen Effekt Alkohol auf unsere Fähigkeit hat, einfache Dinge – sprechen, klar denken, auf einer geraden Linie gehen – auszuführen. Es ist wohl klar, dass man nicht mehr von maßvollem Trinken sprechen kann, wenn Sie lallen oder über Gegenstände fallen, die sich Ihnen in den Weg stellen.

Ernährungswissenschaftler haben natürlich ihre eigene Definition für maßvolles Trinken aufgestellt. Sie bezeichnen einen Alkoholkonsum als maßvoll, wenn der Körper die Alkoholmenge so umwandeln kann, dass kein erhöhtes Risiko für eine Krebs- oder Lebererkrankung entsteht. Für den Abbau von Alkohol benötigt der Körper das Enzym *Alkoholdehydrogenase* (ADH), welches von Drüsen im Magen, in den Darmwänden und in der Leber ausgeschüttet wird.

Aus Gründen, die bisher unbekannt sind, bildet sich bei den Frauen weniger Alkoholdehydrogenase als bei den Männern. Das hat natürlich zur Folge, dass der weibliche Körper den Alkohol langsamer abbaut und die Frau dessen Wirkung auch schneller und intensiver spürt als ein Mann. Die alte Mär, dass Er Sie unter den Tisch trinken kann, ist also kein Märchen. Das ist rein physiologisch bedingt.

Ernährungswissenschaftler definieren maßvolles Trinken als ein alkoholisches Getränk am Tag für die Frau, zwei für den Mann. Aha, denken Sie, aber wie viel ist ein Getränk? Gute Frage. Hier die Antwort:

- ✔ 400 ml Exportbier (150 Kalorien)
- ✔ 150 ml Wein (100 Kalorien)
- ✔ 6 ml 80%igen Alkohol (100 Kalorien)

(Quelle: U.S. Department of Agriculture, Washington D.C. »Dietary Guidelines for Americans«, 4th ed.)

Einige Leute sollten überhaupt keinen Alkohol trinken, nicht einmal in geringen Mengen. Dazu gehören Alkoholiker, Fahrer von Transportmitteln oder solche, die sich stark konzentrieren oder ganz auf das Reaktionsvermögen verlassen müssen sowie diejenigen, die bestimmte Medikamente einnehmen (verschreibungspflichtige oder auch rezeptfreie). Mehr Informationen zum Thema Alkohol finden Sie auch im neunten Kapitel.

Okay: Jetzt können Sie sich entspannen

Das Leben richtet sich nicht nur nach Regeln. Sie müssen die sieben Richtlinien nicht jeden Tag bis in alle Einzelheiten befolgen. Nobody's perfect und Regeln dürfen gebrochen werden , wenigstens ab und zu. So ist zum Beispiel eine Richtlinie, dass nicht mehr als 30 Prozent unserer täglichen Kalorienzufuhr von Fett stammen sollte. Ich schließe aber jede Wette mit Ihnen ab, dass Sie diese Richtlinien weit überschreiten, wenn Sie dieses Wochenende auf ein Fest eingeladen sind und Sie sich am Buffet

- ✔ Camembert (70 Prozent der Kalorien im Fett),
- ✔ ein Steak (56 Prozent) und einen Salat mit einem Thousand Island Dressing (90 Prozent) und
- ✔ ein Stück Sahnetorte (so weit kann ich nicht zählen)

aufs Tablett laden.

Löst das eine Krise aus? Sollten Sie vielleicht lieber zu Hause bleiben? Oder den ganzen Abend über den Mund nicht aufmachen? Sie machen Witze? Hier ist die goldene Regel: Genießen Sie das Leben von Zeit zu Zeit. Wenn die Party vorbei ist, gleichen Sie's wieder aus. Essen Sie die darauffolgende Woche viele fettarme Nahrungsmittel und Gerichte, wie

- ✔ frisches Obst (verschwindend geringe Mengen an Fett)
- ✔ Gemüsesalat (ebenfalls, aber passen Sie auf, welche Soße Sie verwenden)
- ✔ Truthahnbrust ohne Haut (20 Prozent der Kalorien stammen vom Fett)
- ✔ Pasta (5 Prozent) mit Tomatensoße (ohne Fett zubereitet)

Sie werden innerhalb einer Woche ohne Probleme die Sünden vom vergangenen Wochenende wieder gutgemacht haben. Und das, ohne sich sehr anzustrengen. Sicher stimmen Sie mir zu, wenn ich die Zeilen vom Anfang des Buches wiederhole: »Essen gehört mit zu den größten Vergnügen im Leben«. Darauf einen Toast!

Die sorgfältige Auswahl der Nahrungsmittel

16

In diesem Kapitel

- Die Ernährungspyramide
- Einige Vorschläge für die Auswahl von Snacks

Wir haben Sie ja bereits kennengelernt, die vier Nahrungsmittelgruppen, auch Grundnahrungsmittel genannt: Fleisch, Milchprodukte, Obst & Gemüse, Getreide & Co. Nun müssen wir uns näher damit beschäftigen, wie hoch der Anteil aus jeder Gruppe bei der täglichen Nahrungszusammenstellung sein sollte.

Haben Sie keine Angst, dass Sie den ganzen Tag mit einer Waage und einem Taschenrechner hantieren müssen, um die richtige Zusammenstellung hinzubekommen. Die nachfolgenden Informationen sind hilfreich bei der Auswahl und Menge der Nahrungsmittel. Holen Sie tief Luft, schnappen Sie sich einen Marker und schon kann's losgehen.

Die Ernährungspyramide

Die Ernährungspyramide ist so etwas wie ein Bauklötzchenspiel für Erwachsene. Und raten Sie mal, was Sie bauen sollen. Eine Pyramide natürlich: breit an der Basis und oben in eine Spitze auslaufend.

- ✔ Das Fundament bilden die Nahrungsmittel, die Sie täglich essen und die den Hauptanteil an der täglichen Kalorienzufuhr bilden sollten.
- ✔ Die Spitze der Pyramide – also eine wesentlich kleinere Fläche – nehmen die Nahrungsmittel ein, die Sie nur ab und zu essen sollen.
- ✔ Der mittlere Teil – größer als die Spitze und kleiner als das Fundament der Pyramide – enthält diejenigen Nahrungsmittel, bei denen Sie täglich, aber maßvoll zulangen sollten.

Die Bedeutung der Ernährungspyramide

Alle guten Bücher zum Thema Ernährungslehre betonen immer wieder, dass kein Nahrungsmittel gut oder schlecht ist – ausschlaggebend ist allein, wie viel und wie oft Sie davon essen.

Wenn wir von dieser Aussage ausgehen und sie im Kopf behalten, liefert uns die Pyramide drei wichtige Informationen:

- ✔ **Ausgewogenheit.** Sie können keine Pyramide aus gleich großen Bausteinen errichten. Sie haben alle unterschiedliche Größen, einschließlich des Teils, der oben die Spitze bildet. Die verschiedenen Größen sagen aus, dass eine gesunde Ernährung ausgewogen sein muss: Ein wenig mehr davon, etwas weniger hiervon.
- ✔ **Vielfalt.** Die Tatsache, dass die Pyramide aus so vielen Blöcken besteht, bedeutet, dass ein Nahrungsmittel allein nicht all die Nährstoffe liefern kann, die der Körper braucht.
- ✔ **Maßhaltung.** Dass einige Lebensmittel ganz oben, in der kleinen Spitze, untergebracht sind – wie Fett und Süßigkeiten -, ist ein Zeichen dafür, dass diese nur in geringen Mengen verzehrt werden sollen.

Der große Vorteil der Ernährungspyramide liegt darin, dass sie Ihnen erlaubt, alles zu essen – solange Sie sich an die Empfehlungen halten, wie oft und in welchen Mengen Sie bestimmte Nahrungsmittel essen sollten.

Die USDA-Ernährungspyramide

Dem jeweiligen Stand der wissenschaftlichen Erkenntnisse entsprechend werden Empfehlungen für die Nahrungszufuhr von wissenschaftlichen Gesellschaften und öffentlichen Gremien, zum Beispiel der Deutschen Gesellschaft für Ernährung oder dem National Research Council der USA, festgelegt und veröffentlicht.

Die erste Ernährungspyramide wurde 1992 vom U.S. Department of Agriculture (USDA) aufgestellt. Mit der vorher bestehenden Einteilung in die vier Nahrungsmittelgruppen (Gemüse und Obst, Brot und Getreideerzeugnisse, Milch und Milchprodukte, Fleisch und Fleischalternativen) war man nicht mehr zufrieden, da diese zu viel fettige, cholesterinhaltige, tierische Produkte enthielt.

Abbildung 16.1. ist eine Darstellung der USDA-Ernährungspyramide. Wie Sie daraus ersehen können, dürfen Sie Ihren täglichen Speiseplan auf vielfältige Weise zusammenstellen. Hier sehen Sie auf einen Blick, welches Lebensmittel zu welcher Gruppe gehört. Im Unterschied zu den vier Gruppen der Grundnahrungsmittel werden hier Obst und Gemüse nicht gleich behandelt und Sie erhalten Angaben darüber, wie viele Portionen Sie aus jeder Nahrungsgruppe täglich auswählen sollten.

Die Portionsangaben enthalten einen Spielraum. Der niedrigste Wert gilt für Menschen, die täglich etwa 1600 Kalorien aufnehmen; der obere Wert betrifft diejenigen, deren tägliche Kalorienzufuhr eher zu 3000 Kalorien tendiert.

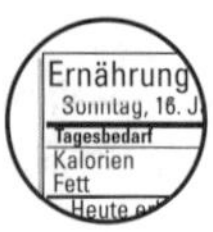

Wie groß ist eine Portion? Keine Sorge. Das erfahren Sie in Tabelle 16.1.

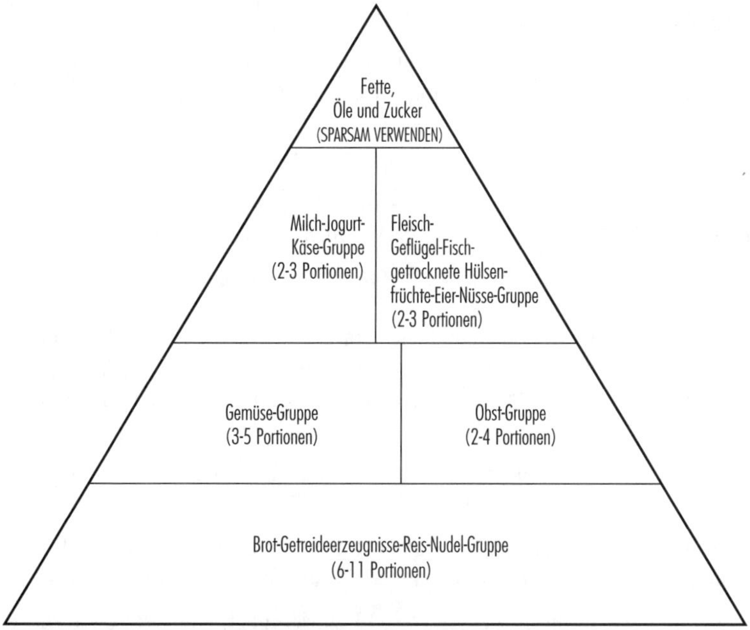

Quelle: U.S. Department of Agriculture/U.S. Department of Health and Human Services

Abbildung 16.1: Die USDA-Ernährungspyramide

Nahrungsmittelgruppe	Portionsgröße
Brot	1 Scheibe
Getreideerzeugnisse	30 g Müsli 125 ml Getreidebrei
Reis, Nudeln	80 g gekochter Reis oder Nudeln 5-6 kleine Crackers
Gemüse	60 g rohes Blattgemüse 60 g geschnittenes, rohes Gemüse 60 g gekochtes, geschnittenes Gemüse 60 ml Gemüsesaft
Obst	Ein mittleres Stück Frischobst (Apfel, Banane, Orange, Pfirsich) 80 g gekochtes oder eingemachtes Obst 125 ml Obstsaft
Milchprodukte	250 ml Milch 250 ml Jogurt 45 g Käse 60 g Schmelzkäse
Fleisch	60 bis 90 g mageres Fleisch
Fisch	60 bis 90 g Fisch

Nahrungsmittelgruppe	Portionsgröße
Geflügel	60 bis 90 g mageres Geflügelfleisch (ohne Haut)
Hülsenfrüchte, getrocknet	100 g gekochte Hülsenfrüchte
Eier	1 Ei
Nüsse, Samen	2 Esslöffel Erdnüsse 40 g Kerne und Samen
Fette, Öle, Süßigkeiten	Keine genauen Angaben; sehr wenig

Tabelle 16.1: Wie groß ist eine Portion?

Ein nützlicher Aspekt der Ernährungspyramide besteht darin, dass sie bei den Portionsmengen einen Spielraum bietet. Damit kann sie von allen Personen verwendet werden, egal, ob diese eher wenig (1600 Kalorien) oder mehr (bis zu 3000 Kalorien) zu sich nehmen. Betrachten wir zum Beispiel die Brotgruppe:

- ✔ Bei einer Aufnahme von etwa 1600 Kalorien am Tag, was für Frauen, die sich wenig bewegen, oder für viele ältere Leute genügt, empfiehlt die USDA sechs Portionen aus dieser Gruppe.
- ✔ Bei einem Kalorienbedarf von 2200 Kalorien (die meisten Kinder, aktive Frauen und viele bewegungsfaule Männer) werden neun Portionen aus der Brotgruppe vorgeschlagen.
- ✔ Wenn die tägliche Kalorienzufuhr bei etwa 2800 Kalorien liegt, empfiehlt die USDA elf Portionen am Tag. Das ist in etwa die Kalorienmenge, die ein Junge im Teenager-Alter, aktive Männer und sehr aktive Frauen benötigen.

In Tabelle 16.2 finden Sie die einzelnen Bausteine der Pyramide (Nahrungsmittelgruppen) mit den für die einzelnen Gruppen geltenden Portionsmengen, abhängig vom täglichen Kalorienbedarf.

Lebensmittelgruppe	1600 Kalorien	2200 Kalorien	2800 Kalorien
Brotgruppe	6	9	11
Obstgruppe	2	3	4
Gemüsegruppe	3	4	5
Milchgruppe*	2-3	2-3	2-3
Fleischgruppe	150 g	180 g	210 g

*Der Bedarf liegt bei schwangeren oder stillenden Frauen höher

Tabelle 16.2: Wie viele Portionen am Tag erlaubt die Ernährungspyramide?

Die mediterrane Ernährungspyramide

Die mediterrane Ernährungspyramide wurde 1993 von der World Health Organization, der Harvard School of Public Health und dem Oldways Preservation und Exchange Trust in Cambridge, Massachusetts, zusammengestellt. Modell war die traditionelle Küche Italiens und Griechenlands. In diesem Teil der Welt ernähren sich die Bewohner auf sehr ähnliche Art und Weise. So essen, bzw. trinken sie zum Beispiel

- ✔ viele aus Mehl hergestellte Produkte
- ✔ viel frisches Obst und frisches Gemüse
- ✔ viel Olivenöl (fast ausschließlich)
- ✔ nur in Maßen Milchprodukte (hauptsächlich Käse und Jogurt anstelle von Milch und Butter)
- ✔ eher Fisch und Geflügel als Proteinlieferanten anstelle von Fleisch
- ✔ Wein zu jeder Mahlzeit

In den letzten zehn Jahren wurden mehrere Studien durchgeführt, die bestätigten, dass Personen, die sich auf diese Art ernähren, ein geringeres Risiko für Herz- und Krebserkrankungen (vor allem Darmkrebs) aufweisen. Außerdem scheint diese Ernährung auch einen positiven Einfluß auf die Lebensdauer zu haben.

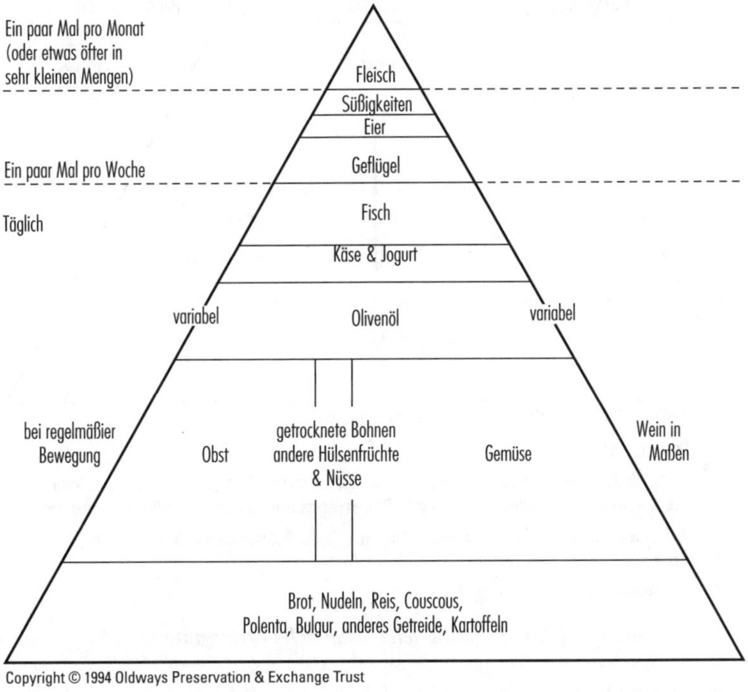

Abbildung 16.2: Die mediterrane Ernährungspyramide

Anders als bei der USDA-Pyramide ist aus der mediterranen Ernährungspyramide nicht ersichtlich, wie viel man von den einzelnen Nahrungsmitteln täglich essen darf. Sie gibt keinen Hinweis auf die Portionen. Sie ist vielmehr insofern eine Anleitung für ein gesundes Essverhalten, als sie angibt, wie oft – täglich, ein paar Mal pro Woche oder ein paar Mal pro Monat – wir bestimmte Lebensmittel essen sollten. Die Menge dürfen wir selbst bestimmen. Das ist jedoch kein Freibrief für maßlose Völlerei. Spätestens auf der Waage können wir ablesen, ob wir vernünftig mit diesen Richtlinien umgehen.

Es gibt sogar noch zwei weitere Ernährungspyramiden: die asiatische und die lateinamerikanische. Gerade die asiatische Küche erfreut sich auch bei uns großer Beliebtheit. Die asiatische Ernährungspyramide (Abbildung 16.3) und die lateinamerikanische Ernährungspyramide (Abbildung 16.4) gehen auf die spezifischen Vorlieben dieser Völkergruppen ein.

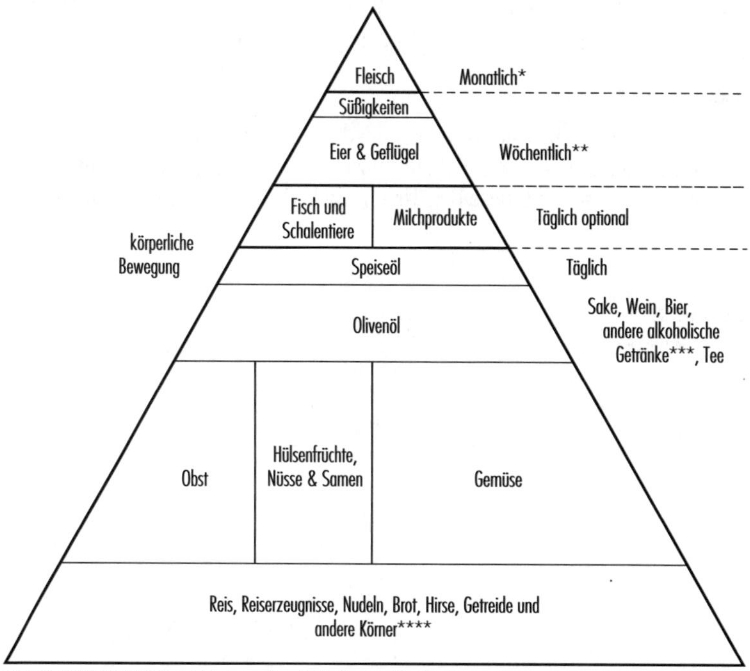

* Oder öfter, in sehr kleinen Mengen.

** Milchprodukte gehören normalerweise nicht zur traditionellen asiatischen Küche, außer der indischen. Wenn sie täglich verzehrt werden, sollten sie nur in kleinen Mengen gegessen werden und wenn möglich fettarme Produkte.

*** Wein, Bier und andere alkoholische Getränke sollten nur in Maßen und immer nur zu den Mahlzeiten getrunken werden.

**** So wenig weiterverarbeitet wie möglich.

Abbildung 16.3: Die traditionelle asiatische Ernährungspyramide

In der asiatischen Pyramide bilden Reis und Nudeln in der Getreidegruppe und Fisch, Schalentiere und Milchprodukte denselben Block. Die Milch taucht in der asiatischen Küche nur selten auf. Den meisten Asiaten fehlt das Enzym Laktase, das benötigt wird, um die Laktose (Milchzucker) zu verdauen. In der lateinamerikanischen Ernährungspyramide hat man ähnliche Anpassungen vorgenommen, hier befinden sich Tortillas, getrocknete Bohnen und Reis in einer Gruppe.

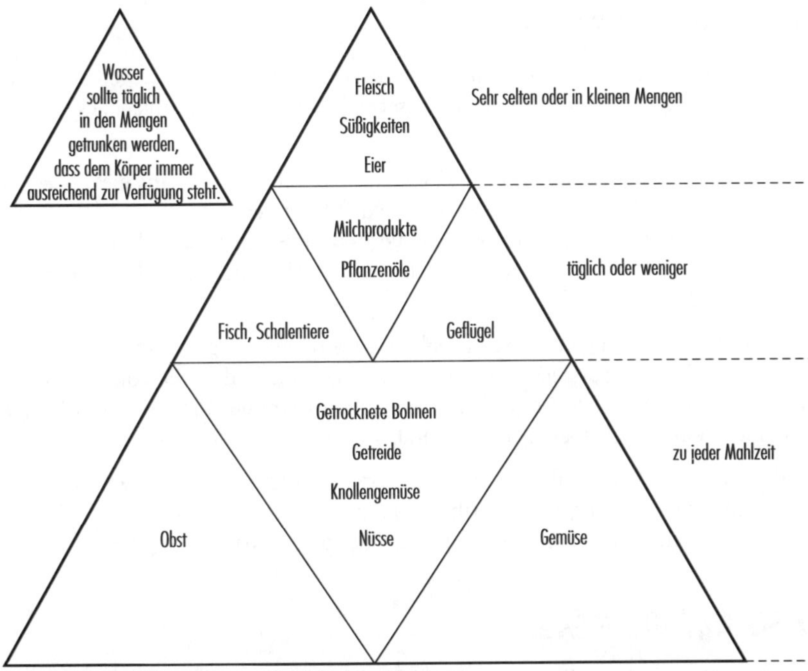

Alkohol kann von Erwachsenen zu jeder Mahlzeit in Maßen getrunken werden. Vermeiden Sie ihn jedoch während einer Schwangerschaft oder wenn Sie sich oder andere durch den Konsum von Alkohol einer Gefahr aussetzen könnten.

Abbildung 16.4: Die traditionelle lateinamerikanische Ernährungspyramide

Ein Vergleich der verschiedenen Ernährungspyramiden

Die mediterrane, die asiatische, die lateinamerikanische und die USDA-Ernährungspyramide dienen dazu, Ihnen bei der Zusammenstellung der Nahrung behilflich zu sein. Aber so wie Maler einen Sonnenuntergang unterschiedlich darstellen - der eine zeigt das Detail, der andere legt seinen Schwerpunkt auf die Farben –, so sind diese Pyramiden verschiedene Interpretationen für das gleiche: eine gesunde Ernährung.

Der ganzheitliche Ansatz: Gib mir alle Informationen

Die USDA-Pyramide legt ihren Schwerpunkt auf Fleisch, Geflügel und Fisch. Die mediterrane, die asiatische und die lateinamerikanische Pyramide bevorzugen ballaststoffreiche, komplexe Kohlenhydrate (Getreide und andere stärkehaltige Produkte). Es ist daher gut möglich, dass die letzteren Ihnen weniger Kalorien zuführen als diejenige der USDA.

Portionen: Sag mir wie viel

Hier kommt eine heikle Frage: Schreiben die Pyramiden die Größe der Portion genau vor, so dass dem Einzelnen erspart bleibt, sich damit auseinanderzusetzen – oder sagen sie einfach: Das hier sollten Sie essen. Langen Sie zu.

Die Väter der USDA-Pyramide haben die erste Möglichkeit gewählt. Leider sind die offiziellen Empfehlungen, was die Größe der Portion angeht, manchmal nicht mit dem offiziellen praktischen Vorschlag zu vereinbaren. So ist zum Beispiel die empfohlene Portionsgröße für Fleisch, Fisch und Geflügel 90 g. Wenn Sie nun aber in Tabelle 16.2 nachschlagen, werden Sie sehen, dass hier die Mengenangabe höher ist. Soll einer das verstehen!

Die mediterrane Pyramide umgeht dieses Problem, indem sie erst gar keine Portionsgrößen vorschreibt. Sie spricht Ihren gesunden Menschenverstand an und fordert Sie auf, ein Mahl so zusammenzustellen, dass Sie die meisten Kalorien in Form von Getreide, Gemüse und Obst aufnehmen, beim Fleisch und bei der Milch aber sparsamer sind.

Sind Sie so diszipliniert? Dann ist die mediterrane Pyramide richtig für Sie. Wenn Sie aber zu denen gehören, die sich lieber an genaue Vorschriften halten, dann macht es Ihnen vielleicht auch Spaß herauszufinden, wie viele Scheiben magerer Braten eineinhalb Portionen ergeben.

Achten Sie auf die Proteine

Es wird immer wieder an der USDA-Pyramide kritisiert, dass sie zu viele Nahrungsmittel tierischen Ursprungs enthält. Es kommt noch schlimmer: Sie macht keinen Unterschied zwischen den guten Proteinen (mageres Rindfleisch, Hühnchen ohne Haut) und den schlechten Proteinen (Würstchen, gebratene Ente mit Haut) – was heisst, dass Sie sich auch dann falsch ernähren können, wenn Sie all die guten Ratschläge befolgen. Sie essen zu viel Fett, was man Ihrem Körper bald anmerken wird.

Die empfohlene, tägliche Menge an proteinhaltigen Lebensmitteln kann im schlimmsten Fall Ihren Fettkonsum in astronomische Höhen treiben.

So empfiehlt die USDA-Pyramide zum Beispiel zwei bis drei Portionen aus der Fleischgruppe und eine gleiche Menge aus der Gruppe der Milchprodukte. Das erlaubt Ihnen theoretisch den Verzehr von gut 250 g Fleisch und 750 ml Vollmilch am Tag. Wie viel Fett, gesättigte Fettsäuren und Cholesterin sind da drin enthalten? Schauen Sie im Anhang nach, dort finden Sie die Angaben. Wenn ich sie für Sie heraussuchen würde, bekäme ich vor Schreck wahrscheinlich einen Herzschlag.

Im Gegensatz hierzu handelt es sich bei den proteinhaltigen Nahrungsmitteln in der mediterranen Pyramide häufig um pflanzliche Produkte (Nüsse, Kerne, Hülsenfrüchte), die alle cholesterinfrei sind und wenig gesättigte Fettsäuren enthalten. Und unter Milchprodukten wird hier meist Jogurt und Käse verstanden – Nahrungsmittel, die weniger »arterienverklebendes« Fett enthalten als die normale Vollmilch.

Seien Sie sparsam im Umgang mit Fett

Die USDA-Pyramide empfiehlt, wenig Fett zu essen. Sie macht jedoch keinen Unterschied zwischen tierischen (Butter, Schmalz) und pflanzlichen Fetten (Öl und Margarine).

Die mediterrane Ernährungspyramide empfiehlt hingegen die Verwendung eines bestimmten Fettes: Olivenöl. Neueste Untersuchungen haben gezeigt, dass das Olivenöl, das reich an Oleanolsäure, einer einfach ungesättigten Fettsäure, ist, den Cholesterinspiegel nicht erhöht. Zusätzlich enthält das Olivenöl - so wie viele andere Pflanzenöle – jede Menge Vitamin E, das Ihr Herz schützt, indem es das Cholesterin daran hindert, die Arterien zu blockieren. (Verwirrt? Dann lesen Sie im siebten Kapitel nach.)

Was ist mit meinem Drink passiert?

Die USDA-Pyramide enthält keine alkoholischen Getränke. Ab und zu findet man eine Ergänzung, die den Alkohol ganz oben in der Spitze der Pyramide ansiedelt.

Im Gegensatz hierzu stellt die mediterrane Pyramide den Wein auf eine Stufe mit den Nahrungsmitteln, die in Maßen empfohlen werden. Wenn wir uns an die allgemeinen Richtlinien aus Kapitel 16 halten, bedeutet dies ein Getränk pro Tag für die Frau und zwei Getränke für den Mann.

Im neunten Kapitel habe ich bereits die Vorzüge von in Maßen getrunkenem Alkohol behandelt: Ich möchte Sie daher an dieser Stelle nicht noch einmal damit langweilen. Unter Alkohol verstehe ich Bier, Wein und Spirituosen.

Anders als destillierter Alkohol – Whiskey, Gin, Tequila, Rum, Wodka – enthält der Weine geringe Mengen an Phytochemicals (phyto=Pflanze), einschließlich einiger Vitamine und Mineralstoffe. Natürlich sind auch im Bier Vitamine und Mineralstoffe enthalten. Der Konsum von Wein und Bier gehört ganz einfach zu bestimmten regionalen Küchen, wie fast allen im europäischen Raum.

Stellen Sie Ihre eigene Ernährungspyramide zusammen

Warum bauen Sie sich nicht eine Pyramide, die Ihren Vorlieben und Bedürfnissen entspricht? Wenn Sie sich zum Beispiel vegetarisch ernähren, würde Getreide, Gemüse und Obst immer noch die Basis der Pyramide bilden, aber Sie würden natürlich die Fleischgruppe durch andere Nahrungsmittel ersetzen, die Ihren Eiweißbedarf decken. Milchprodukte können ebenfalls durch Getreideprodukte oder Hülsenfrüchte ersetzt werden (lesen Sie im 6. Kapitel nach).

In Ihrer Pyramide werden Sie natürlich auch körperliche Reaktionen auf den Verzehr von bestimmten Nahrungsmitteln berücksichtigen. Dazu gehören Allergien oder chronische Krankheiten, wegen denen Sie entweder auf einige Lebensmittel verzichten oder diese in erhöhtem Maße essen müssen. Wenn Sie zum Beispiel auf Getreideprodukte mit Hautausschlag und auf Milch mit Keuchen reagieren, würden Sie natürlich die Getreidegruppe weglassen, bzw. Milch und Milchprodukte durch Soja ersetzen.

Abbildung 16.5 und Abbildung 16.6 sind leere Pyramiden. In der ersten können Sie nach den Richtlinien der USDA Ihre Ernährung zusammenstellen, in der zweiten denen der mediterranen Küche folgen. Wählen Sie die Lebensmittel nach Ihren persönlichen Präferenzen aus. Aber halt: Fertigen Sie zuerst ein paar vergrößerte Kopien von den Pyramiden an, bevor Sie die Vorlage vollschreiben. So können Sie sich jederzeit wieder eine neue Pyramide zusammenstellen. Die einzigen Regeln, die Sie beachten müssen, wurden in Kapitel 15 beschrieben: Achten Sie auf den Fett- und Cholesterinanteil; essen Sie Süßigkeiten in Maßen; stellen Sie die Basis aus ballast- und nährstoffreichen pflanzlichen Produkten zusammen.

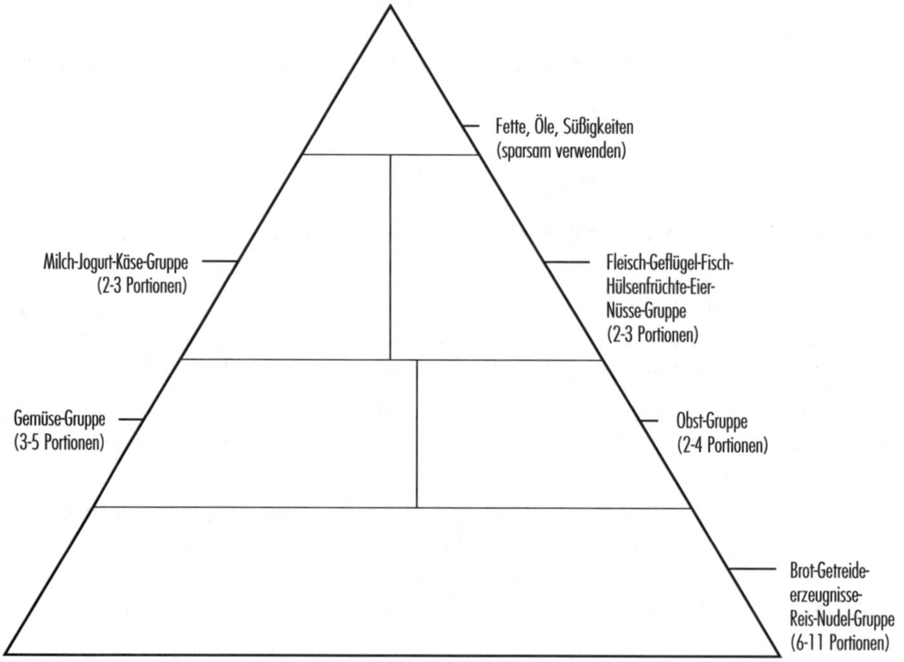

Quelle: U.S. Department of Agriculture/U.S. Department of Health and Human Services

Abbildung 16.5: Stellen Sie Ihre persönliche USDA-Pyramide zusammen

Kalorienarm, fettreduziert – was hat das zu bedeuten?

Der Kauf sogenannter »Light«-Produkte erfreut sich immer größerer Beliebtheit. Fettreduziert oder ballaststoffreich sind die Schlagwörter auf den Verpackungen, die uns zum Kauf anregen sollen. Was verbirgt sich jedoch hinter diesen Begriffen?

Die wenigsten von uns werden es wissen, aber es gibt offizielle Regelungen, was unter folgenden Begriffen zu verstehen ist.

- *Hoch* bedeutet, dass in einer Portion 20 Prozent oder mehr des Tagesbedarfs eines bestimmten Nährstoffs enthalten sind. Oft werden anstelle von »hoch« auch die Begriffe »reich an« oder »ausgezeichneter Lieferant von« verwendet. So ist zum Beispiel Milch »ein ausgezeichneter Kalziumlieferant.«

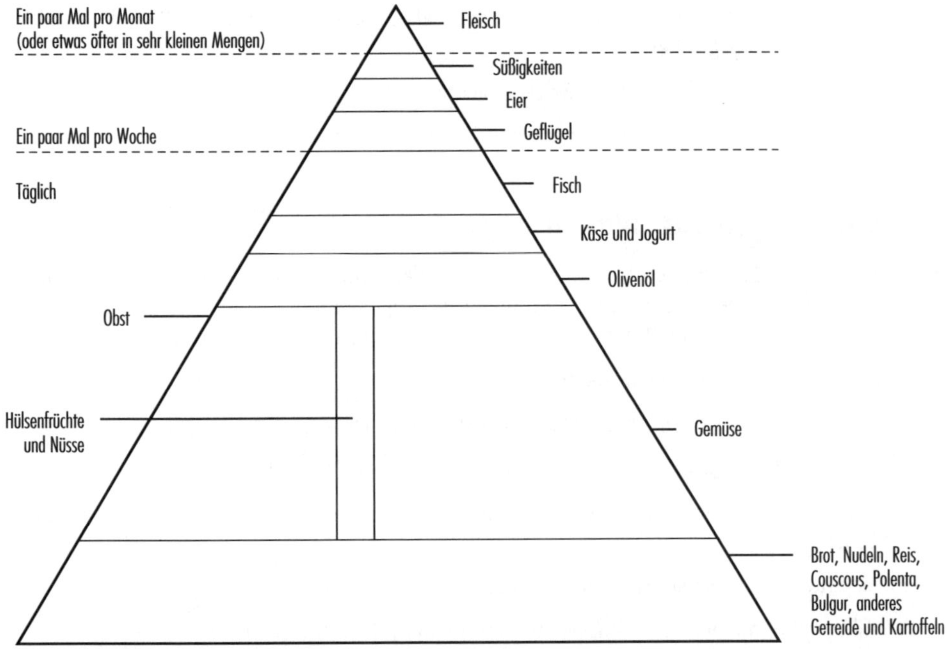

Abbildung: 16.6: Stellen Sie Ihre persönliche mediterrane Pyramide zusammen

- ✔ *Guter Lieferant* sagt aus, dass in einer Portion 10 bis 19 Prozent des Tagesbedarfs eines bestimmten Nährstoffs enthalten sind.
- ✔ *Light* (manchmal auch Lite geschrieben) wird im Zusammenhang mit Kalorien, Fett oder Natrium verwendet. Es bedeutet, dass das so bezeichnete Produkt ein Drittel weniger Kalorien oder 50 Prozent weniger Fett oder 50 Prozent weniger Natrium enthält als vergleichbare Lebensmittel.
- ✔ *Niedrig* bedeutet, dass das Nahrungsmittel einen Nährstoff in einer Konzentration enthält, der es uns erlaubt, mehrere Portionen davon zu essen, ohne dass dadurch der Tagesbedarf überstiegen würde.
  - *Kalorienarm* bedeutet 40 Kalorien oder weniger pro Portion.
  - *Fettarm* bedeutet 3 g Fett oder weniger.
  - *Arm an gesättigten Fettsäuren* bedeutet 1 g oder weniger.
  - *Cholesterinarm* bedeutet 20 mg oder weniger.
- ✔ *Ohne* bedeutet »geringfügig« – nicht »ohne«.
  - *Ohne Kalorien* bedeutet weniger als 5 Kalorien pro Portion.
  - *Fettfrei* bedeutet weniger als 0,5 g Fett.

- *Cholesterinfrei* bedeutet weniger als 2 mg Cholesterin oder 2 g oder weniger gesättigte Fettsäuren.
- *Natriumfrei* oder salzfrei bedeutet weniger als 5 mg Natrium.
- *Ohne Zucker* bedeutet weniger als 0,5 g Zucker.

Da steht alles drauf, was drin ist

Fast alles, was Fertiggerichte enthalten, steht auf der Verpackung. Das Gesetz schreibt vor, dass Bestandteile von fertig verpackten Lebensmitteln in der sogenannten Zutatenliste aufgeführt werden müssen. Die größte Menge steht dabei am Anfang, die kleinste am Schluß der Liste.

Die Zutatenliste ist eine wichtige Einkaufshilfe für alle, die

- ✔ wissen möchten, was sie bei verpackten Lebensmitteln alles mitessen müssen,
- ✔ einige Zusatzstoffe aus gesundheitlichen Gründen nicht vertragen (zum Beispiel Allergiker),
- ✔ bestimmte Zutaten vermeiden wollen, zum Beispiel künstliche Farbstoffe oder Geschmacksverstärker,
- ✔ unbekannte neue Lebensmittel unter die Lupe nehmen wollen,
- ✔ Produkte mit ähnlicher Bezeichnung auf ihre Inhaltsstoffe hin vergleichen wollen.

»Organisch« und »Biologisch«: Zwei Begriffe auf der Suche nach einer Bedeutung

Zwei Begriffe, die über alle Maßen strapaziert werden, sind »organisch« und »biologisch«. Wissen Sie, was sie im einzelnen bedeuten? Sie brauchen sich nicht zu schämen, wenn Sie die Frage mit nein beantworten. Sogar vielen Ernährungsspezialisten fällt es schwer, die Begriffe zu erklären.

Für einen Chemiker bedeutet »organisch« eine Substanz, die Kohlenstoff, Wasserstoff und Sauerstoff enthält. Somit sind alle Nahrungsmittel – und der Mensch selbst – organisch.

Biologisch dagegen hat mit Leben zu tun und somit sind alle Nahrungsmittel- und der Mensch auch – biologisch.

Da jedoch beide Begriffe nicht geschützt sind, kann jeder Erzeuger diese Bezeichnungen beliebig auf seine Produkte schreiben.

Anders sieht es aus, wenn die Produkte den Hinweis »ökologisch« enthalten. Ökologische Produkte werden auf dem gesamten Weg vom Landwirt zum Anbieter lückenlos gemäß den strengen Richtlinien der Öko-Verbände (Bioland, Naturland, Demeter) kontrolliert. Bei der Produktion wird bewusst auf handwerkliche Sorgfalt, besondere Produktkenntnisse und –individualität geachtet, wodurch in der Regel höhere Produktionskosten entstehen, die an den Verbraucher weitergegeben werden müssen.

Berücksichtigen Sie beim Einkauf die Ernährungspyramide und die Zutatenliste

Die Ernährungspyramide und die Zutatenliste auf den Verpackungen sind wunderbare Einkaufshilfen und problemlos zu benutzen.

Kopieren Sie die zwei leeren Pyramiden der Abbildungen 16.5 und 16.6 und kleben Sie sie auf Ihren Kühlschrank. Während der Woche stellen Sie sich eine Einkaufsliste in der Pyramide Ihrer Wahl zusammen. So schreiben Sie zum Beispiel Nudeln in das Feld für Getreide, das das Fundament jeder Pyramide bildet. Margarine findet seinen Platz im Block der Fette und Süßigkeiten ganz oben in der USDA-Pyramide. Der Parmesan kommt in der mediterranen Pyramide in das Feld für Käse und Jogurt. Und so fort.

Überprüfen Sie die Liste, wenn es Zeit wird für einen Einkaufstrip. Addieren oder subtrahieren Sie Einträge, so dass die benötigten Lebensmittel in Übereinstimmung mit den Richtlinien der Ernährungspyramide sind. Zu viel Fleisch? Streichen Sie ein Fleischgericht und schreiben Sie Hülsenfrüchte in die mediterrane Pyramide. Das gleiche gilt natürlich auch umgekehrt. Wenn das Ganze einen ausgewogenen Eindruck auf Sie macht, ist es Zeit, sich zum Supermarkt zu begeben. Ist doch ganz einfach, oder?

Im Supermarkt benutzen Sie nun Ihre Einkaufsliste und die Angaben auf den Verpackungen. Vergleichen Sie die Produkte untereinander und wählen Sie die beste Alternative.

Hier sage ich Ihnen, wie Sie vorgehen können. Sie fühlen sich wie magisch von einer bestimmten Schokoladeneiscreme angezogen (jede Menge Fett, gesättigte Fettsäuren, Cholesterin und 230 Kalorien pro 125-ml-Becher). Gerade als Sie danach greifen wollen, sehen Sie aus den Augenwinkeln heraus die Nährstoffangaben auf dem Schokoladen-Sorbet, das neben der Eiscreme liegt. Kein Fett, keine gesättigten Fettsäuren, kein Cholesterin und nur 90 bis 130 Kalorien bei der gleichen Menge. Was glauben Sie wohl wer bei einem als Gewinner hervorgeht?

Die Ernährungspyramide hilft beim Abwägen bei der Zubereitung einer Mahlzeit und den einzelnen Portionen. Wenn Sie das Essen zusammenstellen, sollten Sie die einzelnen Portionen als Mini-Ernährungspyramiden betrachten.

So können Sie zum Beispiel den Nährstoffwert des fettarmen, zuckerreichen Sorbets durch das Hinzufügen von ballaststoffreichen Getreideflocken und Rosinen erhöhen. Nun haben Sie Ihr süßes Dessert plötzlich zu einem Drei-Nahrungsmittelgruppen-Gericht aufgewertet: Getreide, Obst und Süßes.

Oder wie wäre es mit einer gefüllten Tortilla oder einem gefüllten Pita Brot? Ich zeige Ihnen hierfür zwei Möglichkeiten: eine folgt den Richlinien der USDA-, die andere denen der mediterranen Ernährungspyramide. Beide enthalten wenig Fett, viele Ballaststoffe, Vitamine, Mineral- und andere Nährstoffe. Und beide schmecken so ausgezeichnet, dass sie wohl von jedem gern gegessen werden: ohne Fett, mit einer scharfen, leckeren Soße.

Die USDA-Ernährungspyramide-Tortilla (oder Pita Brot):

60 g Hühnerbrust, in Scheiben = eine Portion aus der Fleischgruppe

Eine Tortilla (Pita Brot) = eine Portion aus der Getreidegruppe

Drei Esslöffel Käse = ½ Portion aus der Milchgruppe

1 gehackte Tomate = ½ Portion aus der Gemüsegruppe

30 g zerpflückte Salatblätter = ½ Portion aus der Gemüsegruppe

Die mediterrane Ernährungspyramie-Tortilla (oder Pita Brot):

80 g gekochte Kidney-Bohnen

Eine Tortilla (Pita Brot)

1 gehackte Tomate

30 g zerpflückte Salatblätter

1 kleine gehackte Zwiebel

Strategien zur Bekämpfung des kleinen Hungers zwischendurch

Werden Sie so gegen vier Uhr am Nachmittag auch immer hungrig? So hungrig, dass Ihr Magen knurrt? Treibt Sie dieses Hungergefühl dazu, dass Sie Dinge in sich hineinstopfen, die außer Kalorien nichts Brauchbares für den Körper enthalten?

Es wird Sie nicht überraschen, wenn ich Ihnen sage, dass Ihnen auch hier die Ernährungspyramiden und die Zutatenlisten auf Verpackungen weiterhelfen?

Wichtig ist Folgendes:

- ✔ Wählen Sie aus der Pyramide Dinge aus, die Teil Ihres Ernährungsprogramms sind.
- ✔ Sehen Sie auf der Verpackung nach, was sich in den Snacks befindet, die Sie essen möchten.

Sie wissen, dass Obst und Gemüse eine ausgezeichnete Wahl sind. Das bedeutet jedoch nicht, dass es immer nur eine langweilige Karotte oder ein Apfel sein müssen. In der Pyramide steht »Obst und Gemüse«, nicht rohes Obst und rohes Gemüse. Ja, ein frischer Apfel ist etwas Gutes. So aber auch ein gebackener Apfel, wohlduftend nach Zimt, mit einem Klecks Magerjogurt darüber. Karotten sind auch in Ordnung. Es dürfen aber auch gebackene Bohnen – doch, doch, gebackene Bohnen (140 Kalorien in 90 g, mit 26 g Kohlenhydraten, 7 g Protein, 7 g Ballaststoffen und 2 g Fett) – sein.

Mit Hilfe einer Mikrowelle, die auch schon in vielen Büros zur Verfügung steht, lässt sich der kleine Hunger zwischendurch auch auf gesunde Art und Weise stillen.

Ein letztes Wort über Diagramme und Statistiken

Ich habe am Anfang des Kapitels davor gewarnt, dass Sie all die Fakten, die Ihnen hier präsentiert werden, verwirren könnten. Ich glaube aber, dass Sie nun in der Lage sind, die gewonnenen Erkenntnisse, veranschaulicht in den Ernährungspyramiden, in einer einzigen goldenen Regel zusammenzufassen:

Sorgen Sie dafür, dass alles im Gleichgewicht bleibt.

Wenn ich so darüber nachdenke, scheint mir das allgemein keine schlechte Lebensphilosophie zu sein.

Teil IV

Die Nahrungszubereitung

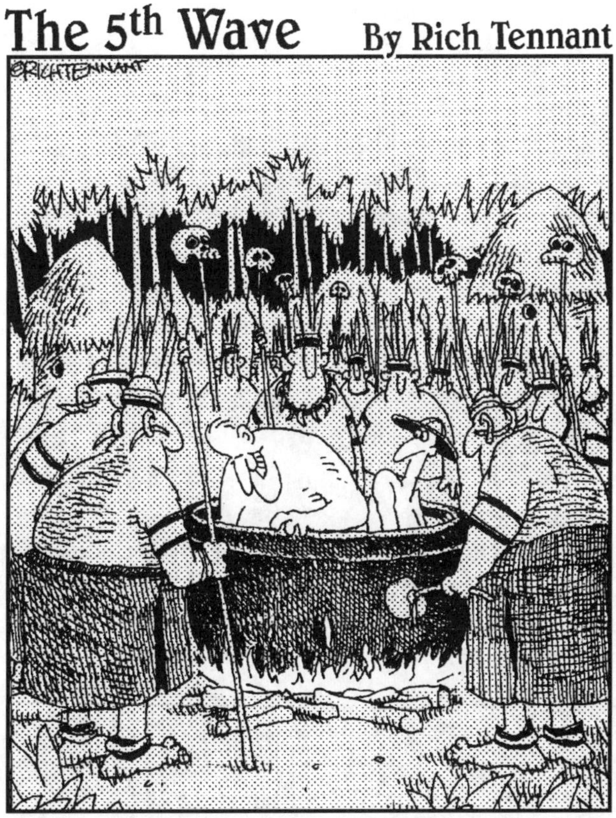

»Mensch Mark, dieser Kessel ist aus Eisen. Mit ein paar Bissen von diesem Eintopf solltest Du Deine Anämie los sein.«

In diesem Teil...

Haben Sie sich jemals gefragt, warum Bohnen aus der Dose nicht so grün aussehen wie frische? Oder warum das ursprünglich klare Eiweiß beim Kochen weiß wird? Oder warum gefrorene Karotten nach dem Auftauen matschig sind? Oder – die moderne Technologie gibt uns immer wieder Rätsel auf – warum Nahrungsmittel nach einer Bestrahlung länger haltbar sind? Fragen Sie nicht, sondern lesen Sie einfach weiter und bald werden Sie wissen, was passiert, wenn Sie Lebensmittel kochen, einfrieren, trocknen oder bestrahlen.

Was geschieht bei der Nahrungszubereitung

17

In diesem Kapitel

- Was ist Nahrungszubereitung und -weiterverarbeitung
- Die vier Ziele der Zubereitung
- Die Vorteile von weiterverarbeiteten Nahrungsmitteln
- Der Nutzen von weiterverarbeiteten Lebensmitteln für unsere Ernährung

Dieses Kapitel ist nicht das Aufregendste im Buch. Es stellt eher eine Anleitung für die nächsten drei Kapitel dar; eine straffe Einführung in die Ziele und Verfahren der Nahrungszubereitung und –weiterverarbeitung. Die hier enthaltenen Informationen sind grundsätzlicher Natur: Sie beschreiben die verbreitetsten Verfahren für die Zubereitung von Nahrungsmitteln, erklären wie diese Techniken die Nahrung mehr (oder weniger) schmackhaft machen, schildern anhand eines netten Experiments für zu Hause den Einfluß von Bakterien auf ganz normale Lebensmittel (ein rohes Hühnerbein/ ein Stück Käse) und sind eine sehr kurze Einführung über die Auswirkungen von angereicherter, veränderter oder künstlicher Nahrung auf die Gesundheit.

Können Sie diese Seiten einfach überspringen? Natürlich. Werden Sie hier etwas erfahren, was Ihr Wissen über die Ernährung bereichert? Ja, unbedingt. Ihnen bleibt, wie man so schön sagt, die Qual der Wahl.

Mein Lieblingskapitel in diesem Buch ist das dritte. Ich mag es deshalb am liebsten, weil es auf unterhaltsame Art schildert, warum Sie bei Ihrem Gewicht realistische Vorstellungen beibehalten und nicht Ihre Zeit und Energie damit verschwenden sollten, sich den einheitlichen Normen anderer anzupassen. Schauen Sie mal rein. Sie werden es mögen.

Was versteht man unter weiterverarbeitetem Essen

Den meisten Menschen ist wohl klar, dass es sich bei Streichkäse um ein weiterverarbeitetes Produkt handelt. Allerdings gehören dazu auch Bratkartoffeln, Thunfisch in der Dose, tiefgefrorene Erbsen, Magermilch, pasteurisierter Orangensaft und Rühreier. Allgemein ausgedrückt lautet die Definition so: Unter Weiterverarbeitung versteht man jede Technik, die den natürlichen Zustand des Lebensmittels verändert – vom Kochen bis hin zum Einfrieren, vom Pflücken bis zum Trocknen und vieles, vieles mehr.

Jede Form der Weiterverarbeitung verändert die Nahrung von einem lebenden Organismus (Tier oder Pflanze) in einen Bestandteil der von uns verzehrten Nahrungsmittel. Ziel der Weiterverarbeitung ist es

- ✔ die Haltbarkeit des Lebensmittels zu verlängern
- ✔ das Risiko einer ernährungsbedingten Erkrankung zu senken
- ✔ Form und Geschmack zu erhalten oder zu verbessern
- ✔ den diätetischen Wert des Lebensmittels zu erhöhen

Wie die Weiterverarbeitung oder Zubereitung die Haltbarkeit verlängert

»Natürlich« kann nicht automatisch mit »gut« oder »gut zu essen« gleichgesetzt werden. Lebensmittel verderben (auf natürliche Art), wenn sich Mikroben, die (von Natur aus) auf der Oberfläche von Fleisch, Karotten, Pfirsichen oder was auch immer vorhanden sind, sich (natürlich) in einem Maße vermehren, dass sie die Oberhand gewinnen.

Manchmal sehen, fühlen oder riechen Sie es, wenn das passiert. Der Käse verschimmelt, Fleisch und Geflügel fühlen sich glitschig an. Die Milch riecht sauer. Der Schimmel auf dem Käse, die glitschige Oberfläche des Fleisches und der saure Geruch der Milch werden von Mikroben verursacht, deren Wachstum außer Kontrolle gerät. Lassen Sie sich auf keine Diskussion mit ihnen ein; schmeißen Sie das Nahrungsmittel weg.

Jegliche Weiterverarbeitung von Nahrung dient dem Zweck, das zu verhüten, was mit dem Huhn, dem Käse, der Milch passierte. Die Nahrung soll konserviert und somit länger haltbar gemacht werden (eine Verlängerung der Zeit, in der der Verzehr des Lebensmittels gesundheitlich unbedenklich ist). Jede Weiterverarbeitung verfolgt das Ziel, dem natürlichen Vorgang der biologischen Zerstörung entgegenzuwirken.

Halt! Nicht alle Mikroben sind »schlecht«. Wir benutzen die »guten« zur Fermentierung von Milch zu Jogurt und bei der Gärung von Wein und Bier.

Methode 1 der Konservierung: Temperatur

Wenn man Nahrungsmittel über einen ausreichend langen Zeitraum hohen Temperaturen aussetzt, kann man das natürliche Wachstum von Mikroorganismen einschränken, indem man diese abtötet. So werden zum Beispiel durch das Pasteurisieren (Erhitzen von Milch oder anderen Flüssigkeiten, wie etwa Fruchtsäfte, auf 60 – 68 °C über einen Zeitraum von 30 Minuten) sämtliche krankmachenden Erreger sowie die meisten anderen Bakterien getötet. Das gleiche erreicht man auch in 15 Sekunden bei einer höheren Temperatur (72 °C).

Lebensmittel können aber durch niedrige Temperaturen geschützt werden, da dies die Vermehrung von Mikroorganismen verlangsamt.

- ✔ Milch, die bei 10 °C oder niedriger aufbewahrt wird, bleibt fast eine Woche lang frisch. Die Kälte verhindert es, dass sich Organismen, die das Pasteurisieren überdauert haben oder sich im Kühlschrank aufhalten, entwickeln oder reproduzieren.

- ✔ Hühnerfleisch, das bei – 18 °C oder niedriger eingefroren ist, kann bis zu 12 Monaten (ganz) oder bis zu 9 Monaten (zerteilt) aufbewahrt werden.

Methode 2 der Konservierung: Wasserentzug

Wie alle anderen Organismen, benötigen auch Mikroben Wasser zum Leben. Wenn man der Nahrung das Wasser entzieht, können sich die Mikroorganismen nicht vermehren, was zur Folge hat, dass das Nahrungsmittel länger haltbar ist. Deshalb werden auch viele Früchte im getrockneten Zustand als gute Vitaminspender aufbewahrt. Dehydratation (Wasserverlust) tritt dann auf, wenn die Nahrung

- ✔ frischer Luft und Sonne ausgesetzt wird oder
- ✔ mehrere Stunden lang auf 120 °C erwärmt oder geräuchert wird. Eine Räucherkammer hat die gleiche Wirkung wie niedrige Temperaturen in einem Ofen.

Methode 3 der Konservierung: Sauerstoffentzug

So wie Mikroorganismen Wasser brauchen, um Leben zu können, benötigen sie auch Sauerstoff. Indem man dessen Zufuhr unterbindet, kann man auch die Vermehrung der Organismen stark einschränken. Allerdings gibt es hier auch Ausnahmen, die anaerobischen Bakterien (ohne Luft), wie das Botulinum, die gerade in sauerstoffarmer Umgebung aktiv werden. Verstehe das einer!

Nahrungsmittel werden in einer Vakuumverpackung vor dem zerstörenden Einfluss des Sauerstoffs geschützt. Vakuum – von *vacuus*, dem lateinischen Wort für *leer* – bezeichnet einen luftfreien Raum. Diesen erzeugt man, indem man aus einem Behälter (im Allgemeinen ein Plastikbeutel oder ein Glas) vor dem Verschließen die Luft entfernt. Wenn Sie einen dieser Behälter öffnen, hören Sie ein schwaches Plop, das Vakuum wurde zerstört.

Wenn Sie dieses Geräusch nicht hören, bestand das Vakuum in der Verpackung nicht mehr. Das kann bedeuten, dass die Nahrung nicht mehr in Ordnung ist oder dass sich jemand daran zu schaffen gemacht hat. Testen Sie dieses Lebensmittel nicht mit dem Gaumen: Werfen Sie vorsichtshalber lieber alles weg.

Methode 4 der Konservierung: Chemische Mittel

Die Liste der erlaubten Lebensmittel-Zusatzstoffe ist lang. In der EU sind insgesamt 296 Zusatzstoffe zugelassen. 41 davon gehören zu den Konservierungsstoffen, die die Haltbarkeit der Lebensmittel verlängern. Wenn schon allein der Gedanke daran Ihnen den Appetit verdirbt, sollten Sie in Kapitel 20 nachschlagen, was sich dahinter verbirgt. Zu den meistverwendeten chemischen Konservierungsstoffen gehören

- ✔ **Säuerungsmittel und Säureregulatoren.** Die meisten Mikroorganismen fühlen sich in einer zu sauren Umgebung nicht wohl. Chemikalien, die den Säuregrad in Lebensmitteln erhöhen, wirken konservierend. Wein und Essig gehören zu diesen Säuerungsmitteln, aber auch Zitronensäure, die in allen Zitrusfrüchten zu finden ist. Die im Jogurt enthaltene Milchsäure macht ihn länger haltbar als Milch.

- **Verhütung von Schimmelbildung.** Natriumbenzoat, Natriumpropionat und Kalziumpropionat verlangsamen (stoppen aber nicht) das Wachstum von Schimmel auf Brot. Natriumbenzoat wird auch Käse, Margarine und Sirup beigesetzt, um den Schimmelbefall zu verhindern.
- **Bakterienkiller.** Salz ist hydrophil (hydro=Wasser; phil=liebend). Wenn Sie frisches Fleisch mit Salz einreiben, wird dem Fleisch Wasser entzogen. Und auch den Bakterien, die es sich auf dem Fleisch gemütlich gemacht haben. Folge: Die Bakterien sterben; das Fleisch trocknet aus. Und was übrigbleibt ist Corned Beef (große Klumpen Salz wurden in der englischen Sprache einst als Corn bezeichnet).

Methode 5 der Konservierung: Bestrahlung

Während einer Bestrahlung wird das Nahrungsmittel Gammastrahlen ausgesetzt. Gammastrahlen sind ein hochenergetisches Licht, stärker als Röntgenstrahlen. Gammastrahlen (auch Picostrahlen genannt) sind imstande, Mikroorganismen zu töten. Das Resultat der Bestrahlung ist eine längere Haltbarkeit der Nahrungsmittel, da

- Mikroben und Insekten auf den Pflanzen (Weizen, Weizenmehl, Gewürze, Gewürztrockenmischungen) getötet werden,
- sie bei Kartoffeln und Zwiebeln verhindern, dass diese wieder zu keimen beginnen,
- sie den Reifeprozess bei einigen Obstsorten verlangsamen,
- sie Krankheitserreger wie Trichinen, Salmonellen, Escherichia coli (E. coli) und Listeria, die auf Fleisch und Geflügel zu finden sind, abtöten

1981 ist die *Lebensmittelkennzeichnungsverordnung (LMKV)* zum Schutz des Verbrauchers in Kraft getreten. Dieses Schutzes bedarf er umso mehr, als der Anteil an vorverpackten Waren immer größer wird.

Hier noch einmal aufgelistet die Methoden, die angewendet werden, um die Haltbarkeit von Nahrungsmitteln zu verlängern. Jede Methode wird jeweils in den Kapiteln 18, 19 und 20 ausführlich behandelt.

- **Temperatur**
  - Kochen
  - Einmachen
  - Frischhaltung
  - Gefrieren
- **Sauerstoffentzug**
  - Einmachen
  - Vakuumverpackung
- **Wasserentzug**
  - Dehydratation

✔ **Chemische Konservierung**

- Säuerungsmittel und Säureregulatoren
- Verhütung von Schimmelbildung
- Einsalzen und Pökeln

✔ **Bestrahlung**

Was der Verbraucher von der Weiterverarbeitung von Lebensmitteln hat

Dieser Abschnitt ist kurz, aber erfreulich: Die Senkung oder Begrenzung des Wachstums von Mikroorganismen, die von Natur aus auf Lebensmitteln vorhanden sind, verlängert die Haltbarkeit der Produkte und senkt dadurch für den Verbraucher das Risiko einer Lebensmittelvergiftung. Die Gesundheit des Verbrauchers ist es auch, die bei der Konservierung von Lebensmitteln an erster Stelle steht. Punkt.

Wie die Weiterverarbeitung den Geschmack verbessern kann

Ein Vorteil der Weiterverarbeitung von Nahrungsmitteln ist der, dass Sie Dinge genießen können, die es in der Natur einfach nicht gibt – wie zum Beispiel Streichwurst oder Streichkäse. Ein etwas prosaischerer Nutzen liegt darin, dass dadurch das Aroma und der Geschmack der Nahrung verbessert werden kann. Zum Beispiel:

✔ **Durch das Trocknen intensiviert sich der Geschmack.** Eine getrocknete Pflaume hat einen intensiveren, süßeren Geschmack als eine frische Pflaume. Andererseits sind Trockenobst und andere getrocknete Nahrung schwerer zu kauen als im frischen Zustand.

✔ **Erwärmung steigert das Aroma, da sich dadurch die Aromamoleküle schneller bewegen**. Am ersten werden Sie wohl auf das Essen über die Nase aufmerksam gemacht. Kühlung bewirkt natürlich genau das Gegenteil und verlangsamt die Bewegung der Aromamoleküle, wodurch es weniger stark riecht und schmeckt. Um den Unterschied festzustellen, müssen Sie sich nur abwechselnd ein Stück heißen Braten aus dem Ofen und ein Stück kalten unter die Nase halten. Oder riechen Sie mal an einem Cognac, der aus dem Kühlschrank kommt. Wenn Sie nichts riechen, dann handelt es sich um den gekühlten. Erwärmt verströmt Cognac einen wunderbaren Duft.

✔ **Das Erwärmen von Essen intensiviert auch den Geschmack**. Dieser Effekt ist manchmal von Vorteil (zum Beispiel bei einem Braten), manchmal aber auch gar nicht so erwünscht (die meisten Menschen trinken lieber kalte als warme Milch).

✔ **Und zum Schluss: Die Veränderung der Temperatur verändert oft auch die Struktur des Nahrungsmittels**. Durch Erwärmen werden manche Lebensmittel weicher (wie die köstliche warme Schokoladensoße auf Eis zum Beispiel), andere aber härter (Eier). Durch Kühlung wird erreicht, dass Butter und Fette streichfähig werden und nicht vom Brot tropfen. Das gleiche gilt auch für die Gelatine, die dafür sorgt, dass sowohl der Pudding als auch die Sülze aufrecht die Form verlassen.

Wie die Weiterverarbeitung den Nährstoffwert erhöhen kann

Durch die Weiterverarbeitung von Lebensmitteln kann eine Vielzahl jahreszeitenabhängiger Produkte (meist Obst und Gemüse) das ganze Jahr über zur Verfügung gestellt werden. Oft wird es von den Herstellern dieser Erzeugnisse bei der Zubereitung so verändert, dass der diätische Wert des Produkts zunimmt, um so den Bedürfnissen des modernen Verbrauchers entgegenzukommen. Und zu guter Letzt darf eine wichtige Komponente der Lebensmittelverarbeitung nicht außer Acht gelassen werden, noch dazu, da diese immer mehr an Bedeutung gewinnt: Nahrung wird oft in der Hinsicht verändert, dass Fette und Zucker substituiert werden.

Zusatznährstoffe

Das Hinzufügen von Vitaminen und Mineralstoffen zu vielen Nahrungsmitteln, die wir täglich essen, hat dazu geführt, dass viele ernährungsbedingte Erkrankungen so gut wie nicht mehr vorkommen. Dies wird so häufig praktiziert, dass Sie es in den meisten Fällen gar nicht bemerken, sondern als gegeben hinnehmen:

- ✔ Brot, Getreideflocken und Körnern wird oft Vitamin B hinzugefügt, um den Verlust wieder auszugleichen, der entsteht, wenn vom Getreide vor dem Mahlen die Schale entfernt wird, in der sich die meisten Vitamine befinden. Das gilt für Mehl-, Reis- und Maisprodukte gleichermaßen. Ein Vitamin-B-Mangel kann zu den Erkrankungen Beri Beri und Pellagra führen.
- ✔ Häufig befindet sich in Brot, Müsli und sonstigen Produkten aus Getreide Eisen. Hierdurch wird der Verlust ausgeglichen, der bei der Weiterverarbeitung der Rohstoffe auftritt. Eisen ist besonders wichtig für Frauen im gebärfähigen Alter.

Behandelte Nahrungsmittel

Milcherzeugnisse sind ein gutes Beispiel dafür, wie ein natürlicher Rohstoff (Milch) verändert werden kann, so dass dieser weniger Fett, weniger gesättigte Fettsäuren und weniger Cholesterin enthält. Magermilch – ihr Fettgehalt darf nur 0,3 Prozent betragen – ist ein ausgezeichneter Kalziumlieferant bei Vermeidung des oft unerwünschten Fettes.

Durch moderne Techniken war es möglich, die Milch leichter verdaulich zu machen. Viele Menschen, hauptsächlich in Asien, im mittleren Osten oder in Afrika, können nicht genug Laktase erzeugen, das Enzym, das für die Verdauung von Laktose, dem Milchzucker, benötigt wird. Dieselben Personen vertragen jedoch ohne Probleme Jogurt, in dem die Laktose schon teilweise durch die Laktase von denjenigen Bakterien, die die Milch verdicken und Jogurt daraus entstehen lassen, verdaut wurde.

Alternativen zu Fett

Fette sind Geschmacksträger und werden oft benutzt, um ein Gericht zu verfeinern. In ihnen sind aber leider auch viele Kalorien und einige Fettsäuren (die gesättigten, die in Kapitel 7 beschrieben sind) enthalten, die durch Anlagerung die Arterien verstopfen können. Eine Möglichkeit, dies zu vermeiden, ist es, der Nahrung das Fett zu entziehen (wie zum Beispiel bei der Milch). Eine andere Möglichkeit sind die im Labor erzeugten sogenannte Fettersatzstoffe, die wenig Kalorien und wenig gesättigte Fettsäuren enthalten, einzusetzen. Dieser Fettersatz besteht bei uns aus Kohlenhydraten oder Eiweiß. Alle diese Stoffe quellen im Wasser auf und werden dann cremig, weich und vollmundig. In Amerika ist man schon ein Stück weiter. Olestra, ein Kunstfett, das bei uns nicht erlaubt ist, ist rein synthetisch und enthält keine Kalorien.

Der Verkauf von *Olestra/Olean* wurde 1996 von der FDA in Amerika genehmigt. Es ist eine Verbindung zwischen Saccharose und Fettsäuren, die sog. Saccarosepolyester, die enzymatisch nicht spaltbar und daher unverdaulich sind. Umfangreiche tierexperimentelle und klinische Prüfungen ergaben keine negativen Effekte. Leider scheint es jedoch so zu sein, dass es auf seinem Weg durch den Darm einige fettlösliche Nährstoffe, wie Vitamin A, Vitamin D, Vitamin E und die krebsverhütenden Carotinoide »aufsammelt«, die dann mit dem Olestra ausgeschieden werden (siehe Kapitel 10).

Eine zweite Gruppe von Substanzen sind *Hydrolyseprodukte* aus Stärke und Zellulose mit gelähnlichen Eigenschaften. Sie werden als Ersatz beziehungsweise Zusatz zu Back- und Bratfetten eingesetzt. Die Lebensmittelindustrie setzt diese Produkte zur Herstellung fettreduzierter Lebensmittel ein.

Simplesse

Simplesse ist ein kalorienarmer Fettersatz, der durch Erhitzen und Mischen von Proteinen aus Eiweiß und/oder Milch in Form von winzig kleinen Kügelchen, die wie Fett schmecken, hergestellt wird. In Simplesse befinden sich pro Gramm nur ein oder zwei Kalorien, im Vergleich dazu enthält Öl oder Fett 9 Kalorien pro Gramm. Kleinen Kindern wird vom Verzehr von Simplesse abgeraten, da diese die essenziellen Fettsäuren in den echten Fetten für das Wachstum brauchen. Ferner kann Simplesse problematisch sein für Personen,

- ✔ die keine Milch vertragen,
- ✔ die keine Eier vertragen,
- ✔ die sich proteinarm ernähren müssen (zum Beispiel bei einer Erkrankung der Nieren).

Süßstoffe

Hier ein kleiner Schwank aus der Laborküche. Die meisten Süßstoffe, allesamt synthetisch gewonnen, wurden durch Zufall im Labor entdeckt, weil ein Wissenschaftler ein Papier oder einen Bleistift berührt hatte und dann die Finger in den Mund steckte, um zu bemerken: Heureka! Es schmeckt süss.

Die bekanntesten Süssstoffe (in der Reihenfolge ihrer Entdeckung) sind:

- ✔ **Saccharin:** Dieser synthetische Süßstoff wurde durch einen Zufall (das-Finger-in-den-Mundsteck-Syndrom) im Jahre 1879 an der John Hopkins Universität entdeckt. 1977 wurde in den USA gefordert, es vom Markt zu verbannen, nachdem vermutet wurde, dass es in Ratten Blasenkrebs ausgelöst hatte. Aber es ist immer noch auf den Markt und es wurde bei Diabetikern, die Saccharin jahrelang verwendet haben, kein erhöhtes Risiko festgestellt. Süßstoffe zählen zu den Lebensmittelzusatzstoffen, die am intensivsten auf ihre gesundheitliche Unbedenklichkeit geprüft worden sind. Dass Süßstoffe nicht kanzerogen sind, wurde bereits in den 70er Jahren durch zahlreiche Untersuchungen belegt. (**Hinweis:** Die meisten denken, dass Saccharin sehr süß schmeckt. Wenn Sie zu denen gehören, die Brokkoli hassen, wird Ihnen Saccharin bitter vorkommen.)

- **Cyclamat** tauchte 1937 (natürlich auf dem Finger von jemandem) an der Universität von Illinois auf. Cyclamate sind 30- bis 50mal so süß wie Rohrzucker. In den Vereinigten Staaten wurden sie 1969 als Süßungsmittel verboten, da ihnen kanzerogene Eigenschaften in Labortests nachgewiesen wurden. Dieses Verbot gilt jedoch nicht in Kanada, Deutschland und vielen anderen Ländern. In Amerika wird zur Zeit überlegt, ob es wieder als Süßstoff zugelassen wird.
- **Aspartam:** Hier handelt es sich um ein weiteres Zufallsprodukt (1965), einer Kombination aus zwei Aminosäuren, nämlich Asparaginsäure und Phenylalanin. Es gibt jedoch Probleme mit diesem Produkt: Während der Verdauung wird es in seine einzelnen Bestandteile aufgespalten. Das Gleiche passiert, wenn es Wärme ausgesetzt ist. Aspartamhaltige Produkte müssen daher einen Warnhinweis zum Schutz für Personen mit Phenylketonuri (PKU) tragen. Es handelt sich bei dieser Krankheit um einen angeborenen Defekt im Verdauungssystem: es fehlt das Enzym, das benötigt wird, um das Phenylalanin abzubauen. Die überschüssige Aminosäure kann sich im Gehirn und in den Nervenzellen ansammeln und bei kleinen Kindern zu mentaler Retardation ühren.
- **Sucralose:** Sucralose wurde 1976 chemisch hergestellt. Es handelt sich dabei um den einzigen kalorienfreien Süßstoff, der aus Zucker hergestellt wird. Der Körper erkennt es weder als Kohlenhydrat oder Zucker, so dass es unverändert den Darm passieren kann. Mehr als hundert wissenschaftliche Untersuchungen, die in den letzten 20 Jahren durchgeführt wurden, bestätigten seine gesundheitliche Unbedenklichkeit
- **Acesulfam-K**: Das K ist das chemische Zeichen für Kalium. Dieser Süßstoff weist eine ähnliche chemische Struktur wie Saccharin auf. Es befindet sich in Backwaren, Kaugummis und anderen Nahrungsmittel. Manchmal wird es auch in Limonade verwendet, was offensichtlich auch deren Haltbarkeit verlängert.

In Tabelle 17.1 werden die Süßkraft von Zucker (Saccharose) und chemischen Ersatzstoffen gegenübergestellt. So sind im Zucker zum Beispiel vier Kalorien pro Gramm enthalten.

Süssstoff	Kalorien pro Gramm	Süße in Relation zu Zucker*
Zucker (Sacchrose)	4	
Acesulfam-K	0	150- bis 200mal süßer als Zucker
Aspartam	4**	160- bis 200mal süßer
Cyclamat	0	30- bis 60mal süßer
Saccharin	0	200- bis 700mal süßer
Sucralose	0	600 mal süßer

*Die große Spannweite ergibt sich aus der Verwendung verschiedener Quellen.

**Aspartam hat ebenfalls 4 Kalorien pro Gramm. Da man wegen seiner Süßkraft jedoch nur minimale Mengen benötigt, kann man von 0 Kalorien ausgehen.

Tabelle 17.1: Süßstoffe im Vergleich

Und zu guter Letzt: Was wird aus dem Hühnchen?

Ich werde anhand eines Hühnchens die Weiterverarbeitung von Nahrungsmitteln vom Ort der Erzeugung (Bauernhof) bis auf Ihren Tisch nachvollziehen. (Vegetarier sind entschuldigt.)

Der erste Akt der Weiterverarbeitung findet gleich nach der Schlachtung statt. Das Hühnchen wird gerupft, in einzelne Teile zerlegt und dann auf den Weg geschickt. Entweder in eine Firma, wo es zu Geflügelprodukten weiterverarbeitet wird, oder in das Kühlfach einer Lebensmittelabteilung. In beiden Fällen wird es natürlich gekühlt transportiert, um die zerstörerische Arbeit der Bakterien zu verlangsamen. In der Fabrik wird das Huhn vielleicht gekocht und in Dosen gefüllt (etwa als Frikassee oder Suppe) oder dehydriert, was dann eine lösliche Geflügelbrühe ergibt. Es kann aber auch zusammen mit Gemüse in ein Fertiggericht, in Dosen oder tiefgefroren, verwandelt werden, oder gebraten und aufgeschnitten, oder als Hundefutter in Dosen, oder ... ich glaube Sie sind im Bilde (wenn nicht, dann schauen Sie sich die Abbildung 17.1 genauer an).

Wenn Sie ein frisches Huhn kaufen, werden Sie damit zu Hause in Ihrer Küche etwa das gleiche wie oben beschrieben anstellen. Zuerst landet das Tier im Kühlschrank oder in der Tiefkühltruhe, dann auf dem Herd oder im Ofen, damit auch der letzten Bakterie das Garaus gemacht wird. Nachdem Sie sich daran satt gegessen haben, werden Sie die Reste wieder im Kühlschrank verstauen. Sie haben das Tier weiter verarbeitet, um es essen zu können. Das ist die Essenz dieses Kapitels.

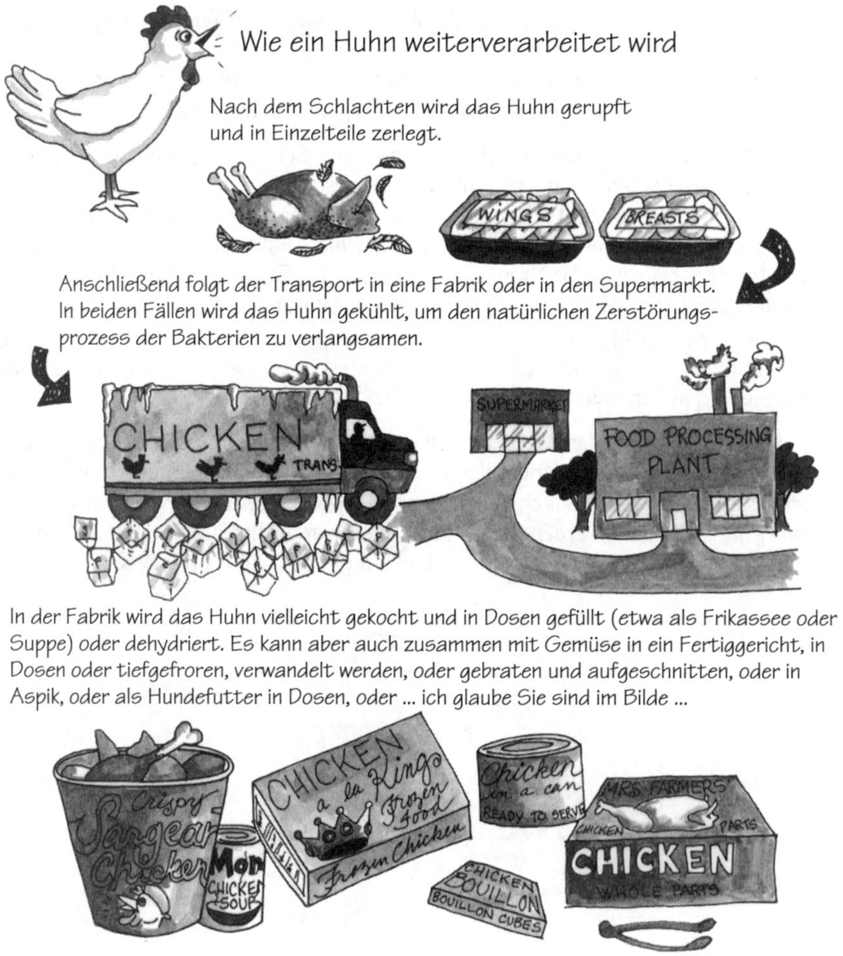

Abbildung 17.1: Vom Bauernhof auf Ihren Tisch: Der Werdegang eines Hühnchens

Kochen und Ernährung

18

In diesem Kapitel

- Die unterschiedlichen Möglichkeiten der Nahrungszubereitung
- Wie durch das Kochen die Nahrung verändert wird
- Wählen Sie den richtigen Topf
- Der Erhalt von Nährstoffen in gekochter Nahrung

Ich gehe jede Wette ein, dass die erste gekochte Mahlzeit reiner Zufall war, an dem ein armes herum streichendes Tier und ein Blitzschlag beteiligt waren – zisch! –, der die arme Kreatur traf und in ein medium durchgebratenes Stück Fleisch verwandelte. Ein Höhlenmensch wurde von dem Duft angelockt, riss sich ein Stück vom Braten ab und gab das erste von bis dato unzähligen Qualitätsurteilen am Küchentisch von sich: »Hmmm«.

Danach war alles nur eine Frage der Zeit, anthropologisch betrachtet, ein Hüpfer, ein Sprung, ein Satz in die Neuzeit mit Gasbrennern, Elektroherden und Mikrowellen. In diesem Kapitel erkläre ich, wie diese praktischen technischen Entwicklungen Sicherheit, Nährwert, Aussehen, Geschmack und Aroma der Lebensmittel, die wir warm machen, beeinflussen.

Wie wird gekocht?

Seitdem der Mensch gelernt hat Feuer zu machen und nicht mehr auf den zufälligen Blitz warten muss, hat er sich auf drei einfache Möglichkeiten beschränkt, Nahrung zu erwärmen:

- ✔ **Eine offene Flamme:** Sie halten die Nahrung direkt über – oder unter – die Flamme oder legen sie auf einen Rost dicht über die Flamme. Die elektrische Heizspirale ist eine moderne Variation dieses Prinzips der offenen Flamme.
- ✔ **Eine geschlossene Schachtel:** Sie legen die Nahrung in eine geschlossene Schachtel (den Ofen) und erhitzen die Luft dort, bis Sie eine hohe, trockene Temperatur erreicht haben.
- ✔ **Heiße Flüssigkeit:** Sie legen die Nahrung entweder in die heiße Flüssigkeit oder halten sie so darüber, dass sie vom Dampf, der von der Oberfläche der Flüssigkeit aufsteigt, gegart wird.

Wenn die Nahrung vor dem Erhitzen in eine Folie, wie etwa aus Aluminium, gewickelt wird, werden zwei Methoden der Zubereitung miteinander kombiniert: offenes Feuer (Grill) oder ein geschlossener Kasten (der Ofen) plus der Dampf, der von der Flüssigkeit in der Nahrung aufsteigt (heiße Flüssigkeit).

Hier folgt eine Liste der Methoden, die verwendet werden, um Nahrung entweder über offenem Feuer oder mit einer Heizspirale zuzubereiten:

Offene Flamme	**Heiße Luft**	**Heiße Flüssigkeit**
Rösten	Backen	Kochen
Grillen	Rösten	Frittieren
Toasten		Pochieren
		Köcheln
		Dünsten, Dämpfen
		Schmoren

Wie heiß ist kochendes Wasser?

Wasser ist ein Molekül (H_2O), das aus drei Atomen besteht: zwei Wasserstoff- und ein Sauerstoffatom. Wenn Wasser Energie (Wärme) ausgesetzt wird, verdampfen einige Wassermoleküle (werden zu Gasmolekülen). Der Dampf sammelt sich in winzigen Bläschen am Boden des Gefäßes (Topf). Weitere Wärmezufuhr energetisiert den Dampf; er bewegt sich an die Wasseroberfläche.

Damit der Dampf die Wasseroberfläche zu durchbrechen vermag, muss er über so viel Energie verfügen, dass er den Luftdruck in der Atmosphäre, der auf die Wasseroberfläche drückt, überwinden kann. Die Temperatur, bei der dieser Vorgang stattfindet, nennt man den Siedepunkt des Wassers.

Auf Höhe des Meeresspiegels (null Meter Erhöhung) ist die Atmosphäre dichter (schwerer, da sie mehr Sauerstoff enthält) als in höheren Lagen. Deshalb fällt Ihnen das Atmen an der Nordsee leichter als auf der Zugspitze (knapp 3000 m).

Die sauerstoffreichere, schwere Luft am Meer übt auf die Wasseroberfläche in Ihrem Topf mehr Druck aus und Sie müssen mehr Energie (Wärme) zuführen, wenn Sie das Wasser zum Kochen bringen wollen.

Auf Meereshöhe beträgt der Siedepunkt des Wasser 100°C. Er nimmt mit steigender Höhe ab. So liegt er auf 150 m bei 99,4°C, auf 1500 m bei 94,4°C und auf der Zugspitze (etwas unter 3000 m) auf etwa 89°C. Als Faustregel kann man sich merken: Der Siedepunkt des Wassers sinkt pro 100 m Höhenunterschied um etwa 0,37°C.

Hinweis: Wie schnell das Wasser zum Kochen gebracht wird, hat keinen Einfluß auf die Temperatur – schwach kochendes Wasser (wenig Blasen) ist so heiß wie stark kochendes (viele Blasen).

Kochen mit elektromagnetischen Wellen

Ein Gas- oder Elektroherd erzeugt thermische Energie (Wärme), mit dem Nahrung erwärmt und gekocht werden kann. Ein Mikrowellenherd erzeugt elektromagnetische Energie (Mikrowellen), welche vom Magnetron ausgehen.

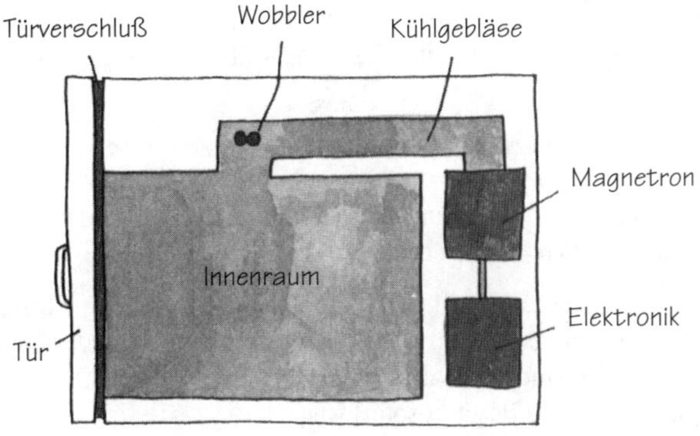

Abbildung 18.1: Der Mikrowellenherd

Mikrowellen durchdringen Wasser, Papier und Plastik und regen die Wassermoleküle in der Nahrung zur Vibration und gegenseitiger Reibung an. Diese Vibration erzeugt noch mehr Energie (Wärme), die das Essen erwärmt und kocht. Der Behälter, in dem in der Mikrowelle das Essen zubereitet wird, bleibt in der Regel kalt, da er nur wenige Wassermoleküle enthält.

Kochen und Verderb von Nahrungsmitteln

Manche Mikroorganismen, die in der Nahrung stecken, sind harmlos oder sogar nützlich. Zum Beispiel:

- ✔ Laktobazillen (lacto=Milch; bacilli=stäbchenförmige Bakterien) werden benötigt, um den Milchzucker aufzuspalten und Milch in Jogurt zu verwandeln.
- ✔ Nicht-toxische Schimmelpilze verwandeln Milch in Blauschimmelkäse (ja, die blauen Streifen im Käse sind Schimmel!).

Einige Organismen können jedoch eine Lebensmittelvergiftung herbeiführen. Jährlich erkranken viele Menschen an der Diarrhoe, eine typische Erkrankung, die auf den Verzehr verdorbener Speisen zurückzuführen ist.

Es gibt aber auch zahlreiche weit gefährlichere Erkrankungen als Folge einer Lebensmittelvergiftung:

- ✔ In den Vereinigten Staaten wurden im Winter 1998-99 Erkrankungen und Todesfälle als Folge des Verzehrs von abgepackten Fleischprodukten gemeldet, die Listeria monocytogenes enthielten. Diese Fleischprodukte wurden als kalte Platten verkauft. Hätte man diese Lebensmittel erhitzt, wäre es zu keiner Vergiftung gekommen, da die Listeria monocytogenes bei Temperaturen über 75°C zerstört werden.

  Hinweis: Listeria-kontaminierte Lebensmittel, die von Schwangeren gegessen werden, könnten eine Schädigung des Fötus zur Folge haben.

Zwei Stunden – mehr nicht!

Mikroorganismen vermehren sich in Lebensmitteln am besten im Temperaturbereich von 4°C (der Kühlschrank sollte daher immer ein wenig niedriger gestellt sein) und 60°C (die Kochtemperatur, bei der die meisten, aber nicht alle bösen Jungs inaktiv werden). Wenn Sie ganz sicher gehen wollen, dann befolgen Sie die »2-Stunden-Richtlinien« der USDA/FDA: Bewahren Sie anfällige Nahrungsmittel nie länger als zwei Stunden zwischen 4°C und 60°C auf.

- ✔ Es sind Todesfälle bekannt, die nach dem Verzehr von rohem oder nicht durchgebratenem Hackfleisch aufgetreten sind. In dem Fleisch befanden sich Escherichia coli-Bakterien (kurz E. coli).
- ✔ Clostridium botulinum (C. botulinum), welche besonders im luftleerer Umgebung (wie in säurearmen, eingemachten Nahrungsmitteln) gedeihen, erzeugen ein Gift, das tödlich wirken kann. Der einzige Hinweis auf das Vorhandensein dieser Bakterien ist eine mit Überdruck gefüllte Dose oder Verpackung. Schmeißen Sie das Produkt sofort weg.
- ✔ Die Zahl der Salmonellenerkrankungen hat in den letzten Jahrzehnten in den westlichen Industrieländern ständig zugenommen. Die derzeit häufigsten Infektionsquellen sind rohe Eier, unter Verwendung von Rohei hergestellte Süßspeisen, Mayonnaisen, rohes Fleisch und Geflügel.

Obwohl diese Organismen keinen Unterschied zwischen den Menschen machen, die sie befallen, sind sie dennoch für bestimmte Personengruppen besonders gefährlich: sehr junge und sehr alte Menschen und diejenigen, deren Immunsystem als Folge einer Erkrankung oder Medikamenteneinnahme geschwächt ist.

Man kann viele dieser gefährlichen Keime durch Kochen und warm halten (oder sofortiges Kühlen) zerstören oder deren Wachstumsprozess stark eindämmen. Damit senkt sich natürlich das Risiko einer Lebensmittelvergiftung. In der nachfolgenden Tabelle 18.1. sind einige *Pathogene* (krankmachende Organismen) und deren häufigsten Infektionsquellen aufgeführt.

Tabelle 18.1 enthält die Namen einiger krankmachender Organismen in Lebensmitteln. Aus Tabelle 18.2 ersehen Sie die Temperaturen, auf die Sie die Nahrungsmittel erhitzen sollten, um die toxischen Keime zu zerstören.

Keime	Wo sie sich gerne aufhalten
Camphylobacter jejuni	Rohes Fleisch und Geflügel, nicht pasteurisierte Milch
Clostridium botulinum	Säurearme Dosenkonserven, geräucherter Fisch
Clostridium perfringens	Nahrungsmittel aus Fleisch oder Geflügel
E. coli	Rohes Rindfleisch
Listeria monocytogenes	Rohes Fleisch und Meeresfrüchte, Rohmilch und Rohmilchkäse
Salmonellen	Geflügel, Fleisch, Eier, getrocknete Nahrungsmittel, Milchprodukte
Staphylococcus aureus	Pudding, Salat (Eier-, Hühnerfleisch- und Thunfischsalat)

Tabelle 18.1: Krankmachende Organismen in Nahrungsmitteln

Diese Nahrungsmittel ...	sind sicher (keimfrei), wenn sie beim Kochen im Inneren diese Temperatur erreicht haben
Eier und Eiergerichte	
Eier	Kochen, bis Eigelb und Eiweiß fest sind
Eierspeisen	70°C
Hackfleisch (auch gemischt)	
Truthahn, Huhn	75°C
Kalb, Rind, Lamm, Schwein*	70°C
Frisches Rindfleisch*	
Blutig	60°C
Medium	70°C
Durch	75°C
Frisches Schweinefleisch	
Medium	70°C
Durch	75°C
Geflügel	
Huhn, ganz	80°C
Truthahn, ganz	80°C
Brust, Braten	75°C
Schenkel, Flügel	Kochen, bis der austretende Saft klar ist
Füllung	75°C
Ente und Gans	80°C
Schinken	
Roher	70°C
Gekochter	60°C

*Hackfleisch, das nicht durchgebraten ist, ist oft Träger der sehr gefährlichen Organismen E. coli. Wenn Sie ganz sicher gehen wollen, muss die Temperatur im Inneren der Speise 75°C betragen.

Tabelle 18.2: Ab wann ist der Verzehr unbedenklich?

Wie der Kochvorgang die Struktur des Nahrungsmittels verändert

Durch Hitzeeinwirkung wird die Struktur von Protein, Fett und Kohlenhydraten verändert, somit also auch die Struktur des Lebensmittels selbst (wie die einzelnen Teile in der Nahrung angeordnet sind, so dass sie sich fest oder weich anfühlt). Anders ausgedrückt: Durch das Kochen können knackige Karotten matschig und weiches Fleisch hart werden.

Protein

Proteine bestehen aus sehr langen Molekülen, die manchmal ziehharmonika-artig gefaltet sind (im sechsten Kapitel finden Sie alles über Proteine). Durch das Erhitzen der Lebensmitteln erniedrigt sich nicht der Nährwert des Proteins, es hat jedoch zur Folge:

- ✔ dass die Proteinmoleküle in kleinere Teile aufgespalten werden,
- ✔ dass sich die Proteinmoleküle entfalten und neue Verbindungen mit anderen Proteinmolekülen eingehen,
- ✔ dass sich die Proteine zusamenschließen.

Ein Beispiel gefällig? Betrachten wir mal das Ei. Wenn wir ein Ei kochen, entfalten sich die langen Proteinmoleküle im Eiweiß und verbinden sich mit anderen Proteinmolekülen zu einem Netzwerk, das insgesamt dichter ist und die darin enthaltene Flüssigkeit herausdrückt. Das Eiweiß wird härter und undurchsichtig. Genau dieselbe Reaktion des Entfaltens-Zusammenschließens verwandelt weiches, rosiges Geflügelfleisch in eine feste, weiße Masse und macht Gelatine fest. Je länger Sie die Proteine erhitzen, desto engmaschiger wird das Netzwerk, und umso zäher, oder fester, wird das Nahrungsmittel werden.

Sie können diesen Vorgang gut beobachten, wenn Sie zwei Eier zu Rührei verarbeiten – eins, geschlagen und gekocht, das andere geschlagen, mit einem Schuss Milch versehen und gekocht. Indem Sie Flüssigkeit (Milch) hinzufügen, wird es für das Protein-Netzwerk schwieriger, all die Flüssigkeit aus dem Eiweiß zu drücken. Das Ei, dem Milch hinzugefügt wurde, ist nach dem Kochen weicher als das andere.

Getreide: Eine gespaltene Persönlichkeit

Wenn Getreide – wie zum Beispiel Mais – gekocht wird, entfaltet es eine gespaltenen Persönlichkeit: teils Protein, teils komplexe Kohlenhydrate. Wenn Sie einen Maiskolben kochen, vollführen die Proteinmoleküle im Maiskern die schon bekannte Reaktion des Entfaltens und Zusammenziehens. Zur gleichen Zeit nehmen die aus Kohlenhydraten bestehenden Stärkekörnchen Wasser auf und werden weicher.

Um einen perfekt gekochten Maiskolben zu erhalten, müssen Sie diesen Prozess genau kontrollieren. Sie sollten den Kolben aus dem Wasser nehmen sobald die Stärkekörnchen genug Wasser aufgenommen haben und das Maiskorn weich ist, aber unbedingt bevor sich das Proteinnetzwerk fester zusammengeschlossen hat.

Deshalb wird von den meisten Kochbüchern eine kurze Kochzeit empfohlen. Wenn Sie aber zu denen gehören, die den Mais gerne kauen, dann lassen sie diesen ruhig länger im Topf – 15 bis 30 Minuten, ganz wie's beliebt.

Eine heiße Geschichte

Wenn Fett erhitzt wird, brechen seine Moleküle auseinander und bilden sogenannte »freie Radikale«, die sich wiederum mit anderen Molekülteilchen zusammenschließen und potenziell karzinogene (krebserregende) Verbindungen bilden können. Die Menge dieser Verbindungen hängt direkt von der Höhe der Temperatur ab, die auf die Fette einwirkt. Sie sollten darauf achten, dass sie nicht bei mehr als 250°C liegt (normalerweise kurz vor dem Zeichen für »Grillen« auf Ihrem Temperaturregler). Verbranntes Fett oder rauchendes Öl enthält mehr von diesen gefährlichen Substanzen als geschmolzenes Fett oder Öl, das zwar warm ist, aber nicht raucht.

Deshalb warnen viele Ernährungswissenschaftler davor, die knusprig-knackige, absolut deliziöse braune Kruste auf den Gerichten zu essen, und vor allem nicht die auf Fleisch. 1998 hat man sie mit einem erhöhten Risiko für Brustkrebserkrankungen bei Frauen in Verbindung gebracht. Das muss aber natürlich noch bewiesen werden; und wie so oft in der modernen Ernährungslehre scheint die Antwort schwieriger zu sein, als es auf den ersten Blick aussieht.

Warum? Weil Martha Belury von der Purdue University 1996 entdeckte, dass geschmolzener Käse – ja, auch der auf dem Cheeseburger, gegrillt, gebacken, wie auch immer – viel CLA (kurz für konjugierte Dienon-Linolsäure, eine Form einer essenziellen Fettsäure, auf die in Kapitel 7 näher eingegangen wird) enthält.

Belury stellte in Untersuchungen fest, dass CLA in Mäusen die Vermehrung der Krebszellen bei Haut-, Brust- und Magenkrebs verlangsamte oder sogar umkehrte, und zwar in allen drei Stadien der Krebserkrankung. Im frühen Stadium, wenn die Zelle erste Schäden aufweist, im mittleren, wenn sich die erkrankten Zellen vermehren und Tumore bilden und im späten, wenn sich die Tumore vergrößern und auf andere Organe übergreifen.

Ist das auch beim Menschen möglich? Das kann bisher niemand beantworten. Aber es ruft in mir die Erinnerung an den Woody Allen Film *Der Schläfer* wach, in welchem die männliche Hauptperson irgendwann in der Zukunft aufwacht und feststellt, dass Corned-Beef-Sandwiches gesund sind. So eine Story kann sich doch keiner einfach ausdenken!

Fett

Hitze bringt Fett zum Schmelzen, das in dieser veränderten Form aus der Nahrung tropft und diese kalorienärmer macht. Zusätzlich wird durch das Kochen das Bindegewebe zerstört, was die Nahrung weicher und leichter zu kauen macht. Am deutlichsten wird dieser Effekt, wenn Sie Fisch zubereiten. Das Fischfleisch ist nach dem Kochen ganz weich, das Bindegewebe wurde zerstört.

Wenn Fleisch und Geflügel nach dem Kochen nicht gleich verzehrt werden, wird sich das Fett beim Abkühlen wieder verändern. Es verbindet sich mit dem Sauerstoff aus der Luft und oxidiert, wodurch es einen leicht ranzigen Geschmack annimmt. Sie können diesen Prozess verlangsamen – aber nicht ganz verhindern –, indem Sie Fleisch, Fisch und Geflügel zusammen mit anderen Lebensmitteln kochen, die reich an *Antioxidanzien* sind. Hierbei handelt es sich um Chemikalien, die die Reaktion anderer chemischer Stoffe mit Sauerstoff verhindern. Vitamin C ist so ein natürlicher Antioxidant, so dass Soßen und Marinaden, die mit Tomaten und Zitrusfrüchten hergestellt werden, die Oxidation des Fettes verlangsamen.

Kohlenhydrate

Die Wärmebehandlung von Nahrungsmitteln wirkt sich unterschiedlich auf einfache und komplexe Kohlenhydrate aus (wenn Sie den Unterschied nicht kennen, schlagen Sie in Kapitel 8 nach). Beim Erwärmen werden

- ✔ einfache Zucker – wie Saccharose und die Zucker auf der Oberfläche von Fleisch und Geflügel – karamelisieren oder schmelzen und braun werden. (Wie bei der Crème Caramel.)
- ✔ Lebensmittel mit Stärke, einem komplexen Kohlenhydrat, mehr Wasser absorbieren. Das ist der Grund, warum sich Nudeln im Wasser vergrößern und weicher werden.
- ✔ sich einige Ballaststoffe (Harze, Pektine und Hemizellulose) auflösen, Obst und Gemüse wird deshalb durch Kochen weicher.

Die beiden zuletzt beschriebenen Reaktionen – Wasserabsorption und Auflösung von Zellwänden – können den Nährwert von Nahrungsmitteln erhöhen, indem dem Körper nun auch Nährstoffe zur Verfügung gestellt werden, die vorher in den hartwandigen Zellen unzugänglich waren.

Wie das Kochen Aroma und Geschmack von Nahrungsmitteln verändert

Durch Erhitzen werden Chemikalen, die für den Geschmack und das Aroma verantwortlich sind, abgebaut. Das hat zur Folge, dass gekochte Nahrung meist intensiver schmeckt und riecht als rohe.

Ein gutes Beispiel hierfür sind die Senföle, die starkriechendem Gemüse, wie Kraut und Blumenkohl ihren ganz eigenen (manche sagen aufdringlichen) Geruch verleihen. Je länger Sie diese Gemüse kochen, desto stärker riechen sie. Andererseits zerstört Wärme aber auch Diallyldisulfit, jenen Stoff, der rohen Knoblauch schon von weitem bemerkbar macht. Gekochter Knoblauch riecht und schmeckt milder als roher.

Wie das Kochen die Farbe der Nahrungsmittel verändert

Carotinoide - die natürlichen roten und gelben Pigmente, die Karotten gelb und Tomaten rot färben – sind praktisch resistent gegen Hitze und saure oder alkalische Einflüsse von Kochflüssigkeiten. Ganz egal wie oder wie lange Sie sie kochen, bleiben Carotinoide farbig leuchtend.

Das gilt jedoch nicht für alle Pigmente, die in Nahrungsmitteln enthalten sind. Diejenigen Pigmente, die Lebensmittel rot, grün oder weiß färben, reagieren meist auf Hitze, Säuren (wie Wein, Essig oder Tomatensaft) und alkalische Chemikalien (wie Mineralwasser, Backpulver und Wasser): sie verändern die Farbe. Hier folgt eine kurze Zusammenfassung, was Sie erwartet, wenn Sie Lebensmittel kochen.

Von Rot nach Blau und wieder zurück

Nachfolgendes Kochrezept zeigt sehr anschaulich die oben beschriebenen Farbveränderungen.

1 kleine Dose rote Beete in Scheiben

1 Pfanne

3 kleine Glasschüsseln

250 ml Wasser

1 Teelöffel Backpulver

3 Esslöffel weißer Essig

Stellen Sie die drei Glasschüsseln vor sich hin. Öffnen Sie die Dose. Legen Sie zwei Scheiben rote Beete in die erste Glasschüssel und vier in die Pfanne. Den Rest stellen Sie für das Abendessen in den Kühlschrank. Bitte keine Verschwendung wegen eines Experiments!

Lösen Sie das Backpulver im Wasser auf und schütten Sie diese alkalische Lösung in die Pfanne mit den roten Beeten. Erhitzen Sie das Ganze vier Minuten lang, aber bei einer nicht zu hohen Temperatur – die Lösung schäumt. Schalten Sie die Flamme aus. Nun legen Sie jeweils zwei Scheiben in die zweite und dritte Glasschale.

Lassen Sie die zweite Glasschüssel so, wie sie ist. Den Essig (eine Säure) schütten Sie in die dritte Glasschüssel. Warten Sie nun zwei Minuten und schauen Sie sich das Ergebnis an: Die roten Beete in der ersten Schüssel sollten immer noch schön rot sein; die in der zweiten Schüssel dunkler, fast dunkelblau. Die roten Beete, denen man den Essig zugefügt hat, sollten ebenfalls wieder, wie die in der ersten Schüssel, rot sein. Noch nicht? Dann fügen Sie noch einen Schuß Essig hinzu.

Ist Chemie nicht einfach eine tolle Sache?

- ✔ Rote Beete und Rotkraut erhalten ihre Färbung durch die Pigmente, die Anthocyanine. Säure färbt diese Pigmente stärker rot. Durch alkalische Lösungen verändern sie ihre Farbe von Rot in Blauviolett.
- ✔ Kartoffeln, Blumenkohl, Reis und weiße Zwiebeln sind weiß, weil sie weiße Pigmente, die Anthocyanidine, enthalten. Wenn diese alkalischen Chemikalien (Mineralwasser oder Backpulver) ausgesetzt sind, verfärben sie sich gelb oder braun. Säuren wirken dieser Reaktion entgegen. Kochen Sie die Blumenkohlröschen in Tomatensaft und waschen Sie sie unter fließendem Wasser. Sie werden sehen – der Blumenkohl ist weiß!
- ✔ Grünes Gemüse wird durch Chlorophyll grün gefärbt, ein Pigment, das mit der Säure im Kochwasser (oder im Gemüse selbst) reagiert und Phytinsäure erzeugt, ein braunes Pigment. Sie können diese Reaktion nur verhindern, indem Sie das Gemüse vor Säure schützen. Manche fügen dem Kochwasser daher alkalisches Backpulver zu, wodurch aber noch weitere Vitamine verloren gehen (lesen Sie dazu den Abschnitt »So schützen Sie die Nährstoffe in gekochten Nahrungsmitteln« weiter hinten). Durch schnelles Kochen bei starker Wärmezufuhr oder in viel Wasser (wodurch die Säuren verdünnt werden) können Sie die Farbveränderungen abschwächen.

- Die rote Färbung von frischem Fleisch stammt vom *Myoglobin* und *Hämoglobin* im Blut. Wenn das Fleisch erhitzt wird, werden die Pigmentmoleküle *denaturiert*, das heisst, in einzelne Fragmente aufgespalten. Sie verlieren Sauerstoff und werden braun oder – nach langem Kochen – grau (Tellerfleisch). Diese Veränderung tritt bei Rindfleisch stärker als bei Schweine- und Kalbfleisch hervor, da es von Natur aus eine rötere Färbung aufweist.

Wie Pfannen und Töpfe die Nahrungsmittel beeinflussen

Ein Topf ist ein Topf ist ein Topf, richtig? Weit gefehlt! Tatsächlich ist es so, dass die Wahl des Topfes den Nährwertgehalt der Lebensmittel beeinflussen kann, insofern

- er dem Essen Nährstoffe hinzufügt,
- der natürliche Abbau der Nährstoffe während des Kochens verlangsamt wird und
- die Zerstörung von Nährstoffen während des Kochens durch den Topf beeinflusst wird.

Darüber hinaus intensivieren einige Töpfe das natürliche Aroma und den natürlichen Geschmack der Lebensmittel, was die Nahrung mehr – oder weniger – schmackhaft machen kann. Lesen Sie weiter und Sie werden erfahren, wie Töpfe und Pfannen die Nahrungsmittel verändern können. Und umgekehrt.

Aluminium

Aluminium ist ein Leichtmetall, das die Wärme gut leitet. Das ist gut. Das Metall kann aber auch

- den Geruch einiger Chemikalien, die für das Aroma verantwortlich sind, erhöhen (das gilt vor allem für die Kohlgemüse – Kraut, Brokkoli, Rosenkohl und so fort),
- abblättern, was dazu führt, dass weißes Gemüse (wie Blumenkohl und Kartoffeln) sich gelb- oder bräunlich verfärben.

Entgegen früherer Überzeugung ist der Verzehr des beim Kochvorgang in die Nahrung gelangten Aluminiums nicht gesundheitsschädlich: Die Verwendung von Aluminiumtöpfen erhöht also nicht das Risiko einer Alzheimererkrankung. Es stimmt, dass salzige und saure Speisen (Wein, Tomaten) in Aluminiumtöpfen das Abblättern des Metalls begünstigen, aber noch dann ist die Menge, die Sie dadurch zu sich nehmen, wesentlich geringer als die, die Sie sonst täglich über Nahrungsmittel und Wasser aufnehmen. (In Kapitel 11 finden Sie alles über Aluminium als natürlichen Nährstoff.)

Kupfer

Kupfertöpfe und -pfannen erhitzen sich gleichmäßig. Das ist beim Kochen ein großer Vorteil. Deshalb werden viele Töpfe aus Aluminium oder rostfreiem Stahl mit einem Kupferboden ausgestattet. Kupfer ist jedoch ein giftiges Metall, daher sind die Töpfe und Pfannen aus Kupfer mit einer dünnen Schicht aus Weißblech oder rostfreiem Stahl überzogen. Wenn Sie Kupfertöpfe benutzen, sollten Sie hin und wieder überprüfen, ob diese Schicht nicht beschädigt ist, was Sie daran erkennen, dass das orangebraune Kupfer durch die silbrige Metallschicht hindurchschimmert. Lassen Sie den Topf reparieren oder werfen Sie ihn weg.

Kupfer und Eiklar: Ein chemisches Team

Wenn Sie Eiweiß schlagen, entfalten sich die Proteinmoleküle und bilden neue Verbindungen. Das neu entstehende Netzwerk enthält Luft. Das ist der Grund dafür, warum aus einer klaren Flüssigkeit weißer Schaum entstehen kann.

Sie können das Eiweiß ohne Probleme in einer Glas- oder Keramikschüssel schaumig rühren – wenn die Arbeitsgeräte gekühlt und absolut fettfrei sind. Eventuell vorhandenes Eigelb würde die Proteine daran hindern, sich engmaschig zu verknüpfen. Aber das beste Gefäß ist eines aus Kupfer: Die Ionen (Teilchen), die sich von der Kupferoberfläche lösen, verbinden sich mit dem Schaum und machen ihn steifer. (Das gleiche passiert zwar auch mit Aluminium, allerdings färben hier die Ionen das Eiweiß dunkler.)

Aber halt. Haben wir nicht eben gehört, dass Kupfer giftig ist? (Schauen Sie im elften Kapitel nach.) Ja, aber das bisschen Kupfer, das in einem Klecks Eischnee enthalten ist, wird Ihrer Gesundheit nicht schaden.

Keramik

Der Vorteil von Terrakotta (der orangefarbene Ton, der wie rote Ziegeln aussieht) ist seine *Porosität*. Dadurch kann aus den Töpfen (wie etwa dem bekannten Römertopf) überschüssiger Dampf entweichen, während gleichzeitig so viel Flüssigkeit im Topf bleibt, dass das Brot feucht und das Hühnchen zart bleibt.

Keramik, die mit einer Glasur versehen ist, verhält sich anders. Durch die Glasur werden die Poren des Tons verschlossen, was bedeutet, dass der Dampf nicht entweichen kann. Die Lebensmittel, die in diesen Töpfen zubereitet werden, werden daher nicht gebacken, sondern gedämpft. Das Ergebnis: Statt einer knusprigen Oberfläche erhalten Sie eine weiche.

Weit wichtiger als das Kochergebnis ist aber der Umstand, dass Pigmente, die für die Färbung der Glasur verwendet werden, Blei enthalten können. Um die Glasur zu festigen und zu verhindern, dass dieses Blei in die Nahrung gelangt, werden die Töpfe *gebrannt*. Hierfür kommen sie in einen speziellen Ofen. Wenn die Temperatur des Brenners zu niedrig oder die Brennzeit zu kurz war, sickert das Blei beim Kochen in die Speisen. Am stärksten ist dieser Effekt, wenn es sich um säurehaltige Lebensmittel, wie Fruchtsäfte, oder Nahrungsmittel, die in Wein oder Essig mariniert wurden, handelt.

Keramik, die bei uns hergestellt wird, gilt im Allgemeinen als sicher. Aber gehen Sie dennoch besser kein Risiko ein. Wenn auf dem Topf oder in der Gebrauchsanleitung kein Hinweis angebracht ist, dass er säurebeständig ist, sollten Sie ihn nicht für die Aufbewahrung und Zubereitung von Nahrung verwenden. Waschen Sie Keramiktöpfe immer mit der Hand, da im Geschirrspüler leicht die Oberfläche beschädigt werden kann.

Emaillegeschirr

Emaillegeschirr besteht aus Metall, das mit einer *Porzellanschicht* überzogen ist. Töpfe und Pfannen aus Emaille erhitzen sich langsamer und ungleichmäßiger als solche aus reinem Metall. Eine gut emaillierte Oberfläche verfärbt sich nicht und reagiert nicht mit Lebensmitteln. Leider ist dieses Geschirr leicht zu beschädigen. Die Porzellanschicht platzt ab oder wird durch Besteck leicht zerkratzt. Daher sollten Sie beim Kochen nur Besteck aus Holz oder Hartplastik verwenden. Wenn Sie feststellen, dass die Oberfläche beschädigt ist und das Metall zum Vorschein kommt, sollten Sie den Topf wegwerfen, da sonst Metalle in die Nahrung gelangen könnten.

Glas

Glas ist ein neutrales Material, das nicht mit der Nahrung reagiert. Zwei Dinge sollten beim Kochen mit Glas jedoch beachtet werden:

- ✔ Benutzen Sie in der Mikrowelle keinen Topf aus Glas und Metall. Das Metall blockiert die Mikrowellen. Schlimmer ist aber, dass es dadurch zu einem Lichtbogen kommen kann – eine plötzliche, elektrische Stichflamme, die den Ofen beschädigen und Sie zu Tode erschrecken kann.
- ✔ Bedenken Sie, dass Glas zerbrechlich ist. Gehören Sie zu denjenigen, die öfter mal was fallen lassen? Dann verzichten Sie besser auf Glasgefäße.

Kochgeschirr aus Eisen

Wie schon die Töpfe aus Aluminium, so haben auch die aus Eisen ihre Vor- und Nachteile. Eisen leitet die Hitze sehr gut und bleibt länger warm als Töpfe und Pfannen aus anderen Materialien. Es läßt sich auch sehr gut reinigen, ist lange haltbar und gibt Eisenionen an die Nahrung ab, was den Nährwert der Nahrung steigern kann.

1985 haben Ernährungswissenschaftler an der Texas Tech University in Lubbock einen Versuch durchgeführt, bei dem sie den Eisengehalt von Nahrungsmitteln, die in Eisentöpfen zubereitet wurden, gemessen haben. Unter anderem haben sie festgestellt, dass in einem Rindfleischgulasch 0,7 mg Eisen pro 100 g rohes Fleisch, in gekochten Zustand aber so viel wie 3,4 mg Eisen pro 100 g Fleisch enthalten sein kann, wenn es länger als eine Stunde in einem Eisentopf gekocht wurde.

Leider gibt es auch einen Nachteil. Das Eisen, das sich vom Topf löst, kann sich in einer Verbindung befinden, die vom Körper nicht absorbiert werden kann. Mehr Eisen ist auch nicht unbedingt besser. Es regt die Oxidation an (was schlecht für den Körper ist) und kann dazu führen, dass es bei den Menschen im Überfluss gespeichert wird, die unter *Hämochromotose* (eine Störung des Eisenstoffwechsels, die zu einer Schädigung der inneren Organe führen kann) leiden.

Nebenbei bemerkt, ist das Hantieren mit Eisentöpfen und Pfannen kein schlechtes Muskeltraining. Sie sind richtig schwer.

Teflon (nicht haftend)

Nicht haftende Oberflächen werden aus Kunststoff (genauer gesagt aus *Polytetrafluoräthylen, PTFE*) und Härtungsmitteln – Chemikalien, die die Oberfläche härten - hergestellt. So lange die Oberfläche unbeschädigt und nicht zerkratzt ist, reagiert sie auch nicht mit Nahrungsmitteln.

Diese nicht haftenden Pfannen und Töpfe sind bei kalorienbewussten Leuten sehr beliebt, da man in ihnen ohne Fett und Öl braten kann. Allerdings kann ihre Verwendung auch teuer werden, da sie sehr leicht zerkratzen. Sie sollten daher nur Kochbesteck aus Holz oder Plastik verwenden, sonst sieht der Topf bald aus, als hätten ein Dutzend Hühner darin gescharrt.

Hinweis: Das Verschlucken dieser Kunststoffteilchen ist nicht gefährlich, da sie unverdaut wieder ausgeschieden werden.

Allerdings ist bei der Verwendung zu beachten, dass diese Kunststoff-Oberflächen sehr heiss werden können. Das kann dazu führen, dass

- ✔ sie sich von dem Metall lösen, mit dem sie verbunden sind,
- ✔ geruchlose Dämpfe entstehen.

Wenn der Kochbereich über keine gute Lüftung verfügt, können diese Dämpfe zu einer Rauchvergiftung führen, die sich durch grippeähnliche Symptome bemerkbar macht. Ob Langzeitschäden für die Gesundheit auftreten können, ist noch nicht bekannt. Um eventuelle gesundheitliche Schäden zu vermeiden, sollten Sie bei der Benutzung von Teflon-Pfannen die Temperatur nicht zu hoch einstellen und die Fenster geöffnet halten.

Rostfreier Stahl

Bei rostfreiem Stahl handelt es sich um eine Legierung (eine Verbindung, die aus zwei oder mehr Metallen, zum Großteil jedoch aus Eisen besteht). Die Vorteile dieses Materials sind seine Härte und Haltbarkeit, der Nachteil die schlechte Wärmeübertragung. Darüber hinaus ist in der Legierung oft Nickel enthalten, ein Metall, auf das viele Menschen allergisch reagieren. Wenn Ihr Topf aus rostfreiem Stahl tiefe Kratzer aufweist, sollten Sie ihn besser wegwerfen.

Plastik und Papier

Nein, Sie können natürlich keine Gefäße aus Papier oder Plastik auf einer offenen Flamme verwenden. Diese Produkte, die für elektromagnetische Wellen durchlässig sind, sind nur zum Kochen in der Mikrowelle geeignet. Sie dürfen aber nicht irgendein Papier- oder Plastikprodukt benutzen, sondern nur solche, die die Bezeichnung »für die Mikrowelle geeignet« tragen.

- ✔ Plastikgefäße, die diesen Vermerk nicht tragen, könnten in der Mikrowelle platzen.
- ✔ Papier, das sich nicht für die Mikrowelle eignet, könnte kleine Metallteilchen enthalten, die die Mikrowellen entweder blockieren oder einen Lichtbogen (sehen Sie im Abschnitt »Glas« weiter vorne in diesem Kapitel nach) verursachen.

Wie Sie die Nährstoffe beim Kochen schützen

Ammenmärchen: Alle rohen Lebensmittel sind nährstoffreicher als gekochte.

Wahrheit: Einige Nahrungsmittel (wie Fleisch, Geflügel und Eier) im rohen Zustand (oder ungenügend gekocht) zu verzehren, kann sogar gefährlich werden. Andere Lebensmittel sind roh natürlich nährstoffarmer, da sie Substanzen enthalten, welche andere Nährstoffe zerstören oder schwächen. Zum Beispiel:

- ✔ Rotkohl, Rosenkohl, Blaubeeren und Brombeeren enthalten im Rohzustand ein Enzym, das Thiamin (Vitamin B1) zerstört. Durch Erwärmen wird dieses Enzym inaktiv.
- ✔ Rohe grüne Bohnen, Hülsenfrüchte und Erdnüsse enthalten einen Enzym-Blockierer, welcher das Enzym, das dem Körper die Verdauung von Protein ermöglicht, behindert. Durch Erwärmen wird dieser Enzym-Blockierer ausgeschaltet.

Diese Beispiele sind jedoch die Ausnahme. In den meisten Fällen werden durch das Kochen tatsächlich Nährstoffe in der Nahrung zerstört. Durch ganz einfache Mittel kann dieser Verlust jedoch gering gehalten werden: Dämpfen anstelle von Kochen, Grillen statt Braten.

Mineralstoffe

Eigentlich vertragen alle Mineralstoffe Wärme, ohne Schaden zu nehmen. Ein Nahrungsmittel hat nach dem Kochen genauso viel Kalzium, Phosphor, Magnesium, Zink, Jod, Selen, Kupfer, Mangan, Chrom und Natrium wie im Rohzustand. Die einzige Ausnahme stellt hier das Kalium dar, welches zwar von der Hitze und der Luft nicht verändert wird, aber aus der Nahrung in die Kochflüssigkeit abgegeben wird.

Vitamine

Mit Ausnahme von Vitamin K und dem B-Vitamin Niacin, die beide sehr robust sind, sind viele Vitamine empfindliche Pflänzchen und leicht zerstörbar, wenn sie mit Wärme, Luft, Wasser, Fett und Speiseöl in Verbindung kommen. Die Tabelle 18.3 enthält diejenigen Nährstoffe, die unter diesen Einwirkungen leiden.

Nährstoff	Wärme	Luft	Wasser	Fett
Vitamin A	X			X
Vitamin D				X
Vitamin E	X	X		X
Vitamin C	X	X	X	
Thiamin	X		X	
Riboflavin			X	
Vitamin B6	X	X	X	
Folsäure	X	X		

Nährstoff	Wärme	Luft	Wasser	Fett
Vitamin B12	X		X	
Biotin			X	
Pantothensäure	X			
Kalium			X	

Tabelle 18.3: Was zerstörerisch auf die Nährstoffe wirkt

- **Vitamin A und Vitamin D:** Um den Verlust an den fettlöslichen Vitamine A und E so gering wie möglich zu halten, sollten diese mit sehr wenig Öl zubereitet werden. Backen oder grillen Sie die Vitamin-A-reiche Leber ohne Öl, anstatt sie in der Pfanne zu braten. Das gleiche gilt auch für den Vitamin-D-reichen Fisch.
- **Die B-Vitamine**: Die Methoden, die während des Kochens das Protein in Fleisch und Geflügel schützen, gelten auch für den Schutz der B-Vitamine, die sich entweder in die Kochflüssigkeit flüchten oder durch den ausfließenden Saft verloren gehen. **Hinweis:** Verkürzen Sie nicht die Kochzeit und senken Sie nicht die Temperatur bei der Zubereitung von Fleisch, Fisch oder Geflügel, um das wärmeempfindliche Vitamin B12 zu schützen. Diese Nahrungsmittel und deren Säfte müssen gründlich gekocht werden, damit es zu keiner Lebensmittelvergiftung kommt.

Waschen Sie Körner (Reis) nicht vor dem Kochen, außer es wird ausdrücklich auf der Verpackung angegeben. Durch das Waschen können bis zu 25 Prozent des Thiamin (Vitamin B1) verloren gehen. Backen oder toasten Sie Brot und Kuchen nur so lange, bis die Kruste leicht braun ist, um die hitzeempfindlichen B-Vitamine zu erhalten.

- **Vitamin C:** Um den Verlust an wasserlöslichem, sauerstoffempfindlichem Vitamin C in Obst und Gemüse so gering wie möglich zu halten, sollten Sie beim Kochen nur ganz wenig Wasser verwenden. Wenn Sie zum Beispiel ein Pfund Kraut in 2 Liter Wasser kochen, verlieren Sie bis zu 90 Prozent des darin enthaltenen Vitamin C. Wenn Sie umgekehrt vorgehen, ein halber Liter Wasser auf ein Pfund Kraut, bleiben über 50 Prozent des Vitamin C erhalten.

Verzehren Sie Gemüse kurz nach der Zubereitung: Bereits nach 24 Stunden im Kühlschrank hat es ein Viertel seiner Vitamine verloren; nach zwei Tagen die Hälfte.

Wurzelgemüse (Karotten, Kartoffeln, Rüben), gebacken oder gekocht, behalten praktisch alle Vitamine, wenn sie diese ungeschält und im Ganzen zubereiten.

Wie Sie die Information in diesem Kapitel benutzen sollen

Es reicht. Jetzt, wo Sie wissen, wie das Kochen die Nahrungsmittel verändert, sollten Sie sich mit den Rezepten und Techniken auseinandersetzen, mit denen Sie ein leckeres Essen zubereiten können.

Was geschieht mit der Nahrung, wenn sie tiefgefroren, eingemacht, getrocknet oder bestrahlt wird

19

In diesem Kapitel

- Wie Kälte Lebensmittel schützt
- Wer erfand die Dosennahrung?
- Das seit dem Altertum bekannte Trocknen von Nahrungsmitteln
- Durch Bestrahlung Keime vernichten

Kalte Luft, heiße Luft, keine Luft und radioaktive Strahlen – all das kann die Haltbarkeit von Nahrungsmitteln verlängern. Durch diese Verfahren wird der Schaden reduziert oder verhindert, den die Nahrung durch die Luft oder durch Mikroorganismen, die in ihr leben, nehmen kann.

Obwohl die nachfolgend beschriebenen Methoden ganz verschieden voneinander sind, haben sie alle etwas sehr Wichtiges gemeinsam: Wenn sie korrekt angewendet werden, können sie die Lebensdauer der Nahrungsmittel entscheident verlängern. Und die Nachteile? Da nichts vollkommen ist, müssen Sie die behandelte Nahrung stets kontrollieren, um sicher zu sein, dass die Konservierungsmethode auch erfolgreich war. Auf den folgenden Seiten erfahren Sie wie.

Kalter Komfort – Einfrieren

Das Kühlen von Nahrungsmitteln, manchmal bei sehr niedrigen Temperaturen, verlangsamt oder stoppt die Aktivitäten von Mikroorganismen, die darauf aus sind, die Nahrungsmittel zu verzehren, bevor Sie das tun.

Anders als Hitze, welche imstande ist, eine Vielzahl an Mikroorganismen abzutöten (lesen Sie im achtzehnten Kapitel nach), kann Kälte die Mikroorganismen nicht töten; sie stellt sie nur für eine Weile ruhig. Schimmelsporen (eine Art von Schimmelorganismen, die sich im Winterschlaf befinden) machen es sich zum Beispiel in der tiefgefrorenen Nahrung wie ein Bär in der Höhle gemütlich. Sobald das Lebensmittel aufgetaut wird, setzt der Schimmel seine Arbeit fort.

Wie lange etwas im Kühlschrank oder in der Tiefkühltruhe frisch bleibt, hängt davon ab, um welches Nahrungsmittel es sich dabei handelt. Tabelle 19.1 stellt Ihnen Informationen über die Haltbarkeit von gekühlten oder tiefgefrorenen Nahrungsmitteln zur Verfügung. Die dort genannten Zahlen setzen voraus, dass die Nahrung frisch ist und dass die Temperatur des Kühlschranks oder der Gefriertruhe konstant aufrechterhalten wird. Wenn Sie diese Parameter nicht einhalten, kann das Nahrungsmittel bereits zu einem früheren Zeitpunkt verderben. Gebrauchen Sie Ihren gesunden Menschenverstand. Werfen Sie das Lebensmittel weg, wenn Sie auch nur den geringsten Zweifel haben.

Nahrungsmittel	Kühlschrank (4°C)	Gefriertruhe (-18°C)
Eier		
Frisch, in der Schale	3 Wochen	Nicht einfrieren
Rohes Eigelb, Eiweiß	2-4 Tage	1 Jahr
Hart gekocht	1Woche	Lässt sich nicht gut einfrieren
Flüssiges, pasteurisiertes Ei oder Eiersatz		
geöffnet	3 Tage	Lässt sich nicht gut einfrieren
ungeöffnet	10 Tage	1 Jahr
Mayonnaise		
Kühlen nach dem Öffnen	2 Monate	Nicht einfrieren
Fertiggerichte, Aufläufe		
Bis zum Gebrauch einfrieren		3-4 Monate
Frische und vakuumverpackte Fertiggerichte		
Gefüllte Schweine- und Lammkoteletts, gefüllte Hühnerbrust	1 Tag	Lassen sich nicht gut einfrieren
Frischgekochte Speisen	1-2 Tage	Lässt sich nicht gut einfrieren
Suppen und Eintöpfe		
Mit Gemüse und Fleisch	3 – 4 Tage	2 – 3 Monate
Hackfleisch		
Aus Rind, Schwein, Lamm, Truthahn, Kalb und gemischt	1 – 2 Tage	3 – 4 Monate
Würstchen		
Wiener Würstchen etc., unverpackt	1 Woche	1 – 2 Monate
verpackt	2 Wochen	1 – 2 Monate
Bacon und Wurst		
Bacon (Speck)	7 Tage	1 Monat
Rohe Würstchen (Schwein, Rind, Geflügel)	1 – 2 Tage	1 – 2 Monate
Salami; Hartwurst	2 – 3 Wochen	1 – 2 Monate
Schinken		
Gekocht, im Stück	7 Tage	1 – 2 Monate
Gekocht, in Scheiben	3 – 4 Tage	1 – 2 Monate
Frisches Fleisch		
Rind (Steaks)	3 – 5 Tage	6 – 12 Monate
Schweinekotelett	3 – 5 Tage	4 – 6 Monate
Lammkotelett	3 – 5 Tage	6 – 9 Monate
Rinderbraten	3 – 5 Tage	6 – 12 Monate
Lammbraten	3 – 5 Tage	6 – 9 Monate

Nahrungsmittel	Kühlschrank (4°C)	Gefriertruhe (-18°C)
Schweine- und Kalbsbraten	3 – 5 Tage	4 – 6 Monate
Zunge, Hirn, Nieren, Leber, Herz, Kutteln	1 – 2 Tage	3 – 4 Monate
Fleischreste		
zubereitet	3 – 4 Tage	2 – 3 Monate
Soße und Brühe	1 – 2 Tage	2 – 3 Monate
Frisches Geflügel		
Huhn oder Truthahn, im Stück	1 – 2 Tage	1 Jahr
Teile	1 – 2 Tage	2 – 3 Monate
Gänseklein	1 – 2 Tage	3 –4 Monate
Gekochtes Geflügel, Reste		
Brathuhn	3 – 4 Tage	4 Monate
Geflügelgerichte	3 – 4 Tage	4 – 6 Monate
Geflügelteile	3 – 4 Tage	4 Monate
Geflügelteile mit Soße	1 – 2 Tage	6 Monate
Chicken Nuggets und Buletten	1 – 2 Tage	1 – 3 Monate

(Quelle: U.S. Department of Agriculture, Washington D.C.: »Food Safety«)

Tabelle 19.1: Haltbarkeit bei Kühlung

Wie Kälte die Struktur von Nahrungsmitteln beeinflusst

Beim Einfrieren von Nahrungsmitteln bildet das Wasser im Zellinneren winzige Kristalle, die die Zellwände durchstoßen können Beim Auftauen dringt die Flüssigkeit durch diese Öffnungen nach außen. Das ist der Grund, warum aufgetaute Nahrung trockener ist als frische.

Tiefgefrorenes Rindfleisch zum Beispiel hat viel weniger Flüssigkeit als frisches. Käse, der wieder aufgetaut wird, ist bröselig. Auch Brot trocknet durch Gefrieren aus. Sie können diesen Feuchtigkeitsverlust dadurch ein wenig ausgleichen, dass Sie das Nahrungsmittel in der Verpackung auftauen lassen. In diesem Fall wird es die Feuchtigkeit, die noch in der Verpackung ist, absorbieren.

Woher kommt dieser braune Fleck auf meinem Hackfleisch?

Dieser bräunliche Fleck ist nur eine harmlose Folgeerscheinung, wenn Flüssigkeit von der Oberfläche von gefrorener Nahrung verdampft.

Sie können diese Reaktion vermeiden, wenn Sie die Nahrungsmittel fest mit Papier oder Alufolie umwickeln und anschließend noch in eine Plastiktüte stecken. Je mehr Luft Sie von der Nahrung fernhalten, desto weniger braune Flecken können entstehen.

Sie können dem Gemüse, wie etwa Karotten, nach dem Auftauen nichts von seiner Knackigkeit zurückgeben, da während des Gefrierens seine Struktur verändert wurde. Sobald die Eiskristalle die Zellwände durchbohrt haben, wird das Gemüse matschig. Gibt es eine Lösung für das Problem? Entfernen Sie das Gemüse aus dem Eintopf, bevor sie diesen einfrieren.

Das Wiedereinfrieren von gefrorenen Nahrungsmitteln

Offiziellen Angaben zufolge können gefrorene Produkte wieder eingefroren werden – solange darauf noch Eiskristalle zu sehen sind oder es sich noch kühlschrankkalt anfühlt.

Meine persönliche, inoffizielle Meinung ist jedoch die, dass ich teilweise aufgetaute Lebensmittel, die ich nicht sofort verbrauche, wegwerfe. Ich bin besonders vorsichtig bei gefrorener Nahrung, die mit einer Soße zubereitet ist (viele Nudelgerichte), da ich mir vorstellen kann, dass sich hierin verborgene Winkel mit aufgetauter Nahrung verstecken, in denen die Bakterien sich austoben können, sozusagen. Vielleicht halten Sie mich für übervorsichtig. Aber ich fühle mich wohler, wenn ich meiner Regel folge: Teils aufgetaut? Weg damit.

Einkochen

Während das Einkochen in Gläsern eher dem Haushalt vorbehalten bleibt, ist das Einkochen in Dosen für die Großküche und den Handel vorteilhafter. Blechdosen sind billiger in der Anschaffung und unzerbrechlich. Durch das Sterilisieren in luftdicht abgeschlossenen Behältern bei 100 °C, also dem Siedepunkt des kochenden Wassers, können die in Lebensmitteln stets vorhandenen Mikroorganismen und der größte Teil ihrer Sporen abgetötet oder in ihrem Wachstum so gehemmt werden, dass während der üblichen Lagerzeit kein Verderb eintritt.

Das Wesentliche über Dosenkonserven

Diese Konservierungsmethode wurde (je nachdem, welcher Quelle Sie sich bedienen) entweder 1809 oder 1810 von Nicholas Appert, einem Franzosen, entdeckt. Er hatte die Beobachtung gemacht, dass Nahrung, die in einem Behälter erhitzt und während dieses Vorgangs verschlossen wird, länger haltbar bleibt – viel länger. Harold McGee, Autor von *On Food and Cooking*, erzählt, dass einige Leute eine 114 Jahre alte Wurstkonserve gegessen haben und keiner der Beteiligten davon krank wurde. Fairerweise muss ich aber auch hinzufügen, dass niemand begeistert vom Geschmack war.

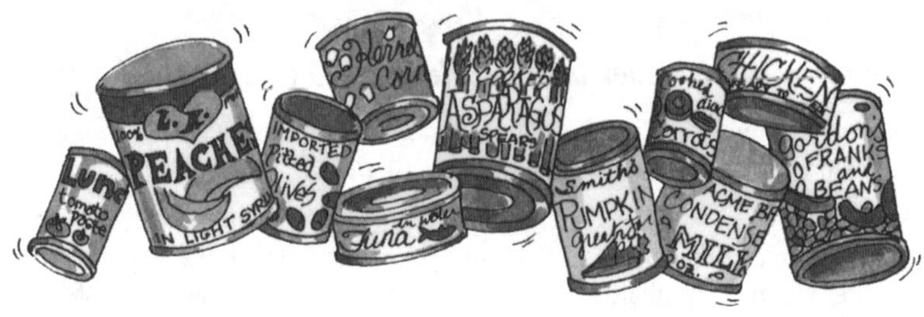

Eine moderne Variante des Einmachens ist das Erhitzen von Nahrungsmitteln in Plastik- oder Aluminiumbeuteln. Die Nahrung wird ebenfalls erhitzt, aber viel kürzer als in Gläsern oder Dosen. Deshalb behält sie bei dieser Methode auch mehr von ihrem Eigengeschmack, der Struktur und dem hitzeempfindlichen Vitamin C.

Die luftdicht verschlossenen Behälter schützen die Nahrung vor dem zerstörischen Einfluss von Licht oder Luft, solange der Verschluss intakt ist. Sobald der Behälter einmal geöffnet wurde, dringt Luft ein und der Zersetzungsprozess beginnt.

Eine ernsthafte Erkrankung, *Botulismus*, wird mit dem Verzehr von konservierter Nahrung in Verbindung gebracht. Hierbei handelt es sich um eine Lebensmittelvergiftung, die in schlimmen Fällen tödlich enden kann. Diese Erkrankung kann auftreten, wenn die Nahrung in den Behältern nicht lange oder hoch genug erhitzt wurde, um Clostridium botulinum (oder C. botulinum) unschädlich zu machen. Bei *C. botulinum* handelt es sich um anaerobe Bakterien (an=ohne; aerobic=Luft), die sich besonders gut bei Abwesenheit von Sauerstoff vermehren. Und wo könnten sie das besser als in luftdicht verschlossenen Behältern? Die Sporen dieser Bakterien können ein Gift entwickeln, das tödlich wirkt, da es die Herzmuskeln und die Atemmuskeln lähmt.

Um einer Lebensmittelvergiftung durch Botulinum-Organismen vorzubeugen, sollten Sie keine Dosen kaufen, lagern oder benutzen die

- ✔ einen hochgewölbten Deckel haben (der erhöhte Innendruck rührt von Gasentwicklung durch Fäulnis oder Gärung her),
- ✔ beschädigt, verrostet oder am Deckelrand verbeult sind (durch eine undichte Stelle dringt Luft ein, die den Zersetzungsprozess in Gang zu setzt.)

Verbraucher aufgepasst: Probieren Sie niemals, niemals, niemals die Nahrung, die sich in einer Dose befindet, deren Deckel sich wölbt oder beschädigt ist. Auch nicht das kleinste bisschen, um festzustellen, ob »sie noch in Ordnung ist«. Schmeißen Sie das Zeug beim geringsten Zweifel weg.

Dosengeschichten

Die erste Dosennahrung – Lachs, Austern und Hummer – wurde im Jahre 1819 von den New Yorkern Ezra Daggett und Thomas Kennett auf den Markt gebracht. Vier Jahre später meldeten die beiden ein Patent an: »Die Konservierung von tierischen Nahrungsmitteln in Dosen«.

Die erste Dose mit einem Öffner ließ am 2. Oktober 1866 J. Osterhoudt, ebenfalls ein New Yorker, patentieren. (Diese einfachen Öffner, die sich auf vielen Sardinen- und Wurstdosen befanden, wurden nach und nach durch einen Ziehverschluss ersetzt.)

Das erste Dosenbier wurde am 24. Januar 1935 von der Brauerei Krueger Brewing Company aus Newark, New Jersey, in Richmond, Virginia, verkauft.

(Quelle: Joseph Nathan Kane, Famous First Facts, New York: H.W.Wilson Company, 1964)

Trockennahrung: Kein Leben ohne Wasser

Durch das Trocknen oder Dörren wird den Nahrungsmitteln der natürliche Wassergehalt entzogen und damit Wachstum und Vermehrung der Mikroorganismen verhindert. Die Methode des Trocknens zur Konservierung ist seit Urzeiten bekannt. Jeder kennt die getrockneten Datteln aus den Wüstenländern und hat von dem getrockneten Fleisch der Nomadenvölker gehört.

Ohne Verwendung technischer Hilfsmittel wird die Nahrung solange der Sonne ausgesetzt, bis das darin enthaltene Wasser verdunstet ist. In großem Umfang und mit Hilfe von Technik wird das Nahrungsmittel auf große Stellagen gelegt und mit einem Ventilator bei niedrigen Temperaturen und unter Vakuumdruck schnellgetrocknet.

Eine andere Form des Trocknens ist das *Sprühtrocknen*. Durch Zerstäuben von Flüssigkeiten wie Milch in beheizbaren Kesseln entsteht Milchpulver, das durch das Hinzufügen von Wasser wieder in Milch verwandelt werden kann. Löslicher Kaffee, löslicher Tee und lösliche Fruchtpulver sind ebenfalls Produkte, die durch Sprühtrocknung hergestellt werden.

Wie durch das Trocknen der Nährwert der Nahrung beeinflusst wird

Wie bei allen anderen Konservierungsverfahren, so wird auch beim Trocknen (Einfluss von Wärme und Sauerstoff) der Vitamin-C-Gehalt des Lebensmittels reduziert. Trockenobst enthält also weniger Vitamin C als frisches Obst.

Vergleichen wir einmal eine frische Pflaume mit einer getrockneten:

- ✔ Eine mittelgroße frische Pflaume, die 66 g ohne Kern wiegt, enthält 6 mg Vitamin C (10 Prozent der empfohlenen Tagesdosis für einen Erwachsenen).
- ✔ Die gleiche Menge getrockneter Pflaumen hat nur 2,6 mg Vitamin C.

Aber halt! Bevor Sie voreilig zu dem Ergebnis kommen, dass frisch immer nährstoffreicher als getrocknet ist, sollten Sie auch noch folgendes mit in Ihre Gehirndatenbank aufnehmen: Trockenobst hat viel weniger Wasser als frisches Obst. Das heisst, dass sich das Gewicht mehr aus der Frucht als aus der Frucht und dem Wasser zusammensetzt. Obwohl durch das Trocknen ein gewisser Anteil an Vitamin C zerstört wird, so werden durch den Wasserentzug höhere Konzentrationen an anderen Nährstoffen erreicht. Die getrockneten Produkte sind kalorien- und nährstoffreicher als ihre wässrigen Brüder und Schwestern.

Ein Ergebnis hiervon ist, dass der Nährwert von getrockneter Nahrung pro Gewichtseinheit höher als der von frischen Produkten ist. Vergleichen wir auch hier wieder eine frische Pflaume mit einer getrockneten:

- ✔ Eine mittelgroße, kernlose Pflaume wiegt etwa 66 g. Darin sind 35 Kalorien, 0,1 mg Eisen und 670 IU (67 RÄ) Vitamin A enthalten. (Was ist IU? Was ist RÄ? Schlagen Sie im vierten Kapitel nach.)
- ✔ Die gleiche Menge getrockneter Pflaumen enthält 150 Kalorien, 1,6 mg Eisen und 1.261 IU (126 RÄ) Vitamin A. (Personen, die abnehmen möchten, sollten vorsichtig mit Trockenobst sein, da dieses, obwohl fettarm, kalorienreich ist.)

Kann Trockenobst auch gesundheitsschädlich sein?

Viele Früchte enthalten ein Enzym (Polyphenoloxidase), das das Fruchtfleisch bei der Einwirkung von Sauerstoff dunkler färbt. Um dies zu verhindern, wird das Obst beim Trocknen oft mit Schwefelverbindungen behandelt – sogenannten Sulfiten. Diese Sulfite – Schwefeldioxid, Natriumbisulfit, Natriummetabisulfit – können schwere allergische Reaktionen hervorrufen. Im 22. Kapitel erfahren Sie mehr über die Wirkung von Sulfiten.

Bestrahlung: Ein heißes Thema

Bei dieser Art der Lebensmittelkonservierung wird die Nahrung *Gammastrahlen* ausgesetzt, ein energiereiches Licht, das noch um einiges stärker ist als Röntgenstrahlen, mit denen der Arzt Aufnahmen vom Inneren Ihres Körpers machen kann. Bei den Gammastrahlen (die auch Picostrahlen genannt werden) handelt es sich um ionisierende Strahlen, also die Art von Strahlung, die Mikroorganismen töten kann. Durch die ionisierenden Strahlen wird die Nahrung »sterilisiert« oder zumindest die Haltbarkeit verlängert, da sie

- ✔ Mikroben und Insekten auf Pflanzen (Weizen, Mehl, Gewürze, Trockengewürz) töten,
- ✔ krankheitserregende Keime, wie die Trichinen im Schweinefleisch und Salmonellen im Geflügel zerstören,
- ✔ verhindern, dass Kartoffeln und Zwiebeln während der Aufbewahrung zu keimen beginnen,
- ✔ den Reifeprozess bei einigen Obstsorten verlangsamen.

Durch die Bestrahlung ändern sich Farbe, Geschmack und Struktur von Lebensmitteln nicht. Sie werden durch die Behandlung auch nicht »radioaktiv«. Was sich hierbei allerdings verändert ist die Struktur einiger Chemikalien in den Nahrungsmitteln, da Moleküle auseinanderbrechen und neue Substanzen bilden.

Etwa 90 Prozent der Verbindungen, die durch Radiolyse verändert wurden, befinden sich auch in rohen, erwärmten und/oder gelagerten Nahrungsmitteln, die keiner Strahlenbehandlung ausgesetzt wurden. Der Rest der nachgewiesenen Verbindungen können jedoch nur in bestrahlten Nahrungsmitteln nachgewiesen werden.

Wie gefährlich sind diese radioaktiv veränderten Substanzen

Viele wissenschaftliche Organisationen glauben, dass die Lebensmittelbestrahlung ein wirksames und sicheres Mittel gegen Lebensmittelvergiftungen sind, die durch Mikroben und Parasiten in verdorbenen Lebensmitteln hervorgerufen werden.

Die Bestrahlung stößt bei der Bevölkerung wegen allgemeiner »Strahlenangst« und Unkenntnis zum Teil auf Ablehnung. Bestrahlte Lebensmittel sind nicht radioaktiv und es konnte nicht nachgewiesen werden, dass diese schädlich sind.

Ein Expertenkomitee der bei der WHO für Gesundheitsfragen zuständigen Behörde hat vorsichtshalber einen Grenzwert von 5 Mega-Volt empfohlen, solange die Untersuchungen noch nicht abgeschlossen sind. Auf dem ganzen Erdball muss radioaktiv bestrahlte Nahrung gekennzeichnet sein. Hierfür gibt es ein einheitliches Zeichen. Ausserdem muss auf der Verpackung ein schriftlicher Hinweis zu lesen sein. Die einzige Ausnahme bilden Fertiggerichte, in denen Trockengewürze verwendet werden. Wenn zum Beispiel eine Fertigpizza bestrahlten Oregano enthält, muss auf der Verpackung nicht darauf hingewiesen werden.

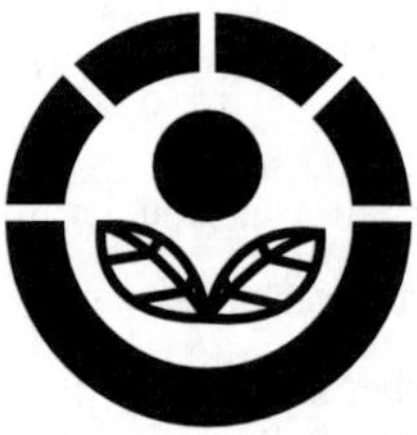

Besser essen durch Chemie

20

In diesem Kapitel

- Was sind Lebensmittel-Zusatzstoffe
- Verlängerung der Haltbarkeit durch chemische Stoffe
- Offizielle Regeln
- Zusatzstoffe, die sich nachteilig auf die Gesundheit auswirken können

Dieses Kapitel beschäftigt sich ausschließlich mit natürlichen und synthetischen Lebensmittel-Zusatzstoffen, die der Nahrung zugefügt werden, um den Nährwert zu erhöhen, den Geschmack oder das Aussehen zu verbessern und die Haltbarkeit zu verlängern.

Viele Leute glauben, dass natürliche Zusatzstoffe ungefährlicher als synthetische sind, da sie »synthetisch« mit »chemisch« gleichsetzen. Oft haben diese synthetischen Zusatzstoffe Bezeichnungen, die kaum einer richtig aussprechen, geschweige denn übersetzen kann, ein Umstand, der sie auch nicht gerade liebenswerter macht.

Tatsächlich ist es jedoch so, dass alles auf der Welt aus Chemie besteht: Ihr Körper, die Luft, die Sie einatmen, das Papier, aus dem dieses Buch besteht, die Brille, durch die Sie diese Zeilen lesen und alles, was Sie essen und trinken. Bei den Zusatzstoffen kommt es also nicht darauf an, ob sie natürlich oder synthetisch sind, sondern darauf, ob es sich um ungefährliche Chemikalien handelt, die vernünftig eingesetzt werden, oder nicht.

Die verschiedenen Lebensmittel-Zusatzstoffe

Worum handelt es sich bei Lebensmittel-Zusatzstoffen? Hier eine wirklich einfache Definition: *Lebensmittel-Zusatzstoffe* sind Substanzen, die der Nahrung zugefügt werden.

Zu den am häufigsten verwendeten Zusatzstoffen gehören:

- ✔ Nährstoffe
- ✔ Farbstoffe
- ✔ Geschmacksverstärker
- ✔ Konservierungsstoffe

Nährstoffe

Ein Beispiel für einen wirklich sinnvollen Zusatzstoff ist Vitamin D, das häufig Milchprodukten zugesetzt wird, und das Vitamin B, plus Eisen, plus andere lebenswichtige Mineralstoffe, mit denen viele Brotsorten und Getreideprodukte versetzt werden, um den Verlust wieder auszugleichen, der eintritt, wenn die Körner zu Weißmehl verarbeitet werden. Einen Mangel können wir natürlich auch dadurch vermeiden, dass wir häufig Vollkornprodukte essen. Es gibt aber viele Menschen, die lieber Weißbrot essen, daher ist es nicht verkehrt, diesem einige Nährstoffe hinzuzufügen. Kalzium ist ein weiterer Nährstoff, der der Nahrung oft hinzugefügt wird, zum Beispiel den Fruchtsäften.

Einige Nährstoffe sind auch ganz ausgezeichnete Konservierungsmittel. Hierzu gehört das Vitamin C. Es ist ein Antioxidant, der das Verderben des Nahrungsmittels verlangsamt und zerstörerische chemische Reaktionen verhindert. Dem abgepackten Speck muss Vitamin C (Ascorbinsäure) hinzugefügt werden, um die Bildung von potenziellen krebserregenden Verbindungen (freien Radikalen) zu verhindern.

Farbe und Geschmack

Farbstoffe und Geschmacksverstärker verbessern das Aussehen und den Geschmack von Nahrungsmitteln. Wie alle anderen Lebensmittel-Zusatzstoffe auch, können diese sowohl natürlich als auch synthetisch sein.

Farbstoffe

Farbstoffe sind sozusagen das »Make-up« für Lebensmittel, weil sie für ein besseres Aussehen sorgen. Ein Beispiel für einen natürlichen Farbstoff ist das Beta-Carotin, das natürliche gelbe Pigment in vielen Obst- und Gemüsesorten. Es wird dazu verwendet, um Margarine (die weiß ist) wie cremiggelbe Butter aussehen zu lassen. Weitere natürliche Farbstoffe sind Annatto (ein oranger Farbstoff aus einem tropischen Baum), Chlorophyll (das grüne Pigment in Grünpflanzen), Karmin (wird aus Schildläusen gewonnen), Safran (eine gelbe Pflanze) und Kurkumin (ein pflanzlicher, gelber Farbstoff aus der Gelbwurzel).

Ein Beispiel für einen synthetischen Farbstoff ist das Brillantblau FCF (E133), ein künstlicher blauer Farbstoff, der sowohl in Lebensmitteln als auch in der Kosmetik Verwendung findet. Bei Tierversuchen wurde bei weiblichen Tieren ein Gewichtsrückgang beobachtet, wenn die Farbstoffdosis bei 2% lag. Weitere Untersuchungen ergaben keine Anhaltspunkte für gesundheitliche Schäden. Die Verwendung gilt als unbedenklich.

Aromastoffe und Geschmacksverstärker

Jede Köchin, jeder Koch, bevorzugt bestimmte Geschmacksverstärker. Hierzu gehören in erster Linie die allgemein bekannten und verwendeten Produkte Salz, Zucker, Essig, Wein und Fruchtsäfte.

Künstliche Aromen imitieren die Geschmacksnote einer Speise. Wenn Sie zum Beispiel dem Käsekuchen geriebene Zitronenschale hinzufügen, erhält er geschmacklich das gewisse Etwas. Das gleiche Ergebnis erzielen Sie aber auch mit einem künstlichen Zitronenaroma.

Den Kaffe können Sie mit natürlichem Zucker oder einem Zuckeraustauschstoff süßen. (Mehr über künstliche Süßstoffe finden Sie in Kapitel 17.)

Bei den Geschmacksverstärkern verhält es sich etwas anders, da diese den Geschmack einer Speise intensivieren. Der bekannteste Geschmacksverstärker ist das Mononatriumglutamat, das sehr häufig in der asiatischen Küche Verwendung findet. Bei empfindlichen Menschen kann es Kopfschmerzen und andere Symptome hervorrufen. Vor häufigem Verzehr ist abzuraten.

Konservierungsstoffe

Nahrung kann auf verschiedene Weise verderben: Milch wird sauer, Brot verschimmelt, Fleisch und Geflügel verwesen, Gemüse verliert seine Feuchtigkeit und welkt, Fett wird ranzig.

Die ersten drei Prozesse werden von Mikroorganismen (Bakterien, Schimmel, Hefe) verursacht. Die beiden letzteren durch den Einfluss von Sauerstoff (Luft).

Alle Konservierungsmethoden – Kochen, Kühlen, Einmachen, Einfrieren, Trocknen – wirken dem Zerstörungsprozess entgegen, indem sie entweder das Wachstum der Organismen, die auf der Nahrung leben, verlangsamen oder die Nahrung vor Sauerstoff schützen. Chemische Konservierungsstoffe tun im Prinzip nichts anderes:

- ✔ *Antimicrobials* sind Konservierungsstoffe, die das Wachstum von Bakterien, Schimmel und Hefe verlangsamen.
- ✔ *Antioxidanzien* sind Konservierungsstoffe, die verhindern, dass sich Moleküle in der Nahrung mit Sauerstoff (Luft) verbinden.

In Tabelle 20.1 sind die am häufigst verwendeten Konservierungsstoffe zu sehen:

Konservierungsstoff	Findet Verwendung in
Ascorbinsäure	Würstchen, Wurst
Benzoesäure	Getränken (Limonade), Eiscreme, Backwaren
Butylhydroxyanisol (BHA)	Kartoffelchips und anderen Lebensmittel
Butylhydroxytoluol (BHT)	Kartoffelchips und anderen Lebensmittel
Kalziumproprionat	Brot, Streichkäse
Natriumascorbat	Wurst und anderen Lebensmittel
Natriumbenzoat	Margarine, Limonade

Tabelle 22.1: Konservierungsstoffe in Lebensmitteln

Weitere Lebensmittel-Zusatzstoffe

Es gibt aber noch eine Reihe anderer natürlicher und chemischer Zusatzstoffe, die folgende Funktionen erfüllen:

- ✔ Festigungsmittel, wie das Kalziumchlorid, die verhindern, das eingemachtes Obst und Gemüse (Äpfel, Tomaten, Kartoffeln) matschig werden.
- ✔ Emulgatoren, hierzu gehören das Lezithin und Polysorbate, verbinden ursprünglich nicht miteinander vermischbare Stoffe, zum Beispiel Fett und Wasser, Eiweiß und Luft. Ohne sie gäbe es keinen Schokoladenpudding.
- ✔ Verdickungsmittel sind in der Regel natürliche Harze und Stärke, so wie das Pektin in Äpfeln oder Maisstärke, die die Lebensmittel verdicken bzw. festigen.
- ✔ Stabilisatoren, wie die Alginate (Alginsäure), die aus Braunalgen gewonnen werden. Diese werden zum Binden von Flüssigkeiten in Lebensmitteln verwendet (zum Beispiel für Eiscreme, die dadurch weicher und cremiger wird).

Natürlich kontra synthetisch

Bei den Nahrungsmittel-Zusatzstoffen kann es sich sowohl um natürliche als auch synthetische Substanzen handeln. So ist Vitamin C zum Beispiel ein natürliches, Butylhydroxyanisol (BHA) und Butylhydroxytoluol (BHT) dagegen sind synthetische Konservierungsstoffe. Der einzige Unterschied zwischen diesen beiden Gruppen besteht darin, dass das eine Konservierungsmittel von Natur aus in der Nahrung enthalten ist und das andere im Labor hinzugefügt wird.

Jeder in Deutschland verwendete natürliche oder synthetische Lebensmittel-Zusatzstoff trägt eine E-Nummer. Diese Nummern gelten in allen Ländern der Europäischen Union (EU). Insgesamt sind in der EU 296 Zusatzstoffe zugelassen.

Bei der gesundheitlichen Bewertung eines Zusatzstoffes kommen Gutachter nicht selten zu unterschiedlichen Ergebnissen. Für die meisten Zusatzstoffe wird durch Tierversuche die Menge eines Stoffes in Milligramm pro Kilogramm Körpergewicht ermittelt, die ein Mensch sein Leben lang täglich essen kann (ADI-Wert: acceptable daily intake = erlaubte tägliche Aufnahme). Da die Ergebnisse der Tierversuche nicht unmittelbar auf den Menschen übertragbar sind, wird als Sicherheitsfaktor die »Dosis ohne Wirkung« nochmals durch 100 geteilt. Damit soll gewährleistet werden, dass bei Einhaltung des ADI-Wertes die Gesundheit des Menschen nicht geschädigt wird. Dieser Wert bezieht sich auf einen erwachsenen Menschen, der sich ausgewogen ernährt. Bei Personen mit geringem Körpergewicht und Kindern kann die Sicherheitsspanne sogar überschritten werden. Die Devise sollte also lauten: So wenig Zusatzstoffe wie möglich!

Die Bestimmung der gesundheitlichen Risiken von Lebensmittel-Zusatzstoffen

Die Frage, ob eine Chemikalie als gesundheitlich unbedenklich eingestuft wird ist davon abhängig, ob sie

- ✔ giftig (toxisch),
- ✔ krebserregend (karzogen),
- ✔ allergieauslösend

ist.

Toxisch

Unter toxisch versteht man giftig. Einige Chemikalien, wie die Zyanide, sind bereits in sehr kleinen Mengen tödlich. Andere wiederum, wie das Natriumascorbat (eine Form von Vitamin C) sind auch in großen Mengen nicht giftig. Alle bei uns erlaubten Zusatzstoffe sind natürlich als »nicht giftig« eingestuft.

Karzinogene

Ein *Karzinogen* ist eine Substanz, die krebserregend wirken kann.

Betrachten wir zum Beispiel das Nitrat und das Nitrit. Bei beiden Verbindungen handelt es sich um wichtige Konservierungsstoffe, die die Entwicklung von gesundheitsgefährdenden Bakterien (Botulismus) im Fleisch verhindern. Wenn diese Substanzen Ihren Magen erreichen, reagieren sie mit den dort vorhandenen Ammoniakverbindungen, den sogenannten *Aminen*, und bilden *Nitrosamine*, die in Versuchen bei einer Vielzahl von Tieren Tumore ausgelöst haben. In diesen Fällen war die Dosis jedoch um vieles höher als die Mengen, die für die Konservierung von Nahrungsmitteln verwendet werden. (Es überrascht nicht, dass die gleichen Reaktionen auch beim Verzehr von Rüben, Sellerie, Auberginen, grünem Salat, Rettich, Spinat und Mangold nachzuweisen sind. In diesen Produkten ist oft ebenfalls viel Nitrat und Nitrit enthalten, die sie über den Dünger aufnehmen.)

Nitrit ist zusammen mit Kochsalz Bestandteil des Nitritpökelsalzes, das für die Konservierung von Fleischerzeugnissen und gepökeltem Speck verwendet wird. In der EU ist es auch ausschließlich für diesen Zweck zugelassen. Zusammen mit Eiweißbestandteilen bei Temperaturen über 150°C können sich krebserregende Nitrosamine bilden. Daher ist vor häufigem Verzehr abzuraten.

Allergene

Allergene sind Substanzen, die allergische Reaktionen auslösen. Einige Nahrungsmittel, wie zum Beispiel Erdnüsse, enthalten natürliche Allergene, die lebensgefährliche allergische Reaktionen auslösen können.

Das bekannteste Beispiel für einen allergieauslösenden Lebensmittel-Zusatzstoff sind die Sulfite, eine Gruppe von Konservierungsstoffen, die verwendet werden, um

- ✔ das Braunwerden von hellem Obst und Gemüse (Äpfel, Kartoffeln) an der Luft zu verhindern,
- ✔ bei Schalentieren (Krabben und Hummer) die Bildung von »schwarzen Flecken« zu unterbinden,
- ✔ das Wachstum von Bakterien während des Gärvorganges von Wein und Bier zu reduzieren,
- ✔ die Stärke in Nahrungsmitteln zu bleichen,
- ✔ Teig leichter formbar zu machen.

In der Tabelle 20.2 sind einige Nahrungsmittel aufgeführt, die Sulfite enthalten können.

Lebensmittel
Bier
Kuchen, Plätzchen, Torten
Cidre
Würze
Trockenfrüchte
Fruchtsäfte
Marmelade und Gelee
Soßen
Maraschino-Kirschen
Molasse
Kartoffeln (Pulver, geschnitten, geschält)
Krabben
Fertigsuppen
Tee
Dosengemüse
Gemüsesaft
Wein

Tabelle 20.2: Wo die Sulfite versteckt sein könnten

Bei den Sulfitverbindungen handelt es sich um künstlich hergestellte Konservierungsstoffe aus schwefliger Säure und einem anderen Element (Natrium, Kalzium, Kalium). Sie werden vorwiegend für die Konservierung von Trockenfrüchten, Weißwein und Kartoffelerzeugnissen eingesetzt. Bei empfindlichen Menschen können sie zu Kopfschmerzen und Übelkeit führen. Bei Asthmatikern kann das sogenannte »Sulfit-Asthma« hervorgerufen werden. Eine Höchstdosis von mehr als 0,7 mg/kg Körpergewicht sollte aus gesundheitlichen Gründen für keine Personengruppe überschritten werden. Vom häufigen Verzehr ist abzuraten.

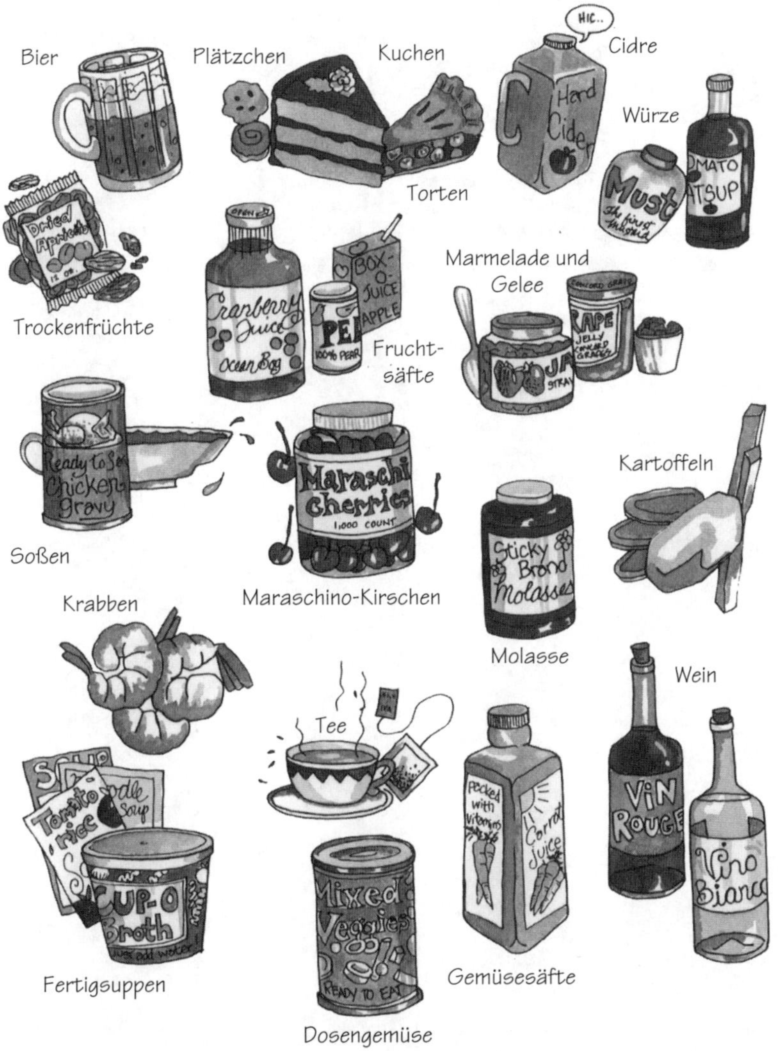

Abbildung 20.1: Wo sich die Sulfite versteckt halten könnten

Teil V

Nahrung und Medikamente

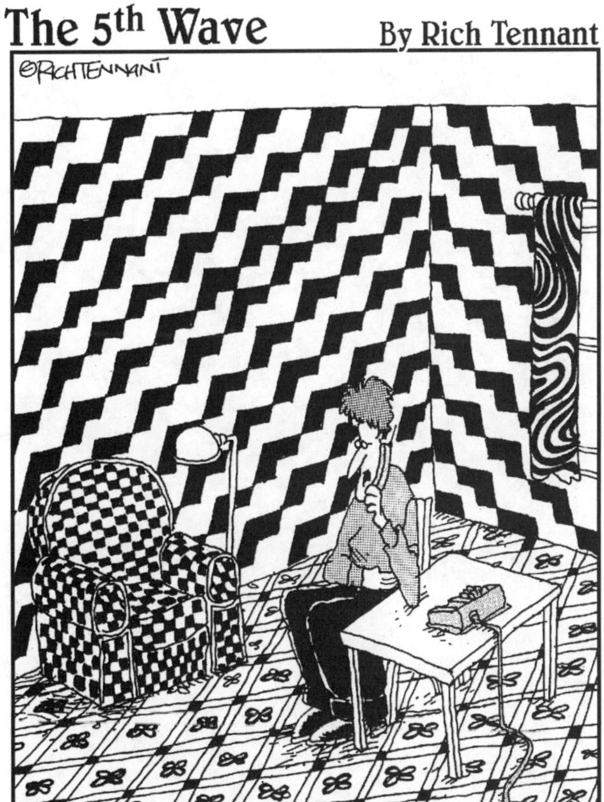

»Doktor, mir ist übel und vor meinen Augen flimmert alles. Glauben Sie, dass ich was Falsches gegessen habe?«

In diesem Teil...

Wie kann es sein, dass in unserer technisch hochentwickelten Zeit, wo jederzeit Antibiotika, Schmerz- und Abführmittel zur Verfügung stehen, gegen eine Erkältung immer noch Hühnerbrühe, gegen Kopfschmerz schwarzer Kaffee und Schokolade für die Heilung eines gebrochenen Herzens verabreicht werden? Nun, ganz einfach! Weil diese Mittel wirken!

Nahrung und Medikamente sind starke Partner. Manchmal kämpfen sie zwar gegeneinander (der richtige Ausdruck hierfür ist *Wechselwirkung*), in den meisten Fällen jedoch – wie Sie in diesem Teil sehen werden – arbeiten sie zusammen, um Ihren Körper in Topform zu halten.

Lebensmittelallergien

21

In diesem Kapitel

- Was ist eigentlich eine Lebensmittelallergie?
- Lebensmittel, die häufig allergische Reaktionen auslösen
- Wie erkennt man, dass man auf ein bestimmtes Nahrungsmittel allergisch reagiert
- Der Unterschied zwischen einer Lebensmittelallergie und einer Lebensmittelintoleranz

Nahrungsmittelallergien nehmen in den westlichen Industrieländern an Häufigkeit zu. Die Ursache hierfür ist wahrscheinlich die zunehmende, schon im frühesten Säuglingsalter einsetzende *Allergenexposition*, zum Beispiel in Form von Medikamenten, Kosmetika, exotischen Früchten, Gewürzen etc. Allerdings scheinen viele Allergien mit zunehmendem Alter des Kindes auch wieder zu verschwinden.

Nun werden Sie sich vielleicht fragen, warum ich dennoch ein ganzes Kapitel den Lebensmittelallergien widme. Ganz einfach: Lebensmittelallergien, die mit der Zeit nicht verschwinden, können mitunter gefährliche Folgen (zum Beispiel Erstickungsanfälle) haben. Es ist also nicht verkehrt, wenn man weiss, welche Nahrung welche Reaktionen hervorrufen kann.

Worum handelt es sich bei einer Lebensmittelallergie?

Die Aufgabe des Immunsystems ist es, Ihren Körper vor unerwünschten Eindringlingen, zum Beispiel Bakterien, zu schützen. Manchmal reagiert das Immunsystem aber auch auf Substanzen, die völlig ungefährlich sind. Bei einer Lebensmittelallergie handelt es sich um eine Reaktion – der Körper wehrt sich gegen bestimmte Proteine in der Nahrung. In Tabelle 21.1 sind einige dieser allergischen Reaktionen aufgeführt:

Reaktion
Nesselfieber
Juckreiz
Anschwellen von Gesicht, Zunge, Lippen, Augenlidern, Händen und Füßen
Hautausschlag
Kopfschmerz, Migräne
Übelkeit und/oder Erbrechen
Durchfall, manchmal blutig

Reaktion
Niesen, Husten
Asthma
Atembeschwerden aufgrund einer Verengung (Schwellung) der Kehle
Bewusstlosigkeit

Tabelle 21.1: Symptome einer allergischen Reaktion auf Nahrungsmittel

Zwei Arten von allergischen Reaktionen

- ✔ Sofort auftretende Reaktionen sind gefährlicher als verzögerte, da sie immer ein schnelles Anschwellen von Gewebe zur Folge haben. Diese Reaktionen können innerhalb von Sekunden, nachdem man das Nahrungsmittel gegessen, berührt oder manchmal auch nur gerochen hat, auftreten.
- ✔ Verzögerte Reaktionen äußern sich möglicherweise erst nach einem Zeitraum von 24 bis 48 Stunden und fallen in der Regel viel schwächer aus. Vielleicht bemerken Sie nur eine verstopfte Nase, weil die Nasenschleimhaut angeschwollen ist.

Wie es zu einer allergischen Reaktion kommt

Wenn Sie ein Nahrungsmittel essen, das ein Protein (das Allergen) enthält, auf welches Sie allergisch reagieren, schüttet das Immunsystem Antikörper (IgA) aus, die nur dieses spezifische Allergen erkennen. Die Antikörper bewegen sich auf weißen Blutzellen (Leukozyten) durch den Körper, wo sie sich mit Zellen des Immunsystems, den Fresszellen, verbinden.

Sowohl die Leukozyten als auch die Fresszellen produzieren, speichern und entsenden Histamin, welches die Symptome, die man allgemein mit allergischen Reaktionen in Verbindung bringt – Juckreiz, Schwellung, Hautausschlag –, hervorruft. (Deshalb nennt man einige Pillen gegen allergische Reaktionen auch Antihistamine.) Wenn die Antikörper, die auf den Leukozyten und den Fresszellen durch den Körper transportiert werden, auf ein Allergen treffen macht es bumm und Sie reagieren allergisch.

Wer ist anfällig für Lebensmittelallergien?

Die Bereitschaft ist angeboren, aber nicht unbedingt die Allergie selbst. Wenn ein Elternteil eine Nahrungsmittelallergie hat, ist die Wahrscheinlich, dass Sie diese auch bekommen, doppelt so hoch wie bei Leuten, bei denen kein Elternteil auf bestimmte Nahrungsmittel allergisch reagiert. Wenn beide Elternteile belastet sind, ist die Wahrscheinlichkeit vier Mal höher. Personen, die auf Lebensmittel allergisch reagieren, sind oft auch gegenüber anderen Dingen, wie Staub oder Pollen, allergisch.

Allergie-Vokabular

Allergen: Jede beliebige Substanz, die eine allergische Reaktion verursacht (siehe »Antigen« weiter unten im Kasten)

Anaphylaxie: Eine potenziell lebensgefährliche allergische Reaktion, die viele Körperorgane betrifft

Antigen: Eine Stubstanz, die eine Reaktion des Immunsystems hervorruft; ein Allergen ist ein Antigen

Antikörper: Eine Substanz, die der bedrohte Organismus gegen das Antigen ausbildet

ELISA: Abkürzung für Enzymimmunoassay; ein Test, mit dem festgestellt wird, ob im Blut Antikörper vorhanden sind, einschließlich Antikörper auf bestimmte Allergene

Fresszellen (Makrophagen): Eine Zelle im Körpergewebe, die Histamin ausschüttet

Histamin: Die Substanz, die vom Immunsystem freigesetzt wird und für die Symptome oder eine allergische Reaktion, wie etwa Juckreiz und Schwellung verantwortlich ist

IgE: Eine Abkürzung für immunoglobulin E, der Antikörper, der auf Allergene reagiert

Intoleranz: Als Lebensmittelintoleranz bzw. pseudoallergische Reaktion (PAR) bezeichnet man eine allergieähnliche Reaktion, bei der der Körper jedoch keine Antikörper bildet

Leukozyt: Weißes Blutkörperchen, das Antikörper befördert und Histamin ausschüttet

RAST: Abkürzung für Radio-Allergo-Sorbent-Test, eine Blutuntersuchung, mit der festgestellt wird, ob eine Allergie gegenüber bestimmten Nahrungsmitteln besteht

Urtikaria: Medizinischer Name für Hautausschlag, Nesselsucht

Sind Lebensmittelallergien gefährlich?

Das kann schon sein. Die meisten allergischen Reaktion sind zwar lästig, aber im Prinzip nicht gefährlich. Anders sieht es bei Personen aus, die an Anaphylaxie leiden, eine seltene, aber potenziell tödlich endende allergische Reaktion, an der verschiedene Körperorgane beteiligt sind. Sie beginnt meist mit einem plötzlichen, unerträglichen Juckreiz und setzt sich mit dem Anschwellen des Gewebes in der Luftröhre fort, was zu Atemnot führen kann, sinkendem Blutdruck, Bewusstlosigkeit, Tod.

Nahrungsmittel, die häufig allergische Reaktionen auslösen

Es wird Sie überraschen: Mehr als 90 Prozent aller allergischen Reaktionen auf Nahrungsmittel treten auf nach dem Verzehr von

- ✔ Milch
- ✔ Eiern
- ✔ Erdnüssen
- ✔ Nüssen
- ✔ Sojaprodukten
- ✔ Weizen
- ✔ Fisch
- ✔ Schalentieren

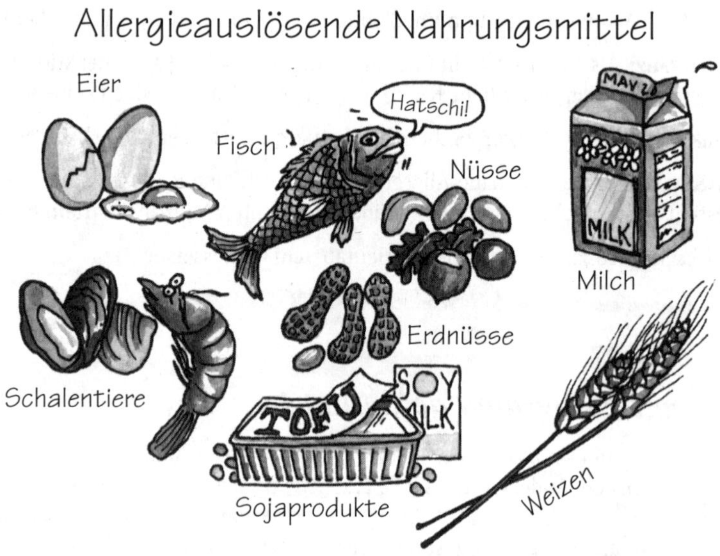

Abbildung 21.1: Diese Lebensmittel können eine allergische Reaktion hervorrufen

Das Nahrungsmittel, das wegen der allergischen Reaktion, die es auslöst, immer wieder in die Schlagzeilen kommt, ist die Erdnuss. Personen, die auf Erdnüsse allergisch reagieren, können allein schon durch Berührung einen Juckreiz bekommen und es kann zu lebensgefährlichen allergischen Reaktionen kommen, wenn diese Personen Schokolade essen, die bei der Herstellung mit Geräten in Berührung kam, mit denen auch Erdnussprodukte verarbeitet wurden.

Mehr Informationen über potenziell allergieauslösende Nahrungsmittel-Zusatzstoffe finden Sie in Kapitel 20.

So erkennen Sie eine Lebensmittelallergie

Wenn Sie einen Ausschlag bekommen oder wenn Ihre Haut juckt oder wenn Ihre Augenlider, die Lippe und die Zunge anschwellen, nachdem Sie ein bestimmtes Nahrungsmittel gegessen haben, dann handelt es sich um eindeutige Anzeichen einer Lebensmittelallergie. Der Verlauf einiger allergischer Reaktionen ist jedoch viel schwächer und tritt erst einige Stunden nach dem Essen auf. Um herauszufinden, wer oder was der Übeltäter sein könnte, wird Ihre Ärztin wahrscheinlich eine Eliminationsdiät vorschlagen.

Hierfür werden bei der Ernährung diejenigen Substanzen weggelassen, von denen bekannt ist, dass sie häufig allergische Reaktionen auslösen. Nach und nach werden die Allergene in kleinen Mengen wieder hinzugefügt. Wenn Sie auf eines allergisch reagieren, ist der Beweis erbracht.

Es stehen noch andere Testmöglichkeiten zur Auswahl. Der Arzt verabreicht Ihnen Lebensmittel in einer Form (möglicherweise in Kapseln), von denen Sie und er nicht wissen, welche Substanzen enthalten sind. Damit wird verhindert, dass Sie unbewusst auf gewisse Nahrungsmittel reagieren.

Mit Hilfe von zwei weiteren Tests – ELISA und RAST – können Antikörper gegen bestimmte Allergene im Blut nachgewiesen werden. Diese Tests werden jedoch nur in Ausnahmefällen vorgenommen.

Wie verhalte ich mich bei einer Lebensmittelallergie?

Am besten ist es natürlich, wenn Sie das Nahrungsmittel vermeiden, auf das Sie allergisch reagieren. Das ist aber leichter gesagt als getan.

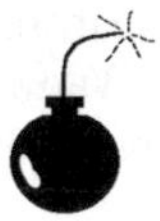

Einige, sogenannte versteckte Allergene sind nicht erkannte, allergieauslösende Nahrungsbestandteile in komplex zusammengesetzten Lebensmitteln aus dem Handel. So können bei bestehender Anfälligkeit geringe, beim Verzehr nicht erkennbare Zusätze von Erdnüssen, Haselnüssen, Soja, bestimmten Gewürzen, Milchprotein etc. schwere allergische Reaktionen auftreten.

Eliminationsdiät

Da nicht alle Betroffenen auf die gleichen Nahrungsmittel allergisch reagieren, gibt es mehr als nur eine Eliminationsdiät. Die drei hier genannten umfassen jeweils eine große Gruppe an Lebensmitteln, von denen bekannt ist, dass sie bei vielen Menschen allergische Reaktionen hervorrufen. Ihr Arzt wird diejenige auswählen, die für Sie am geeignetsten erscheint.

Diät #1: Verboten: Rind, Schwein, Geflügel, Milch, Roggen, Mais

Diät #2: Verboten: Rind, Lamm, Reis, Milch

Diät #3: Verboten: Lamm, Geflügel Roggen, Reis, Mais, Milch

Ein weiteres Problem kann sein, dass Sie das Nahrungsmittel gar nicht essen müssen, um allergisch darauf zu reagieren. Es sind Fälle bekannt, wo Personen Probleme mit der Atmung hatten, nur weil Sie den Dampf einatmeten, der bei der Zubereitung von Fischen und Meeresfrüchten entstand.

Wenn Sie zu den Personen gehören, die sehr heftig auf Nahrungsmittel (oder ein anderes Allergen, wie das Gift von Wespen) reagieren, sollten Sie Ihren Arzt fragen, ob Sie nicht vorsichtshalber immer eine Lösung aus Epinephrin bei sich tragen sollten. Dieses Medikament wirkt dem Allergen entgegen. Sie können auch eine Plakette tragen, die Sie als Allergiker ausweist, damit im Notfall sofort geholfen werden kann.

Andere Reaktionen des Körpers auf Nahrungsmittel

Eine Nahrungsmittelallergie ist nicht die einzige Art und Weise, durch die der Körper seine Abneigung gegen bestimmte Nahrungsmittel zum Ausdruck bringt.

Als *Lebensmittelintoleranz* bezeichnet man eine allergieähnliche, aber sicher nicht allergische Reaktion. Man erkennt dies daran, dass das Immunsystem keine Antikörper bildet. Zu den bekannten Lebensmittelintoleranzen gehören:

- ✔ **Eine Reaktion des Verdauungssystems.** In diesem Fall können bestimmte Nahrungsmittel, wie Fett oder Laktose (der Milchzucker) nicht verdaut werden. Diese schwerverdauliche Nahrung erzeugt Blähungen, Durchfall oder andere Verdauungsbeschwerden. In der Regel ist diese Veranlagung erblich.
- ✔ **Die physische Reaktion auf bestimmte Chemikalien**. Dazu gehören die in getrockneten Pflaumen enthaltenen abführenden Substanzen oder auch das Mononatriumglutamat, ein Geschmacksverstärker, der häufig in der asiatischen Küche Verwendung findet. Obwohl manche Personen recht heftig auf diese Chemikalien reagieren, handelt es sich um keine allergische, sondern eine physische Reaktion.
- ✔ **Die körperliche Reaktion auf psychologische Auslöser**. Wenn Sie sich in einem Zustand der Angst, der Aufregung oder Anspannung befinden, beeinflusst das auch Ihre Körperfunktionen. Es werden Hormone ausgeschüttet, die den Herzschlag und die Atmung beschleunigen, die Nahrung schneller durch Ihre Eingeweide jagen und Sie auf die Toilette zwingen. Dieser Prozess bereitet den Körper auf einen Kampf oder die Flucht vor. Der Stuhlgang ist nicht die Folge einer allergischen Reaktion, sondern wurde von unseren Hormonen verursacht.
- ✔ **Ein Wechsel im Wohlbefinden und/oder Verhalten**. Einige Nahrungsmittel, wie Kaffee, enthalten Chemikalien, wie das Koffein, die einen direkten Einfluss auf unser Wohlbefinden und unser Verhalten haben. Aber darüber werden wir im nächsten Kapitel mehr erfahren.

Leib und Seele

22

In diesem Kapitel

- Wie die Nahrung unser Gehirn beeinflusst
- Nahrungsmittel, die unsere Aufmerksamkeit erhöhen
- Nahrungsmittel, die beruhigend auf uns wirken
- Ein Speiseplan für Leib und Seele

Ziehen Sie den Vorhang zu. Drehen Sie das Licht runter. Rücken Sie ein wenig näher ran. Wir werden nun über ein Thema sprechen, das in der Ernährungslehre stets vernachlässigt wird: Wie die Nahrung unser Gefühlsleben beeinflusst. Ich meine damit nicht das zufriedene Gefühl, das wir nach einem guten Mahl verspüren. Ich meine das Bau-mich-auf-wenn-ich-unten-bin- und hol-mich-runter-wenn-ich-auf-vollen-Touren-fahre-Gefühl, das wir sonst stets mit der Einnahme von Medikamenten verbinden.

Warum vernachlässigen die meisten Bücher über Ernährung dieses Thema? Ehrlich gesagt, ich weiss es nicht. Aber da ich nun selbst ein Buch über Ernährung schreibe, habe ich die wunderbare Gelegenheit, Sie über diesen wichtigen Nebeneffekt von Nahrungsmitteln zu informieren.

Es folgt also nun ein Kapitel über Essen und unser Gefühlsleben, über Leib und Seele. Hier nenne ich einige der bekannten, natürlich vorkommenden Chemikalien, die einen Einfluss auf unser Gefühlsleben haben, beim Namen. Ich erkläre auch, wie diese Stoffe wirken und zeige einige einfache Strategien, wie wir deren Wirkung noch erhöhen können. Entspannen Sie sich bei einem Stück Schokolade, einem Glas Wein oder einem Espresso – und genießen Sie.

Wie Chemikalien unsere Stimmung beeinflusssen

Unsere *Stimmung*, unsere *Laune* ist ein von unseren Gefühlen beherrschter Zustand, der darauf Einfluss hat, wie wir die Welt sehen:

- ✔ Wenn *Ihre* Mannschaft den Pokal gewinnt, können Sie tagelang auf Wolken schweben und nichts bringt Sie aus der Ruhe. Nicht einmal ein Strafzettel, der wegen unerlaubten Parkens an der Windschutzscheibe klebt.
- ✔ Wenn Sie traurig sind, weil ein Projekt, an dem Sie sechs Monate lang hart gearbeitet haben, danebenging, kann diese Enttäuschung für eine Weile alles überschatten. Sie zweifeln alles an und können nicht einmal bei Ihrer Lieblingsshow lachen.

Meist stellt sich jedoch bald wieder ein Gleichgewicht ein. Sie kommen auf die Erde zurück oder verschmerzen die Enttäuschung, und das Leben nimmt seinen gewohnten Gang – einige erfreuliche Ereignisse hier, ein paar Rückschläge dort, aber alles in allem eine ziemlich ausgeglichene Sache.

Es gibt aber Situationen, in denen das Gefühlsleben außer Kontrolle gerät. In Ihrer Freude über den Gewinn des Pokals rennen Sie von Laden zu Laden und kaufen Dinge, die Sie sich nicht leisten können. Oder die Traurigkeit darüber, dass Sie versagt haben, überschattet alles andere, Sie können sich über nichts mehr freuen. Man nennt solche Zustände *Gefühlsstörungen*.

Etwa ein Mensch von vier (Frauen öfter als Männer) wird im Laufe des Lebens von diesen Störungen betroffen sein. Acht oder neun unter 100 Personen leiden darunter so stark, dass die Störung als Krankheit behandelt werden muss.

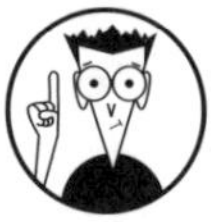

Die beiden bekanntesten Stimmungslagen sind Glück und Traurigkeit. Die beiden bekanntestes Gefühlsstörungen sind *Depression* (eine dauerhafte Traurigkeit) und *Manie* (ein dauerhaft übersteigertes Glücksgefühl). Die Mischform aus beiden Gefühlsstörungen nennt man *manisch-depressiv*.

Heute weiss man, dass unsere Gefühle von Chemikalien beeinflusst werden, die unser Körper selbst erzeugt. Diese Gruppe von Chemikalien, die sogenannten *Neurotransmitter* veranlassen die Gehirnzellen, Botschaften untereinander auszutauschen. Drei der wichtigsten Neurotransmitter sind

- ✔ Dopamin
- ✔ Norepinephrin
- ✔ Serotonin

Die Chemikalien Dopamin und Norepinephrin wirken aufputschend, also leistungssteigernd. Serotonin hingegen hat eine beruhigende Wirkung.

Einige Formen von Depression und Manie scheinen darauf zurückzuführen zu sein, dass der Körper diese Neurotransmitter nicht richtig verwendet. Medikamente, die als Antidepressiva bekannt sind, beeinflussen die Stimmung, indem sie dem Gehirn die Neurotransmitter entweder zugänglicher machen oder es ihm ermöglichen, sie effektiver einzusetzen.

- ✔ **Trizyklische Antidepressiva:** Diese Medikamente, die nach ihrer chemischen Struktur, bestehend aus drei ringförmigen (tri=drei, cyclic=ring) Atomgruppen, benannt sind, lindern Symptome, indem sie die Verfügbarkeit von Serotonin erhöhen.
- ✔ **Monoaminooxidase(MAO)-Hemmer):** Diese Medikamente verlangsamen den natürlichen Zerstörungsprozess von Dopamin und anderen Neurotransmittern, so dass diese dem Gehirn weiterhin zur Verfügung stehen.
- ✔ **Lizium**: Die genaue Wirkungsweise dieses Medikaments ist noch nicht bekannt. Es wird vermutet, dass es die Verfügbarkeit von Serotonin erhöht und die von Norepinephrin erniedrigt.
- ✔ **Andere Chemikalien, die untereinander und auch mit anderen Gruppen von Antidepressiva nichts gemeinsam haben:** Einige regulieren die Verfügbarkeit von Serotonin; andere wirken auf eine Weise, die man bisher nicht bestimmen konnte.

Wie Nahrung unserer Stimmung beeinflusst

Guten Morgen! Zeit zum Aufstehen! Sie erheben sich aus dem Bett und schlafwandeln in die Küche, um eine Tasse Kaffee zu trinken.

Guten Abend! Zeit für ein kleines Glas Whiskey oder Wein, um sich vom Tag zu entspannen.

Guter Gott! Der Liebhaber ist weg! Zeit für Schokolade, viel Schokolade, um den Schmerz zu lindern.

Gute Nacht! Zeit für einen Becher Milch und ein Betthupferl, um den Weg ins Traumland einzuschlagen.

Seit Jahrhunderten haben Millionen von Menschen in bestimmten Situationen Nahrungsmittel dazu verwendet, die Stimmung zu beeinflussen. Heute, dank der Wissenschaft, weiss man auch warum. Forschungen haben ergeben, dass unsere Emotionen mit der Erzeugung oder Verwendung bestimmter Chemikalen zu tun haben. Ernährungswissenschaftler haben festgestellt, dass diese natürlichen Chemikalien in der Nahrung unsere Stimmung beeinflussen, indem sie

- ✔ die Produktion von Neurotransmittern fördern,
- ✔ sich an Gehirnzellen festsetzen und das Verhalten der Zellen verändern,
- ✔ den Zugang zu Gehirnzellen öffnen, so dass andere stimmungsverändernde Chemikalien Zutritt haben.

Im folgenden Abschnitt lernen Sie die Lebensmittel kennen, die am häufigsten unsere Stimmung beeinflussen.

Alkohol

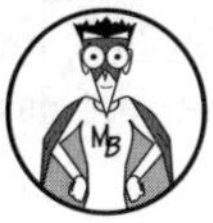

Alkohol ist das verbreitetste Beruhigungsmittel. Entgegen der allgemeinen Überzeugung, dass er die Stimmung hebt, tut er genau das Gegenteil, er macht ruhig. Wenn Sie sich unter dem Einfluss von Alkohol lustiger und ungehemmter fühlen als sonst, liegt das nicht daran, weil der Alkohol bzw. das Gehirn Sie dazu stimuliert. Das kommt daher, dass Sie unter Einwirkung von Alkohol die *Kontrolle* über sich selbst lockern, die Sie normalerweise daran hindert, mit einem Lampenschirm auf dem Kopf durch die Straßen zu laufen oder sich in der Öffentlichkeit nackt zu zeigen.

Über den Einfluss von Alkohol auf Ihren Körper können Sie im neunten Kapitel nachlesen. Hier möchte ich mich mit der Aussage begnügen, dass viele Leute den Genuss von Alkohol, zusammen mit Essen und in Maßen – ein Getränk am Tag für die Frau, zwei für einen Mann, – entspannend finden.

Anandamid

Ein Anandamid ist ein *Cannabinoid*, eine Chemikalie, die sich an die gleichen Rezeptoren im Gehirn anlagert wie ein ähnlicher Inhaltsstoff im Marihuana. Unser Gehirn erzeugt einige Anandamide selbst; Sie erhalten kleine Mengen davon aber auch aus (was sonst?) Schokolade. Zusätzlich enthält die Schokolade zwei Chemikalien ähnlich den Anadamiden, die den Abbau des Anandamids, welches unser Gehirn erzeugt, verlangsamen und damit also dessen Wirkung intensivieren. Das ist der Grund, warum Schokolade beruhigend wirkt und Tränen zum Versiegen bringen kann. (Kein Grund zur Beunruhigung: Sie müssten wenigsten 20 kg Schokolade auf einmal essen, um eine marihuanaähnliche Wirkung zu spüren.)

Koffein

Ich glaube, ich muss Ihnen nicht mehr sagen, dass Kaffee leicht anregend wirkt. Kaffee

- ✔ erhöht den Blutdruck
- ✔ beschleunigt den Puls
- ✔ steigert den Kalorienverbrauch
- ✔ erhöht den Harnfluss
- ✔ veranlasst den Darm, die Nahrung schneller durch den Körper zu transportieren

Ich brauche Ihnen auch nicht sagen, dass Koffein die Stimmung hebt. Zum einen erhöht es den Serotoninspiegel, den beruhigenden Neurotransmitter also, zum anderen verbindet es sich mit bestimmten Rezeptoren (auf der Oberfläche von Gehirnzellen), die normalerweise für einen anderen, natürlichen Tranquilizer, Adenosin, reserviert sind. Sobald das Koffein den Platz von Adenosin einnimmt, reagiert das Gehirn schneller auf äußere Reize wie Lärm oder Licht, weshalb wir schneller reden und denken können. In letzter Zeit haben Sportler berichtet, dass der Konsum von Kaffee kurz vor einer sportlichen Veranstaltung ihre Leistung bei einigen Ausdauersportarten gesteigert hat.

Wie die Leute auf Kaffee reagieren, ist sehr unterschiedlich. Einige können sieben Tassen am Tag trinken, ohne dass sie dadurch sichtlich nervös werden, und schlafen in der Nacht wie ein Baby. Andere – wie ich zum Beispiel – laufen schon nach einer Tasse koffeinfreiem Kaffee wie ein Derwisch herum. Oder, wie mein Mann es ausdrückt: »Was war das für ein Schatten, der eben durchs Wohnzimmer jagte?« Vielleicht sind bei den Menschen, die nach dem Konsum von Koffein ruhig bleiben, im Gehirn genug Rezeptoren für Adenosin und Koffein vorhanden, oder sie reagieren stärker auf das Adenosin, das sich an den Gehirnzellen anlagert. Niemand kennt die Antwort.

Wenn wir auch die Gründe nicht kennen, so wissen wir dennoch, dass sich die Wirkung von Koffein in einem Zeitraum zwischen einer und sieben Stunden bemerkbar machen kann. Ich kann Schlaf vergessen, wenn ich nach 5 Uhr Nachmittags noch »echten«, nicht koffeinfreien, Kaffee trinke. Ein Espresso nach dem Abendessen? Ich werde noch wach sein, wenn die Vögel am Morgen danach vor dem Fenster zu zwitschern beginnen. Tabelle 22.2 enthält einige häufig verzehrte Nahrungsmittel, die Koffein enthalten.

Nahrungsmittel	Menge an Koffein
150 ml	
Filterkaffee	80 – 150 mg
Pulverkaffee	40 – 108 mg
Kaffee, koffeinfrei	1 – 6 mg
Tee	20 – 110 mg
Pulvertee	25 – 60 mg
Kakao	2 – 50 mg

Nahrungsmittel	Menge an Koffein
333 ml (Dose)	
Limonade	41 – 100 mg
250 ml	
Schokomilch	2 – 7 mg
50 g	
Milchschokolade	2 – 30 mg
Schokolade, halbbitter	10 – 70 mg
Schokolade, bitter	50 mg

Tabelle 22.1: Nahrungsmittel, die Koffein enthalten

Tryptophan und Glukose

Tryptophan gehört zu den *Aminosäuren*, einer Gruppe von Chemikalien, die auch als die Bausteine der Proteine (vergleiche Kapitel 6) bezeichnet werden. Glukose, das Endprodukt bei der Umwandlung von Kohlenhydraten, ist der Zucker, der in unserem Blut enthalten und der Treibstoff des Körpers ist (siehe Kapitel 8).

Milch und Plätzchen, schon immer ein natürliches Beruhigungsmittel, ist ein Tryptophan/Glukose-Team.

Beginnen wir mit dem Umstand, dass die Neurotransmitter Dopamin, Norephineprin und Serotonin aus den Aminosäuren Tyrosin und Tryptophan bestehen, die sich in proteinhaltigen Nahrungsmitteln befinden. Tyrosin ist der wichtigste Bestandteil in Dopamin und Norepinephrin, den Muntermachern. Trypthphan ist der wichtigste Bestandteil in Serotonin, dem beruhigenden Neurotransmitter.

Damit sich der Tryptophan-Zug auf den Weg machen kann, braucht er Glukose. Das bedeutet, dass ihm Kohlenhydrate zur Verfügung gestellt werden müssen. Sobald wir Kohlenhydrate essen, wird in der Bauchspeicheldrüse *Insulin* erzeugt, ein Hormon, das bei der Umwandlung von Kohlenhydraten in Glukose benötigt wird. Insulin ist auch dafür verantwortlich, dass Tyrosin und andere Aminosäuren in unserem Blut zirkulieren, so dass den Tryptophan-Zügen viele Gleise zum Gehirn zur Verfügung stehen. Mit jedem ankommenden Tryptophan-Zug mehr, kann das Gehirn die Produktion des beruhigenden Serotonins steigern. Das ist der Grund, warum uns ein Teller stärkehaltiger Pasta ruhig, ausgeglichen und friedfertig stimmt. (Stärke setzt sich aus langen Ketten von Glukosemolekülen zusammen. Vergleiche hierzu Kapitel 8.)

Die Wirkung von einfachen Zuckern wie Saccharose (normaler Zucker) ist etwas komplizierter. Wenn Sie einfache Zucker auf leeren Magen essen, werden diese augenblicklich absorbiert, was einen unmittelbaren Anstieg der Insulinproduktion zur Folge hat. Das Insulin wird für die Verdauung von Kohlenhydraten benötigt. Das Ergebnis ist eine rapide Abnahme des Blutzuckerspiegels, was in der Medizin als »Hypoglykämie« (niedriger Blutzucker) bezeichnet wird. Das kann sich dadurch äußern, dass Sie vorübergehend unruhiger werden. Wenn Sie diese einfachen Zucker aber auf vollen Magen essen – als Nachspeise nach einem guten Essen –, werden sie langsamer absorbiert und können vielleicht sogar die beruhigende Wirkung von komplexen Kohlenhydraten (Stärke) haben.

Manche Nahrungsmittel machen uns munter und aufgeweckt (wie Fleisch, Fisch und Geflügel), andere eher zufrieden und ruhig (wie Pasta, Brot, Kartoffeln, Reis und andere Getreideprodukte). Die Wirkung ist davon abhängig, wie gut diese Produkte die Serotoninmenge, die dem Gehirn zur Verfügung gestellt wird, beeinflussen können. (Siehe Abbildung 22.1.)

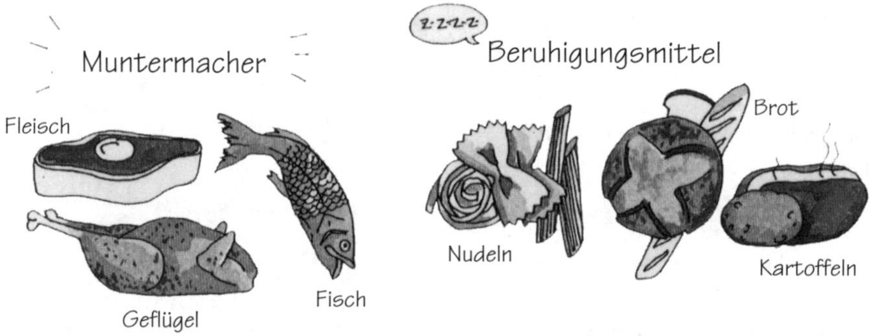

Abbildung 22.1: Einige Nahrungsmittel machen glücklich und zufrieden, andere verleihen uns neuen Schwung

Phenyläthylalanin

Das Phenyläthylalanin ist eine Aminosäure, die der Körper erzeugt, wenn wir verliebt sind. Sie wissen, wie man sich dann fühlt, rundum glücklich. Aufsehen erregte eine Meldung in den späten 80er Jahren, die sagte, dass Schokolade, die Nahrung von Liebenden, eine guter Lieferant von Phenyläthylalanin ist.

Viele Leute glauben tatsächlich, dass Phenyläthylalanin viel dazu beiträgt, dass Schokolade den Ruf hat, die Nahrung der Liebenden und der von der Liebe Enttäuschten zu sein. Wir müssen natürlich fair bleiben. Wie wir bereits wissen, enthält Schokolade auch den Muntermacher Koffein, den Muskelstimulanten Thrombin und Anandamid, das sich auch im Marihuana befindet (mehr dazu haben Sie weiter vorne im Kapitel erfahren).

Ich brauch jetzt einen Drink

Oder auch eine Tasse Kaffee oder etwas Süßes. Damit können wir zwar nicht unsere Persönlichkeit ändern oder Gefühlsstörungen beheben, aber unseren Alltag etwas aufheitern, unsere Leistung steigern oder zur Ruhe kommen.

Auch hier, wie in so vielen anderen Dingen des Lebens, gilt die Devise »in Maßen«:

- ✔ Eine Tasse Kaffee am Morgen kann ein angenehmer Muntermacher sein. Sieben Tassen Kaffee am Tag können aus Ihnen ein Nervenbündel machen.
- ✔ Ein alkoholisches Getränk wirkt in der Regel entspannend. Drei davon könnten gefährlich werden.

✔ Eine gegrillte Hühnerbrust (weißes Fleisch, ohne Haut) zum Frühstück – ja, zum Frühstück – kann Sie bereits Morgens zu Hochleistungen anspornen.

✔ Sie treffen einen Geschäftspartner zum Mittagessen? Wählen Sie stärkehaltige Speisen ohne Fett und Öl – Nudeln mit Tomatensoße und Basilikum, kein Öl, kein Käse; Reis mit Gemüse; Reis mit Obst. Was Sie benötigen, ist die beruhigende Wirkung von Kohlenhydraten ohne das Fett, das unseren Körper und unser Gehirn träge macht.

Vorsicht! Medizin im Einsatz

Einige Chemikalien, die unsere Stimmung beeinflussen können, sind mit bestimmten Medikamenten unverträglich. Sie werden es sich schon denken können, es handelt sich hier hauptsächlich um Koffein und Alkohol.

✔ Koffein erhöht die Wirkung von Schmerzmitteln wie Aspirin und Acetaminophen. Andererseits enthalten bereits viele nicht verschreibungspflichtige Schmerzmittel Koffein. Wenn sie diese Medikamente mit einer Tasse starken Kaffees einnehmen, kann dies dazu führen, dass Ihnen vor Zittern der Bleistift aus der Hand fällt.

✔ Der Konsum von Alkohol ist bei fast allen Medikamenten verboten. Er erhöht die beruhigende oder schmerzunterdrückende Wirkung einiger Medikamente, wie Antihistamine und Schmerzmittel, wobei er gleichzeitig den Grad der Aufnahme oder Ausscheidung anderer beeinflussen kann.

Fragen Sie immer Ihren Arzt oder Apotheker nach den Auswirkungen von Nahrungsmitteln auf das Medikament. Sie finden die entsprechenden Hinweise aber auch auf den Packungsbeilagen.

Nahrung als Heilmittel

23

In diesem Kapitel

- Die Diättherapie
- Nahrungsmittel, die Krebs bekämpfen
- Die Ernährung bei unangenehmen, aber relativ harmlosen Krankheiten
- Nahrungsmittel als persönlicher Jungbrunnen
- Wenn eine Ernährungsumstellung allein nicht ausreicht

Die moderne Ernährungswissenschaft betont immer wieder, welchen Einfluss die richtige Ernährung auf unsere Gesundheit hat. Anders gesagt, ein guter Ernährungsplan versorgt uns mit den Vitaminen, die wir benötigen, um unseren Körper topfit zu halten. Bei den meisten Menschen erwacht mittlerweile das Bewusstsein dafür, dass die richtige Ernährung mehr für uns tun kann, als nur unseren Körper am Laufen zu halten. Mit der richtigen Ernährung können wir eine lange Liste von ernährungsbedingten Krankheiten, wie Herz- und Kreislauferkrankungen und Krebs, vermeiden oder diese zumindest lindern.

Dieses Kapitel fasst zusammen, was Ernährungsspezialisten über den Zusammenhang zwischen der richtigen Ernährung und der Vermeidung, Linderung oder Heilung von Krankheiten wissen.

Wenn Nahrung als Medikament dient

Beginnen wir mit einer Definition. Ein Nahrungsmittel, das wie ein Medikament wirkt, erhöht oder reduziert das Risiko für bestimmte Erkrankungen. Andererseits kann es, wenn bereits eine Erkrankung besteht, diese heilen oder lindern.

- ✔ Nahrungsmittel, die viele Ballaststoffe (das Zeug, das den Verdauungsvorgang unbeschadet übersteht) wie etwa Weizenkleie enthalten, sorgen dafür, dass die Nahrung schneller durch unseren Darm transportiert wird, was dazu beitragen kann, dass das Risiko einer Darmkrebserkrankung vermindert wird. Die Ballaststoffe machen den Stuhl weicher und voluminöser und beugen so einer Verstopfung vor.
- ✔ Der Verzehr von Hülsenfrüchten, die viele lösliche Ballaststoffe (das Zeug, das sich im Darm auflöst) enthalten, scheint dafür zu sorgen, dass sich unser Körper des Cholesterins, das im Blutkreislauf zirkuliert, entledigt und so verhindert, dass es die Arterien verstopft. Dieser Vorgang mindert das Risiko von Herzerkrankungen.
- ✔ Scharfe Speisen, wie zum Beispiel solche, die mit Pfefferschoten zubereitet werden, veranlassen Membranen in der Nase und der Kehle dazu, mehr Flüssigkeit abzusondern. Bei einer Erkältung erleichtert dieser Effekt das Schneuzen und Abhusten von Schleim.

Nichts zu essen kann aber auch eine positive Seite haben: Es steht ohne Zweifel fest, dass der Abbau von Übergewicht auf ein »normales« Gewicht (sehen Sie im dritten Kapitel nach, was darunter zu verstehen ist) Diabetes im Erwachsenenalter verhüten oder stoppen kann, ohne dass Medikamente eingenommen werden.

Und vergessen Sie nicht den Einfluss von Nahrung auf Ihr geistiges Wohlbefinden. Im vorhergehenden Kapitel habe ich Ihnen viele Nahrungsmittel, hier handelt es sich vor allem um Genussmittel wie Kaffee, Alkohol und Schokolade genannt, die Ihre Stimmung beeinflussen können. Sie können Ihnen neuen Auftrieb verleihen, wenn Sie sich ganz unten fühlen, oder einen beruhigenden Einfluss haben.

Der Vorteil von Nahrung als Heilmittel gegenüber Arzneimitteln ist der, dass Nahrungsmittel meist viel billiger sind und es auch angenehmer sein kann, eine Krankheit auf diese Art zu heilen, als durch die Einnahme von Medikamenten. Mal ehrlich: Was würden Sie tun, wenn Sie die Wahl haben, Ihren Cholesterinspiegel entweder durch Haferflocken oder Chilli (all diese köstlichen Bohnen mit vielen löslichen Ballaststoffen) oder durch ein Medikament, zu dessen Nebenwirkungen Nierenversagen und Leberschaden gehören, zu senken?

Diäten mit absolut positiven medizinischen Auswirkungen

Einige Lebensmittel und einige Ernährungspläne sind bekanntermaßen so gut für den Körper, dass niemand daran zweifelt, dass sie die Gesundheit positiv beeinflussen oder im Krankheitsfall Linderung verschaffen. Wenn Sie zum Beispiel eine Magenoperation hatten, kennen Sie das flüssige Nahrungsmittel – die klare, gelatineartige, wässrige Flüssigkeit, die Ihnen der Arzt nach der Operation verschrieb und das Sie ernährt, ohne Ihre Eingeweide zu belasten.

Oder wenn Sie zu den Diabetikern gehören (eine Erbkrankheit, die die Produktion von Insulin verhindert, das jedoch für die Umwandlung von Kohlenhydraten benötigt wird), wissen Sie, dass die richtige Zusammenstellung an Kohlenhydraten, Fetten und Protein in Ihrem täglichen Ernährungsplan wichtig ist, um Ihren Zustand zu stabilisieren.

Andere bewährte Ernährungspläne im Krankheitsfall:

- ✔ **Weiche Nahrung.** Diese Diät besteht hauptsächlich aus kleingehackten oder pürierten Lebensmitteln und wird gerne an Personen verabreicht, bei denen eine Kopf- oder Nackenoperation vorgenommen wurde. Auch Personen, denen das Kauen oder Schlucken – aus welchen Gründen auch immer – schwer fällt, ernähren sich hauptsächlich durch weiche Nahrung.
- ✔ **Die natriumarme Diät**. Natrium ist hydrophil (hydro=Wasser; phil=liebend, anziehend). Aufgrund dieser Eigenschaft erhöht es den Wasseranteil im Körpergewebe. Durch natriumarme Kost kann eine Beschleunigung der Wasserausscheidung erreicht werden. Das kann sich positiv auf den Blutdruck, das Herz und die Leber auswirken.

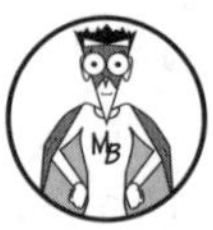

Nebenbei sei bemerkt, dass nicht das ganze Salz in der Nahrung vom Kochsalz stammt. Lesen Sie in Kapitel 15 nach, welche anderen Natriumverbindungen Verwendung finden.

- ✔ **Die an Cholesterin und gesättigten Fettensäuren arme Diät.** Ziel dieser Diät ist es, den Cholesterinspiegel im Blut zu senken. Sie erlaubt eine Cholesterinaufnahme von nicht mehr als 300 mg am Tag und der über das Fett aufgenommene Anteil an der täglichen Kalorienmenge darf nicht über 30 Prozent liegen (vergleiche Kapitel 16). Im Anhang finden Sie den Gehalt an Cholesterin und gesättigten Fettsäuren in vielen Nahrungsmitteln. Ein schöner Nebeneffekt dieses Ernährungsplans ist der dabei erzielte Gewichtsverlust.

- ✔ **Die eiweißarme Diät:** Diese Diät wird Menschen verordnet, die unter chronischen Leber- oder Nierenerkrankungen leiden oder, erblich bedingt, nicht in der Lage sind, Aminosäuren, die Bausteine der Proteine, zu metabolisieren. Eine Ernährung, die wenig Eiweiß enthält, erzeugt auch wenig Eiweiß-Abfallprodukte im Körpergewebe. Dies macht die Gefahr einer Gewebeschädigung kleiner.

- ✔ **Die ballaststoffreiche Diät.** Ballaststoffreiche Kost beschleunigt die Beförderung der Nahrung durch den Verdauungstrakt und beugt so auch der Verstopfung vor. Wenn in Ihrer Kolonwand kleine, sackförmige Ausstülpungen (Divertikel) vorhanden sind, kann eine ballaststoffreiche Kost die Infektionsgefahr senken. Sie kann auch die Symptome eines sogenannten nervösen Magens schwächen. Und als Extrabonus: Ein Ernährungsplan, reich an löslichen Ballaststoffen, senkt den Cholesterinspiegel (lesen Sie im vorhergehenden Abschnitt »Wenn Nahrung als Medikament dient« nach.

- ✔ **Die kaliumreiche Diät.** Durch diese Ernährung soll der Verlust von Kalium, der bei der Einnahme von Diuretika, harntreibenden Mitteln, entsteht, ausgeglichen werden. Kalium wird über den Urin ausgeschieden. Einige Spezialisten vertreten auch die Meinung, dass durch eine kaliumreiche Ernährung der Blutdruck ein wenig gesenkt wird.

- ✔ **Die kalziumreiche Diät.** Durch einen kalziumreichen Ernährungsplan, bestehend aus Milchprodukten (fettarm natürlich) und kalziumreichem grünem Blattgemüse, soll dem altersbedingten Knochenabbau entgegengewirkt werden. Es kann vielleicht sogar hohen Blutdruck und das Risiko von Dickdarmkrebs senken. Fisch, wie etwa Lachs in Dosen mit einem geringen Anteil an weichen, essbaren Gräten, ist ebenfalls ein guter Kalziumlieferant. (Nein, Sie sollen NIEMALS die harten Gräten in Frischfisch mitessen!) Zwei weitere Kalziumlieferanten sind überraschenderweise die Sojabohne, die einen hohen Anteil an Phytoöstrogenen (hormonähnlichen Verbindungen – mehr dazu im zwölften Kapitel) enthält und das an dem Mineralstoff Bor reiche Obst. Untersuchungen am USDA Human Nutrition Research Center in Grand Forks, North Dakota, deuten darauf hin, dass Bor eine wichtige Rolle bei der Verringerung des Verlusts von Mineralstoffen in den Knochen spielt. Schon zwei Äpfel täglich, 50 bis 75 g Rosinen oder ein Glas Traubensaft enthalten 1 mg Bor, die Menge, die nach Ansicht der Forscher den Tagesbedarf deckt.

Niemand kann sagen, in welchen Mengen Bor toxisch wirken kann. Nehmen Sie daher das Mineral nur gebunden in Nahrungsmitteln und nicht als Zusatzpräparat ein.

Nahrung als Krankheitsvorsorge

Ist Nahrung ein gutes Mittel der Krankheitsvorsorge? Ja, das kann sie sein. Das einfachste Beispiel sind die Mangelerkrankungen. Davon spricht man, wenn aufgrund eines Mangels an einem bestimmten Nährstoff Krankheiten auftreten. So erkranken Personen, die nicht genügend Vitamin C bekommen, an Skorbut. Eine ernährungsbedingte Erkrankung kann eindeutig bestimmt werden, weil mit

Beseitigung des Mangels auch die Krankheit verschwindet. So wird Skorbut durch die Einnahme von Vitamin C, das in allen Zitrusfrüchten enthalten ist, geheilt. Aber was Sie wahrscheinlich wirklich beschäftigt, ist die Frage, ob bestimmte Nahrungsmittel oder ein bestimmter Ernährungsplan auch andere Krankheiten als ernährungsbedingte verhindern kann.

Dieses Thema ist überaus interessant. Wir alle kennen Geschichten (»Ich habe dies und das getan und Folgendes passierte«), die darauf hinweisen, dass durch den Verzehr oder die Vermeidung bestimmter Lebensmittel das Risiko an einer ernsten Erkrankung erhöht oder vermindert werden kann. Aber Geschichten sind keine wissenschaftlichen Beweise. Es ist daher ratsam, wissenschaftliche Studien zu verfolgen, in denen mehrere Personengruppen unterschiedliche Ernährungspläne befolgen, um festzustellen, ob gewisse Faktoren, wie zum Beispiel eine fettarme oder fettreiche Kost, Ballaststoffe, Fleisch, Milchprodukte, Salz und andere Lebensmittel das Risiko für bestimmte Erkrankungen beeinflussen.

Manchmal fördern diese Untersuchungen die unglaublichsten Dinge zu Tage (tierisches Fett erhöht das Risiko für Dickdarmkrebs; pflanzliches Fett nicht). Manchmal kann man daraus überhaupt keine Schlüsse ziehen. Und manchmal – das gefällt mir immer am besten – kommen sie zu einem Ergebnis, womit niemand gerechnet hatte. So wurde 1996 eine Untersuchung durchgeführt, mit der festgestellt werden sollte, ob durch eine erhöhte Einnahme von Selen das Risiko einer Hautkrebserkrankung gesenkt werden kann. Nach vier Jahren wusste man: »Nicht in dem Maße, dass man einen Unterschied feststellen konnte.« Dann kamen die Forscher jedoch per Zufall darauf, dass bei Personen, die viele selenhaltige Nahrungsmittel aßen, das Risiko für Lungen-, Brust- und Prostatakrebs sank. Natürlich werden die Untersuchungen auf diesem Gebiet jetzt weitergeführt.

Gibt es eine Anti-Krebs-Diät?

Bis heute scheint die Antwort darauf ein eindeutiges Vielleicht zu sein. Es gibt viele unterschiedliche Arten von Krebs, und bestimmte Nahrungsmittel können bei der Entstehung mancher Krebsarten vielleicht sogar vorbeugend wirken. Zum Beispiel:

- ✔ **Obst und Gemüse.** Zu den aktiven Anti-Krebs-Substanzen in Obst und Gemüse gehören die Antioxidanzien (Chemikalien, die Molekülteilchen, nämlich die sogenannten freien Radikale, daran hindern, sich zu krebserregenden Verbindungen zusammezuschließen); Phytoöstrogene (hormonähnliche Chemikalien in Pflanzen, die natürliches oder synthetisches Östrogen in unserem Körper ersetzen) und Schwefelverbindungen, die den Ablauf von biochemischen Reaktionen stören, was zu einem Wachstum von Krebszellen führen kann. (Nähere Informationen über die schützende Wirkung von Substanzen in pflanzlichen Lebensmitteln finden Sie im zwölften Kapitel.)
- ✔ **Ballaststoffreiche Nahrungsmittel.** Der Mensch kann mit Ballaststoffen nichts anfangen, dafür aber die freundlichen Bakterien, die in unseren Eingeweiden leben. Während diese sich an den Ballaststoffen satt essen, scheiden sie Fettsäuren aus, die anscheinend verhindern, dass Zellen zu Krebszellen werden. Zusätzlich beschleunigen die Ballaststoffe den Transport der Nahrung durch den Darm und schränken somit die Bildung von karzinogenen Verbindungen stark ein. Mehr als 30 Jahre lang sind Ärzte davon ausgegangen, dass Ballaststoffe das Risiko einer Krebserkrankung am Dickdarm senken können. 1999 haben jedoch die Ergebnisse einer langjährigen Untersuchung der Nurses Health Study am Boston Brigham and Women Hospitel und an der Harvard School of Public Health Zweifel daran aufkommen lassen

- **Fettarme Nahrungsmittel.** Das Fett in Nahrungsmitteln scheint das Wachstum von unterschiedlichen Arten von Körperzellen zu fördern. Dieses Wachstum kann leicht außer Kontrolle geraten und Krebs zur Folge haben. Aber alle Fette tragen nicht im gleichen Maße bei. Durch zahlreiche Studien konnte ein Zusammenhang zwischen dem Verzehr von tierischem Fett und Dickdarmkrebs hergestellt werden; bei pflanzlichen Fetten scheint dies nicht der Fall zu sein.

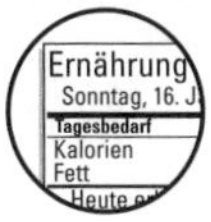

1966 hat das American Cancer Advisory Committe on Diet, Nutrition and Cancer Prevention einige Ernährungsrichtlinien veröffentlicht, deren Einhaltung das Risiko einer Krebserkrankung verringern kann. Das sind die Empfehlungen:

- **Der Großteil der Nahrungsmittel sollte pflanzlichen Ursprungs sein.** Essen Sie fünf oder mehr Portionen Obst und Gemüse täglich. Essen Sie auch andere Produkte, die aus pflanzlichen Rohstoffen bestehen (Brot, Getreideflocken, Körner, Reis, Nudeln oder Hülsenfrüchte) mehrmals täglich.
- **Essen Sie wenig fette Produkte, insbesondere die tierischen Ursprungs.** Wählen Sie fettarme Produkte; schränken Sie den Konsum von Fleisch ein, vor allem, wenn es sehr fetthaltig ist.
- **Bewegen Sie sich.** Versuchen Sie ein gesundes Gewicht zu erreichen und zu halten. Bewegen Sie sich mindestens 30 Minuten oder länger pro Tag schneller als üblich, was sich an einem erhöhten Puls bemerkbar macht.
- **Schränken Sie den Alkoholkonsum ein, wenn Sie überhaupt Alkohol trinken.**

Den Blutdruck senken

Bluthochdruck ist eine der häufigsten Erkrankungen. In den Industrienationen leiden 15 Prozent der Bevölkerung an Hypertonie, bei weiteren 20 Prozent sind die Blutdruckwerte leicht erhöht. Ein zu hoher Blutdruck ist *der* Risikofaktor für Herz- und Kreislauferkrankungen, Schlaganfall, Herz- und Nierenversagen.

Die herkömmliche Behandlung von Bluthochdruck ist die Einnahme von Medikamenten (einige davon mit störenden Nebeneffekten), eine Reduktion der Salzzufuhr, eine Gewichtsabnahme, der nur maßvolle Genuß von Alkohol und regelmäßige Bewegung. Ergebnisse einer Studie zur Überprüfung nichtpharmakologischer Therapieverfahren lassen vermuten, dass ein Ernährungsplan, der unser Herz schützt und das Risiko einer Krebserkrankung senkt, auch den Blutdruck beeinflussen kann.

Die Nahrung sollte hauptsächlich aus Obst und Gemüse und fettarmen Milchprodukten bestehen. Das ist wenig überraschend. Wichtig ist jedoch der Fettgehalt der Nahrung. Während die Ernährungsrichtlinien (siehe Kapitel 15) für eine ausgewogene Ernährung einen Kalorienanteil von Fett am Tageskonsum von nicht über 30 Prozent empfehlen, sollte eine Diät, die den Blutdruck senken soll, nicht mehr als 27 Prozent Fettkalorien enthalten.

Dieser kleine Unterschied scheint eine große Wirkung zur Folge zu haben. Der Blutdruck wird mit zwei Zahlen angegeben, was in etwa so aussehen könnte: 130/80. Die erste Zahl ist der systolische Wert, der aussagt, welche Kraft auf die Arterienwände ausgeübt wird, wenn das Herz schlägt und das Blut in die Blutgefäße hinauspumpt. Der zweite, niedrigere Wert ist der diastolische, nämlich die Kraft, die zwischen zwei Herzschlägen wirkt.

Bei Männern und Frauen mit zu hohem Blutdruck, die an einer Studie an medizinischen Zentren in Boston, Durham, Baltimore und Baton Rouge teilnahmen, ging der Blutdruck zurück, solange sie die oben aufgestellte Regel befolgten. Die Diät – in Amerika unter DASH-Diät (Dietary Approaches to Stop Hypertension) bekannt – senkte den diastolischen Blutdruck im Mittel um 5,5 Punkte, den systolischen um 11,4 Punkte. Ein weiterer Vorteil war, dass anders als bei manchen Medikamenten keine lästigen Nebenwirkungen auftraten (außer natürlich den gelegentlich aufkeimenden Gelüsten nach Schokoladeneis mit Schlagsahne, Schwarzwälder Kirschtorte ... nichts ist eben perfekt).

Vegetarische Ernährung: Von verrückt bis völlig normal

Vor noch nicht allzu langer Zeit wurden Vegetarier als echte Exoten angesehen. Heute ist eine vegetarische Ernährungsweise etwas völlig normales und, wie man weiss, auch ziemlich gut für die Gesundheit. Unter vegetarischer Ernährung versteht man nicht immer ein und dasselbe. Es gibt zumindest drei grundlegende Variationen:

- ✔ Eine Ernährungsform, bei der kein Fleisch, aber Fisch und Geflügel oder nur Fisch erlaubt sind. (Fairerweise muss ich dazu sagen, dass viele strikte Vegetarier diejenigen, die Fleisch oder Geflügel essen, nicht zu den Vegetariern zählen.

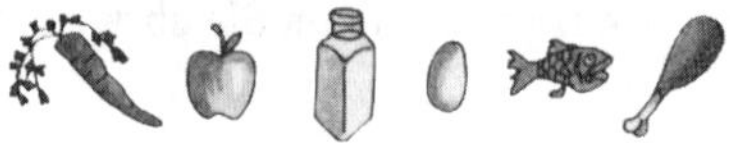

- ✔ Eine Ernährungsform, bei der kein Fleisch, Fisch oder Geflügel, aber andere tierische Produkte wie Eier und Milchprodukte erlaubt sind. Vegetarier, die zu dieser Gruppe gehören, werden *Ovo-Lakto-Vegetarier* genannt (ovo=Ei; lacto=Milch).

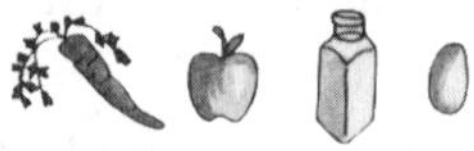

- ✔ Eine Ernährungsform, aus der alle tierischen Produkte verbannt sind. Diese Vegetarier, die sich nur von pflanzlicher Kost ernähren, werden *Vegans* oder *Veganer* genannt.

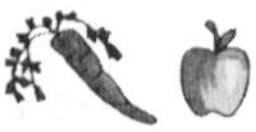

Die ersten beiden Formen – kein Fleisch, aber etwas Fisch und Geflügel; kein Fleisch, aber viele tierische Produkte – sind in ernährungsmedizinischer Hinsicht völlig ausreichend für eine ausgewogene Ernährung, da sie genügend unterschiedliche Nahrungsmittel zur Verfügung stellen, um eine ausreichende Nährstoffzufuhr zu garantieren.

Bei den strengen Vegetariern, den Veganern – kein Fleisch, kein Geflügel, keine tierischen Produkte – kann es zu einer Unterversorgung an lebenswichtigen Nährstoffen kommen. Zum Beispiel kommt das Vitamin B12 nur in tierischen Produkten vor. Ohne tierische Produkte werden dem Körper möglicherweise auch nicht ausreichend Kalzium und Eisen zur Verfügung gestellt. Es stimmt zwar, dass in vielen Pflanzen diese beiden Mineralstoffe enthalten sind, aber in einer Form (vergleiche Kapitel 11), die unser Körper nur schwer absorbieren kann. Und nur dann, wenn die Nahrungsmittel sorgfältig miteinander kombiniert werden, werden die Proteine »komplett« sein (siehe Kapitel 6). Natürlich stellen die genannten »Probleme« keine unüberwindbare Hürde auf dem Weg zu einer gesunden Ernährung dar. Mit ein wenig Sorgfalt, Überlegung und Jonglieren ist es auch bei einer streng vegetarischen Ernährung möglich, alle Nährstoffe in ausreichenden Mengen über die Nahrung aufzunehmen. Wenn Sie gewisse Dinge berücksichtigen, wird Ihre Nahrung ausgewogen sein, was dazu führt, dass

- ✔ Sie abnehmen, ohne dass Sie das Gefühl haben, dass Ihnen etwas fehlt (die pflanzliche Nahrung ist fett-, das heißt auch kalorienarm);
- ✔ das Risiko einer Krebserkrankung sinkt (diese wunderbaren Chemikalien, die Antioxidanzien, in den Pflanzen);
- ✔ das Risiko einer Herzerkrankung sinkt (in den Pflanzen ist überhaupt kein Cholesterin enthalten;

Greifen Sie also beherzt nach den Karotten. Machen Sie den Reis und die Bohnen warm.

Kann man mit Nahrung eine Erkältung bekämpfen?

Dieser Abschnitt befasst sich nicht mit heißer Hühnerbrühe. Darüber wurde bereits alles gesagt und Mama hatte recht. Es wurden am Mount Sinai Medical Center in Miami Untersuchungen durchgeführt, die zeigten, dass es den Personen, die an einer Erkältung litten und heiße Hühnerbrühe bekamen, besser ging als den Versuchspersonen, die nur heißes Wasser tranken. Niemand weiss, warum das so ist. Aber das ist auch nicht wichtig. Hauptsache es funktioniert.

Wir wollen uns hier mit anderen Lebensmitteln beschäftigen, die uns das Leben leichter machen, wenn wir verschnupft sind. Dazu gehören zum Beispiel auch Süßigkeiten. Wissenschaftler wissen bereits, warum alles Süße – aus weißem Zucker, braunem Zucker, Honig, Sirup – einen rauhen Hals besänftigt. Alle Zucker besitzen die Eigenschaft entzündete und schleimige Membranen zu überziehen und dadurch Schmerzen zu lindern. Zitronen sind nicht süß und sie enthalten weniger Vitamin C als Orangensaft, aber die Beliebtheit von heißem Tee mit Zitrone und Zucker und Zitronenbonbons bei Erkältungen kann kaum übertroffen werden. Warum? Weil der saure Geschmack einer Zitrone zu den Geschmacksnerven durchdringt und den Zucker schmackhafter macht. Zusätzlich bewirkt die Säure einen stärkeren Speichelfluss, was ebenfalls schmerzlindernd wirkt.

Scharfe Gewürze – wie Pfefferschoten, Meerrettich (der frisch gerieben zweifellos am stärksten wirkt) und Zwiebeln – enthalten Senföl, das die Membranen in der Nase und im Mund reizt und uns sogar zum Weinen bringt. Nach dem Verzehr von scharfen Speisen läuft unsere Nase stärker und der Schleim in der Kehle löst sich leichter.

Und letztendlich ist da auch noch Kaffee, ein wahrer Segen für Verschnupfte. Wenn wir krank sind, kommt es in unserem Körper zu einer vermehrten Freisetzung von Zytokinen, das sind Chemikalien, die zwischen den Zellen des Immunsystems, das die Infektion bekämpft, Nachrichten austauschen. Wenn sich diese Zytokine vermehrt in den Gehirnzellen befinden, fühlen Sie sich schläfrig. Das ist auch der Grund dafür, warum Sie sich während einer Erkältung immer etwas träge fühlen. Es stimmt zwar, dass man während des Schlafs das Immunsystem stärkt, was bei der Bekämpfung einer Erkältung sehr wichtig ist, dennoch wird Ihnen ab und zu nicht anderes übrig bleiben als aufzustehen, wenn die Pflicht ruft.

Schon das Koffein in einer einzigen Tasse Kaffee oder auch koffeinfreier Kaffee, wenn Sie wie ich zu denen gehören, die sonst keinen Kaffee trinken, kann Sie etwas aufrichten. Dieses Getränk wirkt auch stimmungsaufhellend (siehe Kapitel 22) und als Vasokonstriktor (eine Chemikalie, die geschwollene, pulsierende Blutgefäße wieder verengt). Deshalb kann Kaffee auch bei Kopfschmerzen für Linderung sorgen. Wenn ich eine Erkältung habe, macht mir eine Tasse Espresso mit Unmengen an Zucker das Leben erträglich. Aber auch hier gibt es etwas zu beachten: Der Genuss von Kaffee kann dazu führen, dass er die Nebenwirkungen von rezeptfreien Erkältungsmitteln intensiviert. Diese enthalten in der Regel schleimlösende Wirkstoffe und/oder Koffein, die viele Menschen zittrig machen.

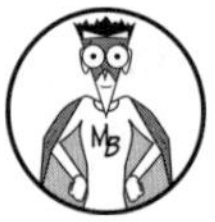

Essen und Sex: Was haben die beiden miteinander zu tun?

Austern, Sellerie, Zwiebeln, Spargel, Pilze, Trüffel, Schokolade, Honig, Kaviar, Schwalbennestsuppe und alkoholische Getränke. Nein, das ist nicht die Menüzusammenstellung für die ganz Verwöhnten. Diese Nahrungsmittel stehen seit langem in dem Ruf, *aphrodisierend* zu wirken, da sie Substanzen enthalten sollen, die die Lust steigern und den Liebesakt verschönern. Lesen Sie weiter und Sie werden erfahren, was es damit auf sich hat.

Zwei (Sellerie, Spargel) haben in etwa die Form eines Penis. Drei (Muscheln, Pilze und Trüffel) wirken angeblich sinnlich, da sie einem bestimmten weiblichen Körperteil ähneln. (Austern enthalten viel Zink, ein Mineral, dass die Prostatadrüse gesund erhält und für eine stetige Produktion des männlichen Sexualhormons Testosteron sorgt: In 100 g Austern sind 9 mg Zink enthalten, das entspricht etwa 60 Prozent der empfohlenen Tagesmenge von 15 mg für einen Mann.)

Kaviar (Fisch, Eier) und Schwalbennestsuppe sind Fruchtbarkeitssymbole. Zwiebeln enthalten eine Chemikalie, die beim Urinieren ein leicht brennendes Gefühl erzeugt; einige Leute, dabei muss es sich um Masochisten handeln, verwechseln das vielleicht mit einem anderen Gefühl. Beim Honig handelt es sich um die Quintessenz alles Süßen. Nicht umsonst wird er oft mit den Lippen der Geliebten verglichen. Alkoholische Getränke setzen die Hemmschwelle herab (zu viel davon macht jedoch impotent, vor allem Männer). Nun, bei der Schokolade, was soll man da noch sagen. Sie ist die Speise der Liebe schlechthin, da sie Stimulanzien (Koffein, Thrombin), eine marihuanaähnliche Verbindung (Anandamid) und Phenyläthylalanin, eine Chemikalie, die im Körper von Verliebten nachzuweisen ist, enthält.

Nun, wirken diese Nahrungsmittel tatsächlich luststeigernd auf Sie? Ja und nein. Ein Aphrodisiakum ist kein Nahrungsmittel, das Sie nach dem Verzehr auf die Suche nach einem Sexpartner drängt. Nein, es erweckt ein so angenehmes Gefühl in Ihnen, dass Sie nur Ihrem natürlichen Instinkt Folge leisten müssen. Das ist sicherlich die beste Definition, die Sie über die Wirkung von Austern, Sellerie, Zwiebeln, Spargel, Pilzen, Trüffeln, Schokolade, Honig, Kaviar, Schwalbennestsuppe und Wein kriegen werden.

Lesen Sie die Packungsbeilage, bevor Sie mit der Einnahme von Erkältungsmitteln Kaffee trinken. Vasokonstiktoren können den Umfang bestimmter Blutgefäße verkleinern und so die eigentliche Zirkulation beeinträchtigen.

Können Nahrungsmittel Jungbrunnen sein?

Vielleicht. Einige Nahrungsmittel versorgen uns mit Nährstoffen, die den natürlichen Alterungsprozess verlangsamen. Zum Beispiel:

- ✔ Zitrusfrüchte enthalten viel Vitamin C, ein Antioxidant, das vielleicht die Entwicklung von grauem Star verlangsamt.
- ✔ Kleie kann bei der Beförderung der Nahrung durch den Darm behilflich sein (die Kontraktionen, die die Nahrung durch den Darm transportieren, werden im Alter langsamer, deshalb leiden ältere Personen häufiger unter Verstopfung).

Den Falten Einhalt gebieten

Durch die richtige Ernährung kann unsere Haut gegen Faltenbildung – der Fluch des Alters und manchmal auch der nicht so alten – geschützt werden. Wie bald und wie viele Falten sich bilden, hängt ganz entscheidend davon ab, wie stark Sie die Haut der Sonne aussetzen (je länger und stärker die Sonneneinstrahlung, desto mehr Falten), welche genetischen Bedingungen Ihnen Vater und Mutter mitgeben haben und wie Sie sich ernähren. Glauben Sie nicht den Modemagazinen. Sie können zu dünn sein, vor allem im Alter. Eine Ernährung, die Sie mit einer ausreichenden Menge an Kalorien versorgt, um ein vernünftiges Gewicht zu halten, kann zwar die Faltenbildung nicht ganz verhindern, aber sie kann bewirken, dass sich keine Hängefalten bilden, wegen denen sich einige ältere, dünne Menschen zum Schönheitschirurgen begeben.

Junge Haut fühlt sich feucht an und sieht auch so aus. Trockene Haut – die anscheinend auch erblich ist – kann in jedem Alter in Erscheinung treten. Meist tritt dieses Problem aber nach dem 40. Lebensjahr auf, wenn die Drüsen, die unsere Haut mit Feuchtigkeit und Öl versorgen, weniger Flüssigkeit abgeben. Gleichzeitig wird auch die äußerste Hautschicht dünner und verliert die Fähigkeit, Feuchtigkeit zu speichern. Was den Zusammenhang zwischen Kalorien und Falten betrifft, so kann eine fettreiche Ernährung die Austrocknung der Haut auch nicht verhindern, allerdings in gewissem Umfang beeinflussen. Das ist auch einer der Gründe dafür, warum alle vernünftigen Ernährungsspezialisten und auch die Richtlinien für eine gesunde Ernährung den Verzehr einer gewissen Menge an Fett oder Öl empfehlen.

Hirnfutter

Nun, zu guter Letzt, noch ein Wort über das Gedächtnis: Mischkost. Eine 1983 an der University of New Mexico School of Medicine durchgeführte Untersuchung, an der 250 gesunde Erwachsene im Alter zwischen 60 und 94 Jahren teilnahmen, ergab, dass Personen, deren Nahrung aus vielen unterschiedlichen, nährstoffreichen Produkten bestand, in dem

Test, in dem Gedächtnis und die Denkfähigkeit geprüft wurden, besser abschnitten. Die richtige Mischung ist nach Ansicht der Wissenschaftler wichtiger als ein bestimmtes Lebensmittel oder Vitamin. Vielleicht ist es ja auch ganz einfach so, dass Leute, die ein gutes Gedächtnis besitzen, sich besser daran erinnern, dass die Nahrungszusammenstellung ausgewogen sein sollte.

Oder es ist doch die Nahrung. 1997 ergab eine weitere Untersuchung, die an der Universität von Complutens in Madrid durchgeführt wurde, dass Männer und Frauen im Alter von 60 bis 90 Jahren, die Lebensmittel mit viel Vitamin E, Vitamin D, Folsäure, Ballaststoffen und komplexen Kohlenhydraten aßen, besser in kognitiven Tests abschnitten. Liegt es an den Antioxidanzien, die in den Vitaminen enthalten sind? Schützt eine fettarme Ernährung das Gehirn? Niemand kann das zum jetzigen Zeitpunkt mit Bestimmtheit sagen. Es kann aber gut sein, dass Sie sich, wenn Sie sich an die gute alte fettarme, ballaststoffreiche Diät halten, auch im Alter daran erinnern, dass Sie fettarm und ballaststoffreich essen sollten – viele, viele Jahre lang.

Ein letztes Wort über Nahrung und Medikamente

Manche Menschen, die an einer schweren, lebensbedrohlichen Krankheit leiden, fürchten sich vor den Nebenwirkungen oder dem unsicheren Ausgang einer medizinischen Behandlung. In Ihrer Verzweiflung lehnen Sie die Einnahme von Medikamenten ab und entscheiden sich für eine Ernährungstherapie. Leider kann dies sehr negative Auswirkungen auf den weiteren Verlauf der Krankheit haben.

Kein Arzt bezweifelt den positiven Einfluss einer gesunden Ernährungsweise bei jedem Menschen und jeder Erkrankung. Nahrung hält ja bekanntlich Leib und Seele zusammen. Es ist ohne Zweifel so, dass gewisse Lebensmittel und Ernährungspläne die Wirkung vieler bewährter Medikamente unterstützen. Niemand konnte bisher jedoch beweisen, dass Nahrung oder spezielle Diäten als angemessene, wirkungsvolle Alternative für (unter anderem) diese Medikamente in Frage kommen:

- ✔ Antibiotika oder andere Medikamente, die Infektionen bekämpfen
- ✔ Impfstoffe, die ansteckende Krankheiten verhindern
- ✔ Medikamente gegen Krebs

Wenn Ihr Arzt Ihnen zu einer Umstellung der Ernährung rät, um die Wirkung einiger Medikamente zu erhöhen (»keine Milch, wenn Sie Tetracyclin einnehmen«, »mehr Trauben mit Ihrem Kalziumpräparat«, »Sie fühlen sich unwohl? Versuchen Sie es mal mit Ginger Ale«) sagt Ihnen Ihr Verstand: *Hey, das hört sich sinnvoll an.*. Wenn Ihnen aber jemand rät, die Worte des Arztes nicht zu befolgen, die Medikamente wegzuschmeißen und sich ganz allein auf die Heilung durch Nahrung zu verlassen, dann sollten Sie vorsichtig sein, sehr vorsichtig. Bis jetzt fehlt uns noch jeder Beweis für einen Zaubertrank.

Teil VI

Zehn wichtige Hinweise

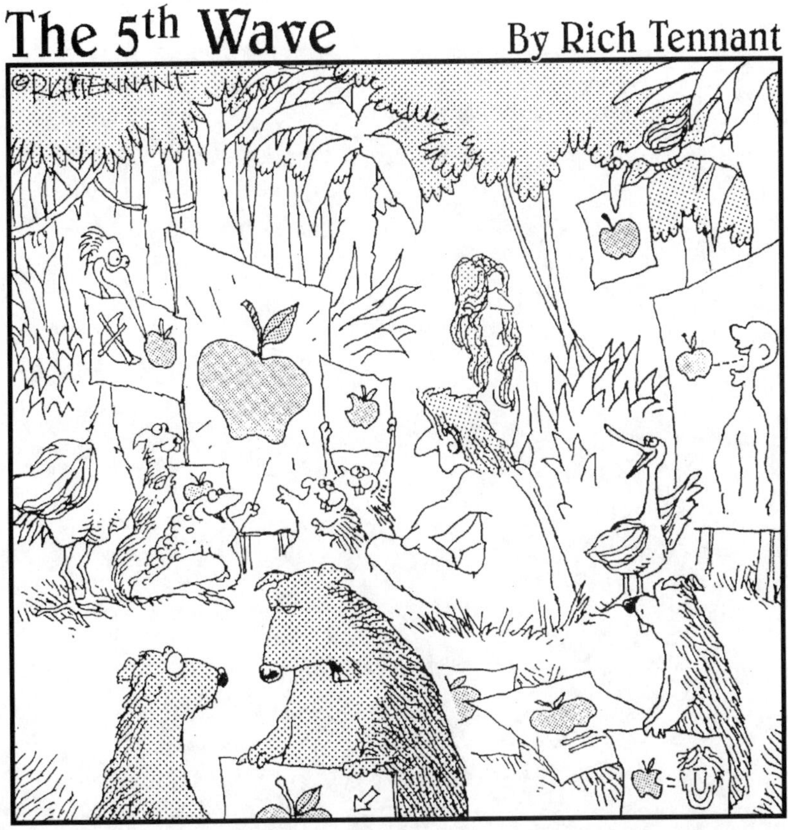

»Ja, wir haben ihnen alles über die Pektine und Flavonoide erzählt, aber anscheinend scheinen sie nicht zu begreifen. Vielleicht sollten wir sie einfach eine Weile mit der Schlange alleine lassen...«

In diesem Teil...

Wenn Sie schon mal ein *...für Dummies*-Buch gelesen haben, wissen Sie bereits, was Sie in diesem Teil erwartet – nützliche Hinweise und Fakten, mit denen Sie auf jeder Party eine Diskussion in Gang bringen können, und eine Zusammenstellung dessen, was Sie in diesem Buch bereits an anderer Stelle an wichtigen Informationen erhalten haben.

Im vorliegenden Buch bedeutet das zehn nützliche Netz-Adressen, zehn herausragende Lebensmittel und zehn Tipps und Tricks, wie Sie Ihre Küche sauber und die Lebensmittel länger haltbar halten können. Mehr brauchen Sie nun wirklich nicht mehr zu wissen, oder?

Zehn wichtige Webadressen

24

In diesem Kapitel...

- Wo finden Sie Richtlinien und neueste Forschungsergebnisse im Internet?
- Was bietet das Web an Informationen über Ernährung und Gesundheit?
- Informieren Sie sich über Nebenwirkungen und Allergien im Netz

Wie konnten wir jemals ohne das Internet leben? Jedes Mal, wenn ich mein E-Mail-Fach öffne oder mir eine Datei herunterlade, die einen Artikel enthält, nach dem ich in den schlechten alten Tagen stundenlang gesucht hätte, überkommt mich ein Gefühl des Dankes gegenüber den Leuten aus dem Silicon Valley.

Die zehn Webadressen in diesem Kapitel befassen sich alle mit der Ernährung. Hierbei handelt es sich um glaubwürdige und ausgewogene Informationen von anerkannten Institutionen. Dirigieren Sie den Browser in diese Richtung, und Sie werden auf Richtlinien, neueste Forschungsergebnisse, interaktive Links, Verzeichnisse und vieles mehr stoßen.

Der Cyberspace ist eine riesige Welt. Es ist kein leichtes Unterfangen, Topadressen auszuwählen. Aber was soll's, eine muss es ja mal tun. Wenn ich etwas Wichtiges vergessen habe, dann informieren Sie bitte den Verlag. Wir werden uns bemühen, es bei einem Nachdruck oder einer Neuauflage des Buches zu berücksichtigen.

Klick!

DGE: Deutsche Gesellschaft für Ernährung e.V.

`http://www.dge.de`

Die DGE betreibt durch die Verbreitung gesicherter Erkenntnisse Qualitätssicherung in Ernährungsberatung und -aufklärung. Die Standards dienen allen Multiplikatoren als Hilfsmittel zur Vermittlung abgesicherter Aussagen und Diätrichtlinien und bieten für die Ernährungsberatung und -aufklärung eine Orientierung. Die DGE-Beratungstandards werden als Lose-Blatt-Sammlung herausgegeben.

BLL: Bund für Lebensmittelrecht und Lebensmittelkunde

`http://www.bll.de`

Die dynamische Entwicklung des deutschen und europäischen Lebensmittelrechts und der Lebensmittelkunde braucht den Input aus der Wirtschaft. Hier ist der BLL gefragt. Nicht weniger wichtig ist die Mitwirkung des BLL auf europäischer Ebene.

AID – Auswertungs- und Informationsdienst für Ernährung, Landwirtschaft und Forsten e.V.

http://www.aid-online.de

Die Flut von Informationen, die täglich auf jeden von uns einstürzt, ist kaum noch zu überblicken. Der AID hat sich zur Aufgabe gemacht, wissenschaftlich abgesicherte und sachliche Informationen in den Bereichern »Verbraucher und Ernährung« und »Landwirtschaft und Umwelt« zur Verfügung zu stellen. Die Aussagen des AID sind unabhängig und orientieren sich an Erkenntnissen aus der Wissenschaft.

DAINet Informationsforum Ernährung, Lebensmittel

http://www.dainet.de

DAINet Informationsforum für Ernährung und Zentralstelle für Agrardokumentation und -information in Deutschland ist die Informationsdrehscheibe für die Ernährung im Deutschen Agrarinformationsgesetz (DAINet). Hier erhalten Sie Informationen zur Ernährung, Ernährungsempfehlungen, Ernährungspläne, Inhaltsstoffe und Ernährungsformen.

AgV: Arbeitsgemeinschaft der Verbraucherverbände e.V.

http://www.agv.de

Die Arbeitsgemeinschaft der Verbraucherverbände (AgV) e.V. ist die Dachorganisation von 38 Verbraucher- und sozial orientierten Organisationen in Deutschland. Die AgV vertritt die Interessen der Verbraucher – in der Öffentlichkeit und gegenüber Gesetzgeber, Verwaltung und Wirtschaft. Das Themenspektrum ist weit, dazu gehört auch Ernährung und Lebensmittelrecht. Unter http://www.verbraucherinfo.de, Stichwort: Ernährung finden Sie eine Fülle von aktuellen Informationen.

Deutsches Ernährungsforum

http://www.hagemann.de

Im Deutschen Ernährungsforum finden Sie Fragen und Antworten rund um das Thema Lebensmittelsicherheit. Ein Allergie-Info-Service berät zu den Themen Heuschnupfen und Allergien. Weiterhin finden Sie Informationen zu den Themen TransGen Warenkunde und Lebensmittelrecht sowie eine A-Z Datenbank für Heilpflanzen.

Deutsche Ärztezeitung

`http://www.aerztezeitund.de`, Stichwort: Ernährung

Hier finden Sie die aktuellsten Informationen zum Thema Ernährung und Gesundheit. Sie können entweder ganz allgemein das Stichwort Ernährung anklicken oder ganz gezielt einen Begriff, zum Beispiel Brustkrebs, suchen. Die Informationen in der Ärztezeitung enthalten auch stets die neuesten Beschlüsse des Lebensmittelausschusses der EU.

Food and Nutrition Board (FNB)

`http://www.ars.usda.gov` (U.S. Department of Agriculture, Agricultural Research Service)

Stichwort: furb (Food and Nutrition Board)

Der Schwerpunkt der Arbeit des Food and Nutrition Board liegt in der Festsetzung der Richlinien für Nahrungsmittel und Nährstoffe sowie der Untersuchung des Zusammenhangs zwischen Ernährung und erhöhtem Krankheitsrisiko.

IFIC – International Food Information Council Foundation

`http:www.ificinfo.health.org`

Ziel der IFIC ist es, den tiefen Graben zwischen Wissenschaft und Öffentlichkeit zu überbrücken. In Zusammenarbeit mit Spezialisten werden Informationen über Nahrungsmittel, Ernährung und Gesundheit in eine allgemein verständliche Sprache übersetzt. Vorhandene Links führen zu einer Vielzahl weiterer Organisationen, die mit Ernährung zu tun haben. Der Sitz von IFIC ist Washington, DC. Durch ein ausgeklügeltes Netzwerk ist es mit Organisationen in Europa, Asien, Australien, Kanada, Japan und Südamerika zum Austausch wichtiger Informationen verknüpft.

WHO – Weltgesundheitsorganisation

`http://www.who.ch`

Bei der WHO, die 1948 gegründet wurde, handelt es sich um eine Unterorganisation der Vereinten Nationen, die sich aus 191 Mitgliedsländern zusammensetzt. Ziel der WHO ist die Gesundheit aller Menschen. Hierzu ist eine ausreichende Nahrungsversorgung sowie die Eindämmung gefährlicher Infektionskrankheiten erforderlich.

Die Top 10 unter den Nahrungsmitteln

25

In diesem Kapitel...

- Warum Jogurt gut für Sie ist
- Die kleinen Freuden des Lebens: Schokolade
- Stimmungsmacher aus der Tasse
- Ein natürliches Heilmittel, das Sie niemals selbst herstellen sollen

Seit dem Tag als Eva im Garten Eden einen Apfel (genauer gesagt, einen Granatapfel) vom Baum der Erkenntnis pflückte, werden manchen Lebensmitteln geheime Kräfte zugeschrieben.

Die Frage, ob diese Nahrungsmittel wirklich eine heilende Wirkung entfalten können, ist wahrscheinlich weniger interessant als die, ob die Lebensmittel, die wir besonders gerne essen oder trinken, wirklich etwas enthalten, das uns das Gefühl verleiht intelligenter, witziger und verführerischer zu sein – wenigstens für eine Weile.

Dieses Kapitel erhebt nicht den Anspruch, alle Stars unter den Nahrungsmitteln zu nennen. Hier finden Sie zum Beispiel nicht die Hühnerbrühe, weil zu diesem berühmten Allheilmittel bereits alles geschrieben und gesagt wurde. Das gleiche gilt für Knoblauch (der sogar Vampire verscheuchen kann) und Zwiebeln, die beide gesund fürs Herz sind. Die Auswahl der Nahrungsmittel in die Top-10-Liste war schwierig, aber eine muss es ja mal tun! Und die Gewinner sind:

Muttermilch

Die Milch aus der Brust der Mutter (oder Amme) ist für kleine Kinder viel nahrhafter als Kuhmilch, da sie einen höheren Anteil an leicht verdaulichen, hochwertigen Fetten und Kohlenhydraten enthält. Ihre Proteine regen das Immunsystem des Kindes an, was dazu führt, dass die weißen Blutkörperchen viele infektionshemmende Antikörper bilden. Hierzu gehören auch die Antikörper, die sich üaber die Viren hermachen, die als Auslöser für die Kinderdiarrhoe gelten. Diese Erkrankung macht weltweit etwa 23 Prozent der Todesfälle von Kindern unter fünf Jahren aus.

Muttermilch ist also ein ausgezeichnetes Nahrungsmittel für die ersten paar Monate.

Jogurt

Jogurt besteht aus Milch, der freundliche Bakterien, die den Milchzucker (Laktose) verdauen, zugesetzt wurden. Die während der Verdauung entstehende Milchsäure ist ein natürlicher Konservierungsstoff und für die feste Konsistenz des Jogurt verantwortlich. Jogurt ist ein ideales Nahrungsmittel für all diejenigen, denen das Enzym Laktase fehlt. Diese Personen können Milch nicht verdauen, so dass sie nach dem Verzehr von Milch von Blähungen gequält werden.

Es gibt jedoch keinen Beweis dafür, dass Jogurt einen Einfluss auf die Lebensdauer hat. Diese Ansicht wurde von Eli Metchnikoff, einem russischen Nobelpreisträger für Physiologie/Medizin im Jahre 1908, verbreitet. Metchnikoff glaubte, dass Menschen deshalb früher sterben können, weil sich »zersetzende Bakterien« in ihren Eingeweiden bilden. Auf der Suche nach einer Bestätigung seiner These landete Metchnikoff schließlich in Bulgarien, wo viele Menschen älter als 50 wurden und ein bedeutender Anteil sogar die 80 noch weit überschritt.

Historiker mögen vielleicht behaupten, dass die einzige Möglichkeit, in Bulgarien dieses Alter zu erreichen, die ist, sich aus der Politik rauszuhalten. Metchnikoff sah dies jedoch anders und fand eine Erklärung in den Organismen, die man in Bulgarien bei der Jogurtherstellung der Milch zusetzt. Er hatte unrecht. Die Organismen, die unter dem Namen Lactobacillus bulgaricus Berühmtheit erlangten, erzeugen zwar ein gutes Jogurt, lassen sich jedoch nicht in den Eingeweiden häuslich nieder. Metchnikoff, der 1916 – relativ jung mit 71 Jahren – in Paris starb, blieb von den Diskussionen unberührt. Er blieb bei seiner Überzeugung, die auch heute hin und wieder auflebt.

Äpfel

Äpfel verfügen über viele Vorzüge. Kein Fett, viel Pektin (ein löslicher Ballaststoff, der den Cholesterinspiegel senkt) und jede Menge Vitamin C.

Sie enthalten ebenfalls viele *Flavonoide*, natürliche Chemikalien in vielen Obst- und Gemüsesorten, Rotwein und Tee, die den Ruf haben das Herz zu schützen. 1993 wurde am National Institute of Health in Bilthoven, Holland, eine Untersuchung durchgeführt, die ergab, dass Männer, die große Mengen an Flavonoiden aßen, zu 50 Prozent weniger einen Herzschlag erlitten als diejenigen, die nur kleine Mengen an Flavonoiden zu sich nahmen. Von welchen Mengen reden wir? Ein großer Apfel am Tag reicht. Hmmmmm.

Schokolade

Bewohner der westlichen Hemisphäre sind seit der Entdeckung von Schokolade am Hof von Montezuma in Mexiko durch die spanischen Eroberer verrückt nach ihr. Und warum auch nicht? Die Kakaobohne ist ein ausgezeichneter Lieferant für Energie, Ballaststoffe, Proteine, Kohlenhydrate, B-Vitamine und Mineralstoffe. Eine 100 g Tafel dunkle Schokolade enthält 14 Prozent des Eisens und 36 Prozent des Magnesiums, das eine gesunde Frau täglich braucht.

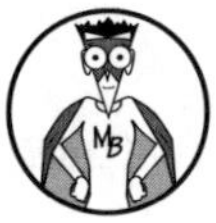

Obwohl die Schokolade einen hohen Anteil an gesättigten Fettsäuren enthält, ist sie vielleicht sogar gesund für das Herz. Eine Untersuchung, die erst kürzlich am USDA Agricultural Research Service in Peoria, Illinois, durchgeführt wurde, ergab, dass Männer, die viel *Stearinsäure* – die gesättigte Fettsäure in Schokolade – essen, das Risiko einer Blutgerinnung verringern. Und Schokolade enthält ebenfalls viele *Flavonoide* (lesen Sie hierzu den Abschnitt »Äpfel« weiter vorne im Kapitel), die natürlichen Chemikalien, die aus Rotwein (in Maßen getrunken) ein gesundheitsförderndes Getränk machen. Forscher an der University of California in Davis haben herausgefunden, dass eine Tasse heiße Schokolade, die mit zwei Esslöffeln Kakaopulver (keine Milch) zubereitet wird, mehr Flavonoide enthält als 150 ml Rotwein.

Und zum Schluss möchte ich nicht versäumen darauf hinzuweisen, dass Schokolade unsere Stimmung heben kann. Sie enthält *Koffein* (eine Chemikalie, welche die Laune steigert und das Zentralnervensystem stimuliert), *Theobromin,* (eine Muskelstimulans) und *Phenyläthylalanin* (ein weiterer Stimmungsaufheller). 1996 haben Forscher am Neurosciences Institute in San Diego herausgefunden, dass Schokolade auch *Anandamide* enthält, eine chemische Substanz, welche die gleichen Gehirnregionen stimuliert wie das Marihuana. Nein, von Schokolade allein werden Sie nicht »high«. Sie müssten auf einen Schlag 10 kg davon essen, um ein marihuanaähnliches Gefühl zu verspüren. Nichtsdestoweniger bin ich davon überzeugt, dass die Schokolade zu Montezumas »Rache« an den Eroberern und deren Nachkommen gehört.

Fisch

Fisch ist Nahrung für das Hirn. Das rührt daher, dass Fisch viel Jod enthält, der Mineralstoff, der unsere Schilddrüse dazu veranlasst, Schilddrüsenhormone auszuschütten, die unser Gehirn und unsere Bewegungen beeinflussen. Vor langer Zeit war bei vielen Menschen, die weit vom Meer (dessen Früchte die besten Jodlieferanten darstellen) entfernt wohnten, eine gewisse Trägheit, sowohl körperlicher als auch geistiger Art, festzustellen. Schuld daran war der Jodmangel. Diese Erkrankung tritt seit der Jodierung des Speisesalzes kaum noch in Erscheinung.

Heute schätzt man den Fisch auch deshalb so sehr, weil er viele Omega-3-Fettsäuren enthält. Diese Fettsäuren scheinen eine schützende Funktion auf das Herz auszuüben, weil sie der Blutgerinnung entgegenwirken und andere Fette daran hindern, sich an den Arterienwänden anzulagern. So viel steht fest, dass bei Laborschweinen und -affen, die mit Omega-3-Fettsäuren gefüttert werden, die Arterien sauberer sind und alle Zeichen deuten darauf hin, dass das beim Menschen auch so ist. Das Diet and Reinfarction Trial (DART), eine Untersuchung am Medical Research Council Epidemiological Unit in Cardiff, Wales, in den späten 80er Jahren, an der 2033 Männer teilnahmen, ergab, dass bei den Männern, die wöchentlich zwei Portionen fetten Fisch aßen, das Risiko eines Herzinfarkts geringer war als bei den Männern, die entweder die tägliche Kalorienmenge, die sie über Fett aufnahmen, auf 30 Prozent beschränkten oder den Anteil der Ballaststoffe (aus Getreide) an der täglichen Nahrungsaufnahme auf 16 g erhöhten. Habe ich bereits gesagt, dass Omega-3-Fettsäuren auch auf die Knochendichte einen positive Einfluss haben? Nahrung für das Hirn, das Herz und die Knochen – eine Portion Fisch bitte!

Kaffee und Tee

Kaffee und Tee, die beliebtesten Getränke auf dem Globus, haben einen gemeinsamen Wirkstoff, das berühmte aufputschende Koffein.

Jahrelang gab es nur schlechte Nachrichten über Kaffee. Krebs der Bauchspeicheldrüse. Brustknoten. Hohes Cholesterin. Herzerkrankungen. Schlaganfall. Geburtsfehler. Doch das Blatt – okay, die Kaffeebohne – hat sich gewendet: Spätere Studien haben gezeigt, dass es zwischen diesen Krankheiten und dem Konsum von Kaffee keinen Zusammenhang gibt. Es stimmt zwar, dass der Kaffee unseren Magen reizen kann oder uns eine Nacht lang wach hält, aber das ist bei fast allen Dingen so, die wir im Übermaß essen oder trinken. (Wie viel ist ein »Übermaß«? Das ist nicht bei jedem gleich. Sie werden es jedoch merken, wenn Sie es übertreiben. Glauben Sie mir.)

Der in Maßen getrunkene Kaffee schafft aber die Qualifikation für die Top-10-Nahrungsmittel. Sein wichtigster Inhaltsstoff ist das Koffein, welches unsere Stimmung hebt und unsere Konzentrationsfähigkeit steigert. Es ist möglich, dass er sogar unsere sportlichen Leistungen verbessert, die geschwollenen, pulsierenden Blutgefäße, die den Kopfschmerz verursachen, zusammenzieht und die schmerzlindernde Wirkung von Arzneimitteln verstärkt. Letzteres ist auch der Grund, warum viele rezeptfreie Schmerzmittel Koffein enthalten.

Wie der Kaffee, enthält auch der Tee den Stimmungsaufheller Koffein. Darüber hinaus aber auch Theobromin, eine Muskelstimulans, die auch in Schokolade enthalten ist. Kaffein und Theobromin bilden aber nur die Spitze des Eisbergs bei der Aufzählung der vielen Vorzüge, die Tee noch zu bieten hat. Tee scheint das Risiko für Herzerkrankungen und Krebs zu vermindern, den Blutdruck und den Cholesterinspiegel zu senken, den Blutzuckerspiegel zu stabilisieren und, hört, hört, Karies vorzubeugen.

Diese Wirkungen werden den Antioxidanzien zugeschrieben, die sich sowohl im grünen Tee, der meist in Asien getrunken wird, als auch im schwarzen Tee, der in den westlichen Ländern so beliebt ist, befinden. Antioxidanzien verhindern es, dass sich Bruchstücke von Molekülen (freie Radikale) mit anderen Bruchstücken verbinden und Karzinogene bilden.

Klar, dass es dafür auch schon Beweise aus dem Labor gibt. Chemikalien, die dem grünen Tee entzogen und Mäusen verabreicht wurden, haben bei diesen den Hautkrebs gestoppt und bei den Mäusen, die Tabakkarzinogenen ausgesetzt wurden, die Erkrankungsrate an Lungenkrebs erniedrigt. Diese Chemikalien senken ebenfalls die LDL-Werte (»schlechtes Cholesterin«) und reduzieren das Risiko einer Blutgerinnung in Mäusen.

Und was hat es mit der Karies auf sich? Nun, mindestens neun der wichtigsten öligen, wohlriechenden Verbindungen im Tee, die ein so gutes Aroma verbreiten, vernichten, töten, erledigen das *Streptococcus mutans*. Sie wissen schon, der bakterielle Belag, der sich dann, wenn Sie Kohlenhydrate essen, schnell zu Plaque entwickelt und den Zahnstein angreift. Kein Belag, keine Karies. Sie hassen Tee? Dann werden Sie sich darüber freuen, dass einige dieser Verbindungen auch in Koriander, Salbei und Thymian enthalten sind.

Hülsenfrüchte

Seit neustem ist das Gerücht im Umlauf, dass Hülsenfrüchte den Cholesterinspiegel senken und Diabetiker vor einem zu hohen Blutzuckerspiegel schützen. Ihr Einfluss auf das Cholesterin scheint daher zu kommen, dass Hülsenfrüchte *Schleimstoffe, Gummis* und *Pektin* enthalten, lösliche Ballaststoffe, die im Darm das Fett aufsaugen und so verhindern, dass es sich weiter im Körper verteilt. Hafer, der ebenfalls viele Schleimstoffe, und davon besonders viel Beta-Glukan, enthält, hat die gleiche Wirkung.

Hülsenfrüchte werden sehr langsam verdaut, das bedeutet, dass der Blutzuckerspiegel langsam und gleichmäßig ansteigt. Deshalb braucht unser Körper nach dem Verzehr von Hülsenfrüchten weniger Insulin zur Regulierung des Blutzuckerspiegels als bei anderen kohlenhydratreichen Lebensmitteln, wie Nudeln und Kartoffeln. Durch eine Studie an der University of Kentucky wurde nachgewiesen, dass Personen, die an der Typ-I-Diabetes erkrankt sind (der Körper produziert praktisch überhaupt kein Insulin) nach einer Diät, die viele Hülsenfrüchte enthielt, ihre tägliche Insulineinnahme um fast 40 Prozent senken konnten. Patienten, die an der Typ-II-Diabetes erkrankt sind (der Körper produziert etwas Insulin), konnten die tägliche Insulinaufnahme sogar um 98 Prozent reduzieren.

Der einzige Nachteil bei einem Ernährungsplan, der viele Hülsenfrüchte enthält, ist die Gasproduktion im Darm. Der Auslöser hierfür ist die Unfähigkeit des Darms, Ballaststoffe und komplexe Zuc*ker (Raffinose, Stachyose)* zu verdauen. Freundliche Bakterien, die sich im Darm aufhalten, ernähren sich bevorzugt von diesen Substanzen und setzen Kohlendioxyd und (puh!) Methan frei, ein übelriechendes Gas.

Eine Möglichkeit, die Gasentwicklung in Ihren Eingeweiden zu reduzieren ist die, dass Sie den Anteil der komplexen Zucker in den Hülsenfrüchten reduzieren, bevor Sie diese essen. Hier erfahren Sie, wie Sie das tun können: Bringen Sie Wasser zum Kochen. Schalten Sie die Herdplatte aus. Schütten Sie die Hülsenfrüchte in das Wasser und lassen Sie sie mindestens ein paar Stunden einweichen. Die Zucker lösen sich im Wasser auf, was heisst, dass Sie diese mit dem Abgießen entfernen können. Kochen Sie die Hülsenfrüchte in frischem Wasser. Wenn dieser Vorgang immer noch nicht den gewünschten Erfolg bringt, dann weichen Sie die Hülsenfrüchte das nächste Mal vor dem Kochen zweimal in heißem Wasser ein.

Der Star unter den Hülsenfrüchten ist zur Zeit die Sojabohne, eine bescheidene, beige, ovale Form, vollgepackt mit Ballaststoffen und ein hervorragender Lieferanten von *Phytoöstrogenen*, jene hormonähnliche Verbindung in Pflanzen, die offensichtlich das Risiko für eine Herzerkrankung oder eine Erkrankung an bestimmten Krebsarten senken können. Mehr über diese Phytoöstrogene können Sie im zwölften Kapitel nachlesen.

Alkohol

Alkoholische Getränke spielen seit langem eine wichtige Rolle in der Ernährung. Deshalb habe ich Ihnen auch ein eigenes Kapitel gewidmet. Wenn Sie sich die Liste der natürlichen Eigenschaften von Alkohol ansehen, werden Sie schnell verstehen, warum er seit alters her als »ein Geschenk der Götter« oder als »Lebenselixier« gepriesen wird. Alkohol ist ein wirksames Desinfektions-, Beruhigungs- und Betäubungsmittel.

Maßvoller Alkoholgenuss entspannt die Muskeln und den Geist, erweitert die Blutgefäße und senkt so vorübergehend den Blutdruck und scheint das Risiko für eine Herzerkrankung zu senken. Die Ursachen hierfür sind noch nicht im Einzelnen bekannt.

Ein alkoholisches Getränke, der Rotwein, hat in letzter Zeit für mehr Schlagzeilen gesorgt als seine Verwandten. Es wurde immer wieder auf die positive Wirkung von bestimmten Stoffen im Rotwein auf das Herz hingewiesen. Neueste Untersuchungen scheinen jedoch zu bestätigen, dass nicht nur der Rotwein, sondern auch andere alkoholische Getränke – Wein, Bier und Schnaps – diese Wirkung haben. Wenn Sie mehr darüber erfahren möchten, sollten Sie im neunten Kapitel nachlesen.

Pfefferschoten

Reifer roter, grüner und gelber Paprika sind ausgezeichnete Vitamin-A- und Vitamin-C-Lieferanten. Der schwarze, weiße und rote Pfeffer (hierzu gehört auch Chili) können Ihre Nase und Ihren Rachen »zum Weinen« bringen, da sie schleimlösend wirken. Sie werden sich nach dem Genuss von scharfen Gewürzen wahrscheinlich die Nase putzen müssen. Bei einer Erkältung können Sie sich so auch des Schleims im Rachen entledigen. Manche Pfefferschoten sind so scharf, dass Sie sie ohne Handschuhe gar nicht anfassen können. Aus ihnen werden seit neuestem sehr wirksame schmerzlindernde Cremes hergestellt.

Der Wirkstoff in den Pfefferschoten, der schmerzlindernd wirkt, ist das Capsaicin. Es scheint so, als könnte es den Schmerz dadurch lindern, dass es, äußerlich aufgetragen, die Schmerzsignale nicht länger an das Gehirn weiterleitet. Ich möchte Sie jedoch davor warnen, dies zu Hause selbst auszuprobieren, indem Sie eine der scharfen Schoten auf schmerzende Stellen auflegen. Sie könnten sich Brandverletzungen zuziehen.

Tomaten

Wie die Paprikaschoten, die Kartoffeln und der Mais, so sind auch die Tomaten ein Geschenk der Neuen Welt, das die Forscher von Ihren Erkundungen mit nach Hause brachten. Diese Lebensmittel haben die Küche Westeuropas verändert (stellen Sie sich die italienische Küche ohne Tomaten vor!). Für uns ist die runde, rote Frucht, die auch als »Paradiesapfel« bezeichnet wird, ein hervorragender Lieferant für Vitamin C und Folsäure (eines der B-Vitamine) sowie eines erst kürzlich entdeckten Carotinoids, das *Lycopen*.

Bis vor kurzem hat die Erwähnung von Lycopen bei an Ernährung interessierten Leuten nur ein Gähnen verursacht, da doch jeder wusste, dass es sich bei den wirklich wichtigen Carotinoiden um die gelben und orangen Pigmente im dunkelgrünen oder gelben Obst und Gemüse handelte.

Aber nun hat sich die Tomate doch einen Platz unter den Top 10 erobert. Es hat den Anschein, als wäre das Lycopen ein aktives Andioxidans, das beim Menschen das Risiko einer Prostataerkrankung und bei weiblichen Labortieren das Krebsrisiko in der Brust- und im Endometrium senken kann.

Tomaten, die am Stauch reifen, enthalten mehr Lycopen als die künstlich gereiften Früchte. Produkte, die aus gekochten Tomaten bestehen, wie Ketchup und Tomatensoße, enthalten sogar noch mehr Lycopen.

Und hier kommt eine wirklich gute Nachricht: Lycopen ist fettlöslich, daher kann es der Körper besser verwenden, wenn Sie ein wenig Fett zufügen, wie etwa einen Teelöffel Olivenöl zum Salat oder zur Soße. Wenn Sie öfter Pizza und Pasta mit Tomatensoße essen (fettarmen Käse, bitte), kann dies das Risiko für einige Krebserkrankungen, einschließlich des Prostatakrebses, senken. Und vielleicht sogar das von Herzerkrankungen.

Einige Untersuchungen in Europa haben ergeben, dass bei Männern, die viel Lycopen aßen, das Risiko, einen Herzschlag zu erleiden, sank. Finden Sie es nicht prima, dass Essen, das Ihnen gut schmeckt, auch noch gut für die Gesundheit ist?

26 Zehn Tipps zum richtigen Umgang mit Nahrungsmitteln

In diesem Kapitel...

- Warum die Küche sauber sein sollte
- Welche Wirkung Hitze und Kälte auf die Haltbarkeit der Lebensmittel haben
- Warum Ihnen (und Ihren Nahrungsmitteln) Seife gut tut
- Wann sollten Sie Lebensmittel besser wegschmeißen?

Eine gesunde Ernährung bedeutet nicht nur, gesunde Nahrungsmittel zu essen. Es bedeutet auch, diese so zu behandeln, dass sie vorm Verderb geschützt sind, um ernährungsbedingte Krankheiten zu vermeiden.

Jährlich müssen viele Leute gegen Diarrhoe, eine Durchfallerkrankung als Folge des Verzehrs von verdorbenen Nahrungsmitteln, behandelt werden. Insgesamt sterben jährlich mehrere tausend Menschen an einer Nahrungsmittelvergiftung, weil sie rohe oder nicht ganz gare Speisen verzehren.

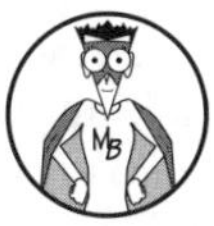

Überraschend dabei ist nicht die hohe Zahl von Todesfällen, sondern dass es so wenige sind. Als 1966 ein Team von Mikrobiologen von der University of Arizona die Oberflächen von Badezimmern und Küchen in mehreren Wohnungen im gleichen Haus untersuchten, stellten sie fest, dass die Bäder in fast allen Fällen sauberer waren als die Küchen. Es war sogar so – hören Sie hier zu lesen auf, wenn Sie zu den empfindlicheren Naturen gehören –, dass auf dem Toilettenrand weniger Bakterien, die sich im Darm aufhalten, festgestellt wurden als im Spülbecken, auf den Arbeitsplatten und in den Geschirrtüchern.

Es folgen ein paar ganz einfach nachzuvollziehende Tipps, wie Sie Ihre Lebensmittel und sich selbst schützen können.

Waschen Sie Ihre Hände, bevor (und nachdem) Sie Nahrung berühren

Die Haut auf Ihren Händen, wie die ganze Haut auf Ihrem Körper, beherbergt Millionen von Mikroben, einige freundliche, einige weniger freundliche. Sie können diese Mikroben nicht alle los werden, Sie können aber deren Anzahl verringern und das Risiko, dass die Mikroben von Ihrer Hand auf die Nahrung gelangen, senken, indem Sie vor der Berührung von Nahrungsmitteln immer erst die Hände waschen.

Dieser Vorschlag ist so einfach, dass man annimmt, dass er selbstverständlich befolgt wird. Dem ist aber leider nicht so.

Waschen Sie Obst und Gemüse vor dem Verzehr oder der Zubereitung

So wie Sie auch davor zurückschrecken, verschmutzte oder von vielen Menschen berührte Gegenstände anzufassen, sollten Sie auch bei Obst und Gemüse diese Vorsicht walten lassen.

- ✔ Obst und Gemüse mit einer »harten« Schale (Äpfel, Auberginen, Gurken und Pfefferschoten sind gute Beispiele) sollten Sie unter fließendem kalten Wasser bürsten, gründlich abtrocknen, damit sich kein Schimmel bilden kann, und in den Kühlschrank legen.
- ✔ Blättriges Gemüse solllten Sie nach dem Waschen in ein Papierhandtuch wickeln und in eine Plastiktüte stecken, oder ungewaschen in einer Platiktüte aufbewahren und erst vor dem Verbrauch waschen.
- ✔ Obst und Gemüse mit einer »weichen« Haut (Erdbeeren), oder solche, die gewaschen leichter verderben (Kartoffeln, Zwiebeln) werden vor dem Aufbewahren nicht gewaschen, sondern erst vor dem Verbrauch unter fließendes Wasser gehalten oder gründlich geschrubbt.

Lesen Sie die Angaben auf der Verpackung

Verpackungsangaben werden es wohl nie auf die Bestsellerliste schaffen, aber Sie bieten dennoch interessanten Lesestoff. Beginnen Sie mit dem Datum. »Haltbar bis« sagt uns, bis zu welchem Zeitpunkt wir das Nahrungsmittel sicher verwenden können. (In der Regel können Sie diesem Datum noch zwei oder drei Tage hinzurechnen.)

Viele Verpackungen enthalten auch Angaben darüber, wie die Nahrung gelagert werden soll (»erst vor dem Verzehr auftauen«, »kühl und trocken aufbewahren«, »nach dem Öffnen im Kühlschrank aufbewahren«), damit sie ihr gutes Aussehen und ihre Frische erhält. Und manchmal können diese Verpackungsangaben auch für Überraschungen gut sein. Die meisten Nahrungsmittel in Dosen können ungekühlt aufbewahrt werden, aber es gibt auch Wurstkonserven, die in den Kühlschrank gehören.

Behandeln Sie rohes Fleisch, rohen Fisch und rohes Geflügel immer so, als wären sie bereits verdorben

Eins von vier Hühnchen, die wir kaufen, hat bereits beim Kauf so viele Salmonellen, dass wir davon krank werden können. Im Rindfleisch befinden sich ebenfalls Salmonellen, ganz zu Schweigen von den E. coli-Bakterien, die ein Gift entwickeln, das zu blutigen Durchfällen und Nierenversagen führen kann. Und wie steht's mit dem Fisch? Bakterien, überall.

Damit sich diese Mikroben nicht auf andere Lebensmittel oder ihre Arbeitsplatten verbreiten, sollten Sie

- ✔ rohes Fleisch, rohen Fisch und rohes Geflügel möglichst wenig berühren;
- ✔ diese in der Originalverpackung in einem Behälter aufbewahren, damit eventuell austretende Flüssigkeit nicht das Kühlschrankfach oder andere Lebensmittel kontaminieren können;
- ✔ Fleisch, Fisch und Geflügel in Folie oder Gefriertüten einwickeln, wenn Sie diese länger aufbewahren wollen; um auch hier Verunreinigungen durch austretende Flüssigkeiten zu vermeiden, stecken Sie die Lebensmittel noch in eine zusätzliche Plastiktüte;
- ✔ alle Geräte, die mit dem rohen Fisch, Fleisch oder Geflügel in Berührung gekommen sind, gut abwaschen; Blut oder andere Flüssigkeiten werden mit einem Papierhandtuch aufgesaugt, die Arbeitsplatte sollte mit einer Lösung aus Chlorbleiche und Wasser gesäubert werden;
- ✔ anschließend die Hände waschen. Aber das war ja klar, oder?

Hoch genug erhitzen

Hitze zerstört die meisten Krankheitserreger in der Nahrung. Als Faustregel sollten Sie sich merken, jedes Fleisch (Rind, Lamm, Schwein und vor allem Hackfleisch) auf 70 °C und Geflügel auf 80 °C Innentemperatur zu erhöhen.

Verlassen Sie sich nicht auf das Aussehen des Nahrungsmittels, um zu entscheiden, ob es gar ist oder nicht. Benutzen Sie ein Fleischthermometer, wenn Sie ganz sicher gehen wollen. Stecken Sie das Thermometer in das Zentrum eines Bratens, Fleischpflänzchens, Koteletts oder Geflügelschenkels. Wenn die gewünschte Temperatur erreicht ist, sollten Sie noch weitere 5 Minuten warten und noch einmal das Thermometer ablesen. Das Essen ist fertig. (Wenn das Thermometer nach dem ersten Test eine zu niedrige Temperatur anzeigt, waschen Sie es mit heißem Spülwasser, um die Mikroorganismen, die sich im Zentrum des Fleisches befanden, abzuwaschen. Messen Sie die Temperatur anschließend in 15-Minuten-Intervallen.)

Halten Sie Speisen heiß bzw. kalt

Die Mikroorganismen, die sich bevorzugt auf Nahrungsmitteln aufhalten, vermehren sich am besten zwischen 4 °C und 60 °C. Um das zu verhindern, sollten Sie gekochte Speisen sofort verzehren oder in den Kühlschrank stellen. Warten Sie nicht, bis sich die Speise abgekühlt hat. Um den Kühlvorgang im Kühlschrank zu beschleunigen, können Sie das Essen in kleinere Portionen aufteilen.

Die Kühlhaltung von Nahrungsmitteln ist aber genauso wichtig. Benutzen Sie ein Thermometer, um die Temperatur im Kühlschrank (zwischen 2 °C und 4 °C) oder Gefrierschrank (–18 °C oder weniger) zu kontrollieren. Gefrorene Lebensmittel sollten immer in gefrorenem Zustand bleiben und erst kurz vor dem Gebrauch aufgetaut werden (vor allem Fleisch, Fisch und Geflügel oder Fertiggerichte mit Eiern, Käse und Milch). Wenn Sie Essen auf einem Büffet servieren, sollten Sie die kalten Platten entweder auf Eis anrichten oder immer wieder neu aus dem Kühlschrank nachlegen.

Essen Sie niemals etwas, das rohe Eier enthält

Rohe Eier sind eine Paradies für Salmonellen. Sogar dann, wenn die Schale keinen Sprung hat, kann das Ei kontaminiert sein. Das Eierkochen (oder mit Eiern kochen) sollte mit der gleichen Sorgfalt durchgeführt werden, wie die Zubereitung von anderen rohen tierischen Nahrungsmitteln.

Schlecken Sie nicht vom Kuchenteig. Kochen Sie die Eier (und alle Eiergerichte) solange, bis das ganze Ei fest ist. (Tabelle 26.1 sagt Ihnen, wie lange es bei den einzelnen Gerichten dauert.) Und was ist mit den Ostereiern? Auch diese sollten nicht länger als zwei Stunden aus dem Kühlschrank heraus sein, bevor Sie gegessen werden.

Eispeisen	Zeit/Qualität
Pochierte Eier	5 Minuten über kochendem Wasser
Weichgekochte Eier	7 Minuten im Topf
Spiegeleier	5 – 6 Minuten
Rühreier	Bis die Masse durchgängig fest ist
Selbstgemachter Pudding	aufkochen
Pfannkuchen	Auf beiden Seiten leicht gebräunt
Eiersandwich	Auf beiden Seiten leicht gebräunt

Tabelle 26.1: Wie lange ein Ei kochen sollte

Eine Strahlenbehandlung für den Schwamm

Traurig, aber wahr: Spülschwamm und Spültuch sind unrein. Ich weiss, Sie spülen sie immer gründlich aus, waschen Sie auch hin und wieder in der Waschmaschine, lassen sie an der Luft trocknen. Trotzdem, beim genauen Hinsehen entpuppen sie sich als ein wahrer Zoo von Mikroorganismen, darunter auch so gefährliche Spezies wie E. coli, Salmonellen, Pseudomonas und Staphylococcus, die sich alle in der feuchten Umgebung sehr wohl fühlen.

Sie können das natürlich ändern, wenn Sie bei jedem Spülen einen neuen Schwamm verwenden, aber das wäre ja die pure Verschwendung. Eine andere Möglichkeit ist die, den Schwamm nach Gebrauch zu erhitzen und zu trocknen. Wissenschaftler an der University of Wisconsin behaupten, dass man einen trockenen Schwamm aus Zellulose sterilisieren kann, wenn man ihn 30 Sekunden lang bei hoher Hitze in einer 800-Watt-Mikrowelle bestrahlt. Einen feuchten Schwamm zu trocknen und zu sterilisieren dauert bei hoher Hitze eine Minute lang. Wie lange dieser Vorgang bei Ihnen zu Hause dauern wird, hängt von der Leistung Ihrer Mikrowelle und der Dicke des Schwamms ab. Ziel ist es, denn Schwamm zu trocknen, ohne dass er schmilzt.

Bewahren Sie Schneidebretter separat auf

Sie sollten aber nicht nur auf die Reinheit des Schwamms, sondern auch auf die des Schneidebretts achten. Bisher war man der Meinung, das solche aus Plastik den Mikroben weniger Gelegenheit zur Vermehrung geben als welche aus Holz. Untersuchungen an der University of California haben jedoch ergeben, dass genau das Gegenteil stimmt.

Der Mikrobiologe Dean Cliver hat eine Anzahl von Schneidebrettern aus unterschiedlichem Material mit einer mikrobenhaltigen Hühnerbrühe beschmiert und dabei festgestellt, dass Bretter aus Plastik bis zu 20 Mal mehr Mikroorganismen aufweisen als hölzerne Bretter. Anscheinend saugt das poröse Holz die Mikroorganismen auf, wohingegen sie sich beim nicht porösen Plastik an der Oberfläche aufhalten.

Cliver, der auch auf die Idee mit der Bestrahlung von Schwämmen kam, glaubt, dass hölzerne Bretter auf die gleiche Art sterilisiert werden können. (Bei den Plastikbrettern hilft die Mikrowelle nichts, da das Plastik nicht heiss genug wird, um die Mikroorganismen abzutöten.) Andere warnen jedoch davor, dass die hölzernen Bretter in Flammen aufgehen können.

Eine Alternative ist der altbewährte Abwasch in heisser Lauge, mit anschließenden Behandlung mit einer Bleichlösung. Oder dies: Sie schaffen sich zwei Schneidebretter an. Eins benutzen Sie ausschließlich für rohes Fleisch, rohen Fisch und rohes Geflügel, das andere ausschließlich für Obst und Gemüse, Brot, Käse und sonstiges. Spülen Sie beide gründlich ab und verwenden Sie sie nur für den ihnen zugedachten Zweck. So vermeiden Sie, dass Sie die Mikroorganismen, die im rohen Fleisch und Fisch vorkommen, auf gekochte Speisen übertragen. Heilige Salmonella, was für ein genialer Einfall!

Im Zweifelsfall werfen Sie das Nahrungsmittel besser weg

Sie öffnen eine Fischdose und es kommt Ihnen ein eigenartiger Geruch entgegen. Sie entfernen die Schutzfolie und entdecken Schimmel auf dem Käse. Sie öffnen die Orangensaftflasche und der Saft fängt an zu schäumen.

Sollten Sie die Lebensmittel probieren, um festzustellen, ob sie noch in Ordnung sind? Niemals! Einige Lebensmittel geben eindeutige Hinweise, wenn Sie nicht mehr gut sind, so zum Beispiel saure Milch und verfaulte Eier. Andere wiederum, wie dieser Orangensaft, verhalten sich viel diskreter, sind aber deswegen nicht minder gefährlich.

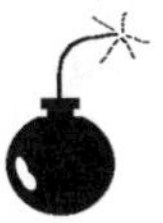

Potenziell karzinoger Schimmel schmeckt nicht und riecht auch nicht verdächtig. Genauso ist es bei Lebensmitteln, welche die sehr gefährlichen Botulinum oder E. coli Organismen enthalten. Ohne eine Laborausrüstung können Sie nicht mit Sicherheit sagen, was sich in den etwas gräulichen Wurstscheiben oder der beim Öffnen schäumenden Dose versteckt hält.

Wenn Sie auf Nummer sicher gehen wollen, befolgen Sie diesen Rat: Weg damit, wenn auch nur die geringsten Zweifel bestehen.

Nährwerte-Tabelle

A

Auf den folgenden Seiten können Sie nun sehen, welche Nährstoffe in welchen Lebensmitteln enthalten sind. Alle Angaben stammen aus: Die große GU Nährwert Kalorien Tabelle von I. Elmadfa, W. Aigin, E. Muskat, D. Fritzsche, Neuausgabe 2000/2001, Gräfe und Unzer Verlag.

Aufgeführt sind die Werte der wichtigsten Hauptnährstoffe, Mineralien, Vitamine und natürlich auch Kalorien- und Cholesterin-Gehalt zahlreicher Lebensmittel:

- ✔ Wasser
- ✔ Kalorien (in Kcal)
- ✔ Eiweiß (Protein)
- ✔ Kohlenhydrate
- ✔ Ballaststoffe
- ✔ Fett – Gesamt
- ✔ Fett – Gesättigt
- ✔ Fett – Einfach ungesättigt
- ✔ Fett – Mehrfach ungesättigt
- ✔ Cholesterin
- ✔ Natrium
- ✔ Kalium
- ✔ Calcium
- ✔ Phosphor
- ✔ Magnesium
- ✔ Eisen
- ✔ Zink
- ✔ Kupfer
- ✔ Vitamin A
- ✔ Vitamin B1 (Thiamin)
- ✔ Vitamin B2 (Riboflavin)
- ✔ Niacin
- ✔ Vitamin B6
- ✔ Vitamin C
- ✔ Folsäure
- ✔ Vitamin B12

Lebensmittel	Wasser	Kalorien	Eiweiß (Protein)	Kohlenhydrate	Ballaststoffe	Fett – Gesamt	Fett - Gesättigt	Fett - Einfach ungesättigt	Fett - Mehrfach ungesättigt	Cholesterin	Natrium
je 100g	g	kcal	g	g	g	g	g	g	g	mg	mg

Milch, Milchprodukte und Eier

Milch

Lebensmittel	Wasser	Kalorien	Eiweiß	Kohlenhydrate	Ballaststoffe	Fett – Gesamt	Fett - Gesättigt	Fett - Einfach ungesättigt	Fett - Mehrfach ungesättigt	Cholesterin	Natrium
Trinkmilch, 3,5% Fett	87,5	64	3,3	4,8	0	3,5	2,1	1,0	0,1	11	48
Trinkmilch, 1,5% Fett	89,3	47	3,4	4,9	0	1,5	0,9	0,4	0,1	5	49
H-Milch, 3,5% Fett	87,5	64	3,3	4,8	0	3,5	*	*	0,1	11	48
H-Milch, 1,5% Fett	89,3	47	3,4	4,9	0	1,5	*	*	0,1	5	49

Milchprodukte

Lebensmittel	Wasser	Kalorien	Eiweiß	Kohlenhydrate	Ballaststoffe	Fett – Gesamt	Fett - Gesättigt	Fett - Einfach ungesättigt	Fett - Mehrfach ungesättigt	Cholesterin	Natrium
Buttermilch	91,2	35	3,5	4,0	0	0,5	+	+	+	4	57
Jogurt, 3,5% Fett	87,5	61	3,3	4,0	0	3,5	2,2	1,0	0,1	11	48
Jogurt, 1,5% Fett	89,4	44	3,4	4,1	0	1,5	0,9	0,4	0,1	5	49
Kondensmilch, 10% Fett	66,7	176	8,8	12,5	0	10,1	*	*	0,3	33	128
Sahne, 30% Fett	62,0	309	2,4	3,4	0	31,7	18,2	9,3	1,0	109	34
Saure Sahne, 10% Fett	81,8	117	31	3,7	0	10,0	11,1	5,1	0,7	33	58
Schmand, 24% Fett	69,0	239	2,6	3,2	0	24,0	*	*	0,9	79	49
Crème fraîche, 40% Fett	54,5	378	2,0	2,5	0	40,0	*	*	1,6	131	39

Käse

Lebensmittel	Wasser	Kalorien	Eiweiß	Kohlenhydrate	Ballaststoffe	Fett – Gesamt	Fett - Gesättigt	Fett - Einfach ungesättigt	Fett - Mehrfach ungesättigt	Cholesterin	Natrium
Butterkäse, 60% Fett i. Tr.	44,0	380	17,0	+	0	34,7	*	*	1,4	81	700
Camembert, 60% Fett i. Tr.	46,0	366	16,8	+	0	33,2	20,3	9,3	1,0	93	944
Camembert, 30% Fett i. Tr.	61,0	206	22,8	+	0	12,8	8,1	3,7	0,4	30	900
Doppelrahmfrischkäse	61,1	318	4,5	4,0	0	31,5	18,9	8,4	1,0	84	400
Edamer, 45% Fett i. Tr.	41,9	354	24,8	+	0	28,3	17,5	7,9	0,7	59	654
Emmentaler, 45% Fett i. Tr.	36,0	386	28,9	+	0	30,0	17,9	7,2	0,8	70	450
Feta, 45% Fett i. Tr.	60,0	237	17,0	+	0	18,8	12,2	3,7	0,5	45	1300

Kalium	Calcium	Phosphor	Magnesium	Eisen	Zink	Kupfer	Vitamin A	Vitamin B1 (Thiamin)	Vitamin B2 (Riboflavin)	Niacin	Vitamin B6	Vitamin C	Folsäure	Vitamin B12
mg	mg	mg	mg	mg	µg	µg	µg	mg	mg	mg	mg	mg	µg	µg
157	120	92	12	0,1	358	7	31	0,04	0,18	0,1	0,05	1	6,38	0,41
155	123	94	12	0,1	370	10	13	0,04	0,18	0,1	0,05	1	3,55	0,42
157	120	102	12	0,1	*	*	31	0,04	0,18	0,1	0,05	2	4,65	0,38
155	123	94	12	0,1	*	*	13	0,04	0,18	0,1	0,05	2	*	*
147	109	90	16	0,1	370	20	9	0,03	0,16	0,1	0,04	1	5,0	0,20
157	120	102	12	0,1	450	10	31	0,03	0,18	0,1	0,05	1	13,0	0,40
155	123	94	12	0,1	360	9	13	0,03	0,18	0,1	0,05	1	*	0,40
420	315	246	35	0,1	1000	27	72	0,09	0,48	0,3	0,08	3	8,0	0,54
112	80	63	10	+	260	6	275	0,03	0,15	0,1	0,04	1	4,0	0,40
158	110	88	12	0,1	*	*	*	0,04	0,16	0,1	0,02	1	7,0	0,30
133	93	74	10	0,1	*	*	*	0,04	0,14	0,1	0,02	1	*	*
105	73	59	8	+	*	*	*	0,03	0,11	+	0,01	1	*	*
100	600	300	27	0,4	*	*	380	0,05	0,30	0,1	0,06	0	*	*
105	400	310	29	06	2700	*	370	0,04	0,40	1,2	0,12	0	*	*
120	600	540	20	0,2	3400	80	140	0,04	0,56	1,2	0,15	0	66,0	3,10
80	80	130	6	+	*	*	310	0,02	0,21	0,1	0,06	0	3,0	0,53
67	678	403	36	0,6	1-9 mg	650	280	0,04	0,30	0,1	0,06	0	*	2,10
100	1100	636	35	0,3	4630	1170	330	0,04	0,32	0,1	0,11	1	5,20	2,20
150	450	337	19	0,7	*	*	210	0,04	0,30	0,2	0,10	0	*	*

Lebensmittel	Wasser	Kalorien	Eiweiß (Protein)	Kohlenhydrate	Ballaststoffe	Fett – Gesamt	Fett - Gesättigt	Fett - Einfach ungesättigt	Fett - Mehrfach ungesättigt	Cholesterin	Natrium
je 100g	g	kcal	g	g	g	g	g	g	g	mg	mg
***Käse** (Fortsetzung)*											
Frischkäsezubereitung mit Kräutern, 60% Fett i. Tr.	63,0	251	8,5	2,4	0	23,0	*	*	1,0	85	350
Gorgonzola	42,4	358	19,4	+	0	31,2	*	*	*	*	*
Gouda, 40% Fett i. Tr.	48,0	300	24,7	+	0	22,3	*	*	0,9	52	600
Gruyère, 45% Fett i. Tr.	33,2	410	29,8	+	0	32,3	17,1	9,3	1,7	*	336
Harzer	64,0	126	30,0	+	0	0,7	*	*	+	3	1520
Leerdamer, 45% Fett i. Tr.	42,0	352	25,9	+	0	27,6	*	*	1,1	64	600
Mascarpone	46,8	460	4,6	3,6	0	47,5	*	*	1,9	138	40
Mozzarella	57,0	255	18,6	+	0	19,8	10,0	4,5	0,8	46	500
Parmesan, 32% Fett i. Tr.	33,0	386	38,5	+	0	25,8	15,8	7,1	0,6	53	704
Speisequark, 40% Fett i. Tr.	73,5	160	11,1	3,3	0	11,4	6,9	3,1	0,4	37	34
Speisequark, mager	81,3	73	13,5	4,0	0	0,3	*	*	+	1	40
Eier											
1 Hühnerei, St. 58 g (Gew.-Kl. M)	38,2	84	6,7	0,3	0	6,2	1,7	2,5	0,9	314	84
1 Eidotter, mittelgroß, 19 g	9,5	68	3,1	0,1	0	6,1	1,7	2,5	0,9	314	10
1 Eiklar, mittelgroß, 33 g	28,9	16	3,6	0,2	0	0,1	+	+	+	0	56

Fette und Öle

Tierische Fette und Öle

Butter	15,3	754	0,7	0,7	0	83,2	48,1	23,1	3,0	240	5
Lebertran	0	899	0	0	0	99,9	*	*	*	500	+

Kalium	Calcium	Phosphor	Magnesium	Eisen	Zink	Kupfer	Vitamin A	Vitamin B1 (Thiamin)	Vitamin B2 (Riboflavin)	Niacin	Vitamin B6	Vitamin C	Folsäure	Vitamin B12
mg	mg	mg	mg	mg	µg	µg	µg	mg	mg	mg	mg	mg	µg	µg
90	90	150	7	0,1	*	*	250	0,02	0,23	0,1	0,06	+	*	*
*	612	356	*	0,3	*	*	*	0,05	0,43	0,3	0,11	*	31,0	1,20
100	800	443	28	0,5	*	*	250	0,04	0,30	0,1	0,07	0	21,0	*
81	1000	605	*	*	*	*	*	0,05	0,30	*	0,08	*	10,0	2,0
100	125	270	15	0,3	*	*	10	0,03	0,35	0,7	0,03	0	*	*
100	750	500	40	0,3	*	*	300	0,04	0,35	0,1	0,06	0	*	*
80	60	130	6	0,1	*	*	520	0,02	0,21	0,1	0,04	0	*	*
100	450	350	20	0,3	*	*	220	0,04	0,35	0,3	0,1	*	10,0	*
131	1180	743	44	1,0	3000	360	250	0,03	0,50	0,2	0,10	0	20,0	*
82	95	187	10	0,3	500	13	99	0,03	0,24	0,1	0,08	1	28,0	0,72
95	92	160	12	0,4	570	15	2	0,04	0,31	0,2	0,10	1	16,0	0,88
75	30	115	7	1,2	1350	50-230	105	0,07	0,18	+	0,06	+	67,0	1,86
26	27	108	3	1,4	3800	350	105	0,06	0,08	+	0,06	0	160,0	2,00
49	4	7	4	0,1	20	130	+	0,01	0,11	+	+	+	15,0	0,10
16	13	21	3	0,1	230	2-15	653	0,01	0,02	+	0,01	+	+	+
1	*	*	*	*	*	*	25,5 mg	*	0	0	*	*	*	*

Lebensmittel	Wasser	Kalorien	Eiweiß (Protein)	Kohlenhydrate	Ballaststoffe	Fett - Gesamt	Fett - Gesättigt	Fett - Einfach ungesättigt	Fett - Mehrfach ungesättigt	Cholesterin	Natrium
je 100g	g	kcal	g	g	g	g	g	g	g	mg	mg
Pflanzliche Fette und Öle											
Margarine (Pflanzenmargarine)	19,1	722	0,2	0,4	0	80,0	21,7	29,1	25,5	7	101
Halbfettmargarine	57,9	368	1,6	0,4	0	40,0	10,4	10,1	17,5	4	390
Diätmargarine	19,1	722	0,2	0,2	0	80,0	17,8	11,0	46,7	1	39
Mayonnaise, 80% Fett	15,1	727	1,1	3,0	0	78,9	*	*	32,0	142	481
Olivenöl	0,2	897	0	0,2	0	99,6	13,5	73,6	8,9	1	1
Sonnenblumenöl	0,2	898	0	*	0	99,8	10,6	21,0	63,2	5	*

Fisch und andere Meerestiere

Lebensmittel	Wasser	Kalorien	Eiweiß (Protein)	Kohlenhydrate	Ballaststoffe	Fett - Gesamt	Fett - Gesättigt	Fett - Einfach ungesättigt	Fett - Mehrfach ungesättigt	Cholesterin	Natrium
Seefische											
Hering	65,3	193	8,2	+	0	17,8	3,3	8,8	4,2	77	117
Makrele	68,2	180	18,8	+	0	11,6	3,4	4,7	2,6	70	95
Sardine	74,5	118	19,4	+	0	4,5	1,2	1,1	1,6	*	100
Scholle	80,7	86	17,1	+	0	1,9	*	*	*	63	104
Sonstige Meerestiere											
Austern	83,0	66	9,0	4,8	0	1,2	0,5	0,1	0,1	260	289
Garnele (Speisekrabbe)	78,4	87	18,6	+	0	1,4	*	*	*	138	146
Miesmuschel	83,2	51	9,8	+	0	1,3	0,6	0,2	0,3	150	290
Tintenfisch	82,2	68	15,3	+	0	0,8	*	*	*	275	387
Süßwasserfische											
Forelle	76,3	102	19,5	+	0	2,7	0,5	0,7	1,0	55	63
Karpfen	75,8	115	18,0	+	0	4,8	0,9	2,3	1,1	75	30
Lachs	65,5	202	19,9	+	0	13,6	2,9	5,5	2,6	44	51

Kalium	Calcium	Phosphor	Magnesium	Eisen	Zink	Kupfer	Vitamin A	Vitamin B1 (Thiamin)	Vitamin B2 (Riboflavin)	Niacin	Vitamin B6	Vitamin C	Folsäure	Vitamin B12
mg	mg	mg	mg	mg	µg	µg	µg	mg	mg	mg	mg	mg	µg	µg
7	10	10	13	+	*	*	608	+	+	+	*	+	*	0
7	12	8	0,5	0,1	*	3	500	*	*	*	*	*	*	0
*	*	*	*	*	*	*	533	*	*	*	*	*	*	0
18	18	60	23	1,0	*	*	84	0,02	0,04	+	0,01	0	*	*
+	1	*	*	0,1	*	*	120	0	0	0	0	0	*	0
1	*	*	*	*	*	*	4	0	*	*	*	*	*	0
360	34	250	31	1,1	*	320	38	0,04	0,22	3,8	0,45	+	5,00	8,50
396	12	238	30	1,0	*	160	100	0,14	0,35	7,7	0,63	+	1,24	9,00
*	85	258	24	2,5	*	170	20	0,02	0,25	9,7	0,97	*	*	0,14
311	61	198	22	0,9	*	350	3	0,21	0,22	4,0	0,22	2	11,00	1,45
184	82	157	40	5,8	7-160mg	2500	93	0,16	0,20	2,2	0,22	+	7,00	14,60
266	92	224	67	1,8	2170	310	2	0,05	0,03	2,4	0,13	2	8,00	1,56
277	27	250	36	5,1	2700	170	54	0,16	0,22	1,6	0,08	3	*	*
273	29	143	*	0,8	*	*	*	0,07	0,05	2,6	*	*	*	*
413	12	242	27	0,4	514	150	12	0,08	0,08	3,4	*	*	9,23	*
378	63	216	51	0,7	900	87	44	0,07	0,05	1,9	0,15	1	*	*
371	13	266	29	1,0	800	200	15	0,18	0,16	7,2	0,98	1	3,40	2,89

Lebensmittel	Wasser	Kalorien	Eiweiß (Protein)	Kohlenhydrate	Ballaststoffe	Fett - Gesamt	Fett - Gesättigt	Fett - Einfach ungesättigt	Fett - Mehrfach ungesättigt	Cholesterin	Natrium
je 100g	g	kcal	g	g	g	g	g	g	g	mg	mg
Fischdauerwaren											
Brathering	62,0	204	16,8	+	0	15,2	*	*	*	8,7	569
Heringsfilet in Tomatensauce	65,5	204	14,8	2,4	0	15,0	*	*	*	42	526
Kaviar, echt (Russischer Kaviar)	47,1	244	26,1	+	0	15,5	*	*	*	300	1940
Lachs, geräuchert	50,0	289	28,5	+	0	19,4	*	*	0,2	42	64
Thunfisch in Öl (ganzer Inhalt)	52,5	283	23,8	+	0	20,9	*	*	*	32	291

Fleisch, Geflügel und Wurstwaren

Lebensmittel	Wasser	Kalorien	Eiweiß (Protein)	Kohlenhydrate	Ballaststoffe	Fett - Gesamt	Fett - Gesättigt	Fett - Einfach ungesättigt	Fett - Mehrfach ungesättigt	Cholesterin	Natrium
Geflügel											
Ente	63,7	227	18,1	+	0	17,2	*	*	3,1	70	38
Gans	52,4	342	15,7	+	0	31,0	*	*	4,4	75	86
Huhn, Brathuhn	70,1	166	19,9	+	0	9,6	2,6	3,0	2,5	99	83
Huhn, Brust mit Haut	70,6	145	22,2	+	0	6,2	1,9	1,8	1,5	66	66
Puter, Truthahn	60,4	212	19,2	+	0	15,0	*	*	4,4	74	63
Hammel- und Lammfleisch											
Filet	75,0	112	20,4	+	0	3,4	*	*	0,1	70	94
Kotelett	52,0	348	14,9	+	0	32,0	*	11,9	0,7	70	90
Schnitzel	73,5	131	19,1	+	0	6,1	*	*	0,2	*	80
Kalbfleisch											
Schnitzel	76,1	99	20,7	+	0	1,8	*	*	*	*	83
Rindfleisch											
Filet	75,1	121	21,2	+	0	4,0	1,8	1,8	0,2	70	42
Corned Beef (dt.)	69,8	141	21,7	0	0	6,0	2,6	2,7	0,1	70	833
Hackfleisch	61,0	216	22,5	+	0	14,0	*	*	*	*	*

Kalium	Calcium	Phosphor	Magnesium	Eisen	Zink	Kupfer	Vitamin A	Vitamin B1 (Thiamin)	Vitamin B2 (Riboflavin)	Niacin	Vitamin B6	Vitamin C	Folsäure	Vitamin B12
mg	mg	mg	mg	mg	µg	µg	µg	mg	mg	mg	mg	mg	µg	µg
182	36	240	*	1,1	*	*	20	0,01	0,13	3,9	*	0	*	*
352	49	190	61	1,9	*	100	240	0,06	0,18	2,6	*	1	*	*
164	51	300	*	1,4	950	100	560	0	*	*	*	*	*	*
475	23	308	38	1,0	*	*	89	0,20	0,18	8,2	*	*	*	*
248	7	294	28	1,2	*	*	370	0,05	0,06	10,8	0,25	0	4,60	1,30
270	14	187	22	2,5	1840	242	*	0,30	0,20	3,5	*	7	*	*
420	12	184	23	1,9	1300	330	65	0,12	0,26	6,4	0,58	*	4,00	*
359	12	200	37	1,8	995	300	10	0,08	0,16	6,8	0,50	3	12,00	0,40
264	14	212	*	1,1	*	*	*	0,07	0,09	10,5	0,53	0	9,00	0,04
300	25	226	27	1,4	2000	100	13	0,10	0,18	10,5	*	*	16,00	*
289	12	162	19	1,8	2300	90	0	0,18	0,25	5,8	*	0	3,00	*
345	9	138	14	2,2	*	*	0	0,13	0,18	4,3	0,33	0	*	*
417	*	*	*	2,0	*	*	0	*	*	*	*	0	*	*
355	15	206	*	3,0	*	*	+	0,18	0,30	7,5	*	1	*	*
340	3	164	22	2,3	4410	70	*	0,10	0,13	4,6	0,50	*	10,00	2,00
131	33	128	*	*	*	*	0	0,03	0,10	3,1	*	0	*	*
199	4	190	33	2,4	*	*	0	0,09	0,15	2,1	*	*	*	*

Lebensmittel	Wasser	Kalorien	Eiweiß (Protein)	Kohlenhydrate	Ballaststoffe	Fett – Gesamt	Fett - Gesättigt	Fett - Einfach ungesättigt	Fett - Mehrfach ungesättigt	Cholesterin	Natrium
je 100g	g	kcal	g	g	g	g	g	g	g	mg	mg
Schweinefleisch											
Filet	77,5	104	21,5	+	0	2,0	0,8	1,0	0,1	70	74
Kasseler	58,7	237	20,9	+	0	17,0	3,1	3,5	0,6	70	958
Kotelett	66,9	150	20,3	+	0	7,6	1,9	2,5	0,4	60	62
Mett	54,5	318	17,5	+	0	27,5	9,7	10,2	1,1	70	*
Schnitzel	74,9	106	22,2	+	0	1,9	0,7	0,9	0,1	70	72
Wild											
Hase	73,3	113	21,6	+	0	3,0	*	*	0,1	65	50
Hirsch	74,7	112	20,6	+	0	3,3	*	*	*	110	61
Fleisch- und Wurstwaren											
Bockwurst	59,1	277	12,3	+	0	25,3	*	*	*	100	700
Bratwurst (Schweinsbratwurst)	57,4	298	9,8	+	0	28,8	*	*	3,5	100	520
Fleischkäse (Leberkäse)	57,0	297	12,4	+	0	27,5	*	*	2,0	85	599
Fleischwurst	56,4	296	9,9	0	0	28,5	*	*	3,0	85	829
Hackfleisch (halb und halb)	59,5	260	20,0	+	0	20,0	*	*	1,3	65	35
Leberwurst, grob	51,6	326	15,9	+	0	29,2	11,4	14,6	1,9	85	810
Mettwurst (Braunschweiger)	37,8	390	13,9	+	*	37,2	*	*	2,0	85	1090
Mortadella	52,3	345	12,4	+	*	32,8	*	*	3,0	85	668
Salami	27,7	371	18,5	+	*	33,0	*	*	5,0	85	2080
Schinken, gesalzen u. gekocht	63,9	193	19,5	+	*	12,8	1,3	1,8	0,3	85	965
Schinken, gesalzen u. geräuchert	42,0	383	16,9	+	*	35,0	*	*	2,8	110	1400
Speck, durchwachsen	20,0	621	9,1	+	*	65,0	27,9	29,4	3,4	90	1770
Wiener Würstchen	56,4	296	10,2	+	*	28,3	*	*	*	85	941

Kalium	Calcium	Phosphor	Magnesium	Eisen	Zink	Kupfer	Vitamin A	Vitamin B1 (Thiamin)	Vitamin B2 (Riboflavin)	Niacin	Vitamin B6	Vitamin C	Folsäure	Vitamin B12
mg	mg	mg	mg	mg	µg	µg	µg	mg	mg	mg	mg	mg	µg	µg
348	2	173	22	3,0	*	*	*	1,10	0,31	6,5	*	*	*	*
324	6	160	*	2,5	*	*	+	*	*	*	*	0	*	*
326	11	150	24	1,8	1390	*	9	0,80	0,19	4,3	0,50	0	1,60	*
*	*	*	*	*	*	*	*	*	*	*	*	*	*	*
292	9	172	21	1,7	*	*	*	0,80	0,19	4,3	0,39	*	9,10	1,00
276	14	220	28	2,8	*	*	0	0,09	0,06	8,1	*	*	5,00	1,00
330	7	197	21	2,3	*	*	*	*	0,25	*	*	*	*	*
*	*	67	*	*	*	*	*	*	*	*	*	*	*	*
140	5	190	15	1,0	*	*	*	0,28	0,22	3,2	*	*	*	*
299	4	*	15	2,0	*	*	*	0,05	0,15	2,4	*	*	*	*
199	14	129	13	1,7	*	*	*	0,20	0,25	2,5	*	*	*	*
290	8	135	17	2,2	*	*	5	0,40	0,15	4,0	*	*	*	*
143	41	154	*	5,3	*	*	8,3 mg	0,20	0,92	3,6	*	*	*	*
213	13	160	11	1,6	*	*	*	0,20	0,15	0,3	*	*	*	*
207	42	143	19	3,1	*	*	0	0,10	0,15	3,1	*	0	*	*
224	35	167	11	2,1	*	*	+	0,18	0,20	2,6	*	*	*	1,40
270	10	136	24	2,5	*	*	0	0,61	0,26	3,5	0,36	0	5,10	0,59
248	10	207	20	2,3	*	*	0	0,55	0,20	3,5	0,40	0	*	*
225	9	108	15	0,8	*	*	0	0,43	0,14	2,3	0,35	0	*	0,70
204	13	170	*	2,4	*	*	*	0,10	0,12	3,1	*	*	*	*

Lebensmittel	Wasser	Kalorien	Eiweiß (Protein)	Kohlenhydrate	Ballaststoffe	Fett – Gesamt	Fett - Gesättigt	Fett - Einfach ungesättigt	Fett - Mehrfach ungesättigt	Cholesterin	Natrium
je 100g	g	kcal	g	g	g	g	g	g	g	mg	mg
Fleischbrühen											
Klare Brühe, Instant	1,3	242	23,5	10,0	0	12,0	*	*	*	*	*
Klare Hühnersuppe	2,5	293	13,8	32,1	*	12,2	*	*	*	*	*

Gemüse und Gemüseprodukte

Lebensmittel	Wasser	Kalorien	Eiweiß (Protein)	Kohlenhydrate	Ballaststoffe	Fett – Gesamt	Fett - Gesättigt	Fett - Einfach ungesättigt	Fett - Mehrfach ungesättigt	Cholesterin	Natrium
Artischocke, roh	82,5	22	2,4	2,6	10,8	0,1	*	*	+	0	47
Aubergine, roh	92,6	17	1,2	2,5	2,8	0,2	*	*	+	0	3
Austernpilz	90,9	11	2,4	+	5,9	0,1	0,02	0,01	0,1	*	6
Bambussprossen	91,0	17	2,5	1,0	*	0,3	0,1	0,01	0,2	*	6
Blumenkohl, roh	91,7	22	2,4	2,3	2,9	0,3	0,04	0,01	0,1	0	16
Blumenkohl, gekocht	93,0	18	2,1	2,0	2,0	0,2	*	*	+	0	11
Bohnen, gekocht	92,4	27	1,6	4,4	3,0	0,3	*	*	+	0	*
Brennessel	92,0	12	3,0	*	*	*	*	*	+	0	18
Brokkoli, gekocht	21,9	22	2,8	2,0	2,7	0,2	*	*	+	0	9
Champignon	93,6	15	2,7	0,6	2,0	0,2	0,04	0	0,1	0	8
Chicorée, roh	94,4	16	1,3	2,3	1,3	0,2	0,03	0,01	0,1	0	4
Eisbergsalat	94,3	13	0,7	1,9	0,6	0,3	*	*	+	0	2
Erbsen, gekocht	81,5	28	5,4	10,4	4,1	0,5	*	*	+	0	2
Feldsalat	93,4	14	1,8	0,7	1,5	0,4	*	*	+	0	4
Fenchel, roh	86,0	24	2,4	2,8	4,2	0,3	*	*	+	0	86
Gemüsebrühe, verzehrfertig	98,0	3	0,3	0,2	*	0,1	*	*	+	0	495
Gurken, roh	96,4	12	0,6	1,8	0,5	0,2	0,1	0,01	0,1	0	8
Ingwer	81,0	61	2,5	11,0	*	0,8	*	*	+	0	34
Kartoffel, gekocht (mit Schale)	77,8	70	2,0	14,8	1,7	0,1	*	*	+	0	3
Kartoffelchips	*	539	5,5	40,5	*	39,4	*	*	+	0	450

Kalium	Calcium	Phosphor	Magnesium	Eisen	Zink	Kupfer	Vitamin A	Vitamin B1 (Thiamin)	Vitamin B2 (Riboflavin)	Niacin	Vitamin B6	Vitamin C	Folsäure	Vitamin B12
mg	mg	mg	mg	mg	µg	µg	µg	mg	mg	mg	mg	mg	µg	µg
*	*	*	*	*	*	*	*	*	*	*	*	0	*	*
*	*	*	*	*	*	*	*	*	*	*	*	0	*	*
350	53	130	26	1,5	*	320	4	0,14	0,01	0,9	*	8	*	*
224	13	21	11	0,4	280	90	7	0,04	0,04	0,6	0,08	5	31,0	0
254	12	67	13	1,23	*	*	*	0,19	0,29	10,0	0,09	0,6	*	*
470	15	55	*	0,7	*	*	2	0,13	0,08	0,6	*	6	*	*
328	22	54	17	0,6	257	42	2	0,10	0,11	0,6	0,20	69	125,0	0
217	80	41	*	0,4	*	*	2	0,09	0,08	0,5	*	45	*	*
151	50	37	*	0,6	*	*	53	0,07	0,09	0,5	*	12	*	*
316	190	61	*	41,0	*	*	800	*	*	*	*	200	*	*
324	87	65	*	0,9	*	*	*	0,09	0,18	0,9	*	90	*	*
418	10	120	13	1,1	540	390	2	0,10	0,45	4,7	0,06	4	25,0	0
192	26	26	13	0,7	163	101	572	0,05	0,03	0,2	0,05	10	50,0	0
160	19	18	5	0,4	*	*	208	0,11	0,01	*	0,03	3	*	*
213	22	91	*	1,3	*	*	53	0,23	0,16	2,0	*	17	*	*
420	32	49	13	2,0	442	110	650	0,07	0,08	0,4	0,25	35	145,0	0
494	109	51	49	2,7	250	60	783	0,23	0,11	0,2	0,10	93	100,0	0
11	12	73	4	0,1	*	*	*	*	*	*	*	*	*	*
141	15	23	8	0,5	206	50	65	0,02	0,03	0,2	0,04	8	27,0	0
910	97	140	130	17,0	*	*	*	*	*	*	*	*	*	*
443	10	50	*	0,8	*	*	2	0,10	0,05	1,0	0,2	14	*	*
1000	52	147	64	2,3	972	730	10	0,22	0,1	3,4	*	8	*	*

Lebensmittel	Wasser	Kalorien	Eiweiß (Protein)	Kohlenhydrate	Ballaststoffe	Fett – Gesamt	Fett - Gesättigt	Fett - Einfach ungesättigt	Fett - Mehrfach ungesättigt	Cholesterin	Natrium
je 100g	g	kcal	g	g	g	g	g	g	g	mg	mg

***Gemüse und Gemüseprodukte** (Fortsetzung)*

Lebensmittel	Wasser	Kalorien	Eiweiß (Protein)	Kohlenhydrate	Ballaststoffe	Fett – Gesamt	Fett - Gesättigt	Fett - Einfach ungesättigt	Fett - Mehrfach ungesättigt	Cholesterin	Natrium
Knoblauch, roh	64,0	139	6,1	28,4	*	0,1	0,02	+	0,1	0	*
Kohlrabi, roh	91,6	24	2,0	3,7	1,4	0,1	0,03	0,01	0,1	0	32
Kopfsalat, roh	95,0	12	1,3	1,1	1,4	0,2	0,04	0,01	0,1	0	8
Meerrettich, roh	76,6	63	2,8	11,7	3,6	0,3	0,05	0,03	0,2	0	9
Möhren, roh	86,2	28	1,1	5,2	3,4	0,2	0,04	0	0,1	0	60
Möhren, gekocht	91,2	18	0,8	3,1	2,5	0,2	*	*	*	0	42
Paprika, roh	91,0	20	1,2	2,9	3,6	0,3	0,1	0,01	0,2	0	2
Petersilie (Blatt), roh	81,9	50	4,4	7,3	4,3	0,4	0,04	0,01	0,2	0	33
Porree, roh	89,0	25	2,2	3,2	2,3	0,3	0,1	0,01	0,2	0	5
Pfifferling	91,5	12	1,6	0,2	4,7	0,5	*	*	+	0	3
Radieschen, roh	94,4	14	1,1	2,0	1,6	0,1	0,03	0,02	0,1	0	17
Pommes Frites	43,6	290	4,2	35,7	4,0	14,5	*	*	+	0	6
Rettich, roh	94,0	14	1,0	1,9	2,5	0,2	0,03	0,02	0,1	0	18
Rosenkohl, gekocht	87,9	31	3,8	2,4	4,0	0,5	*	*	0,2	0	5
Rote Bete, roh	86,2	41	1,5	8,4	2,5	0,1	0,02	0,01	+	0	58
Rotkohl, roh	91,8	21	1,5	3,2	2,5	0,2	0,03	0,01	0,1	0	4
Sauerkraut, roh	90,7	17	1,5	0,8	2,2	0,3	*	*	*	0	355
Schnittlauch, roh	83,3	27	3,6	1,6	6,0	0,7	0,1	0,02	0,4	0	3
Sellerie (Stauden-), roh	92,9	15	1,2	2,2	2,6	0,2	*	*	+	0	134
Spargel, gekocht	95,0	13	1,7	1,2	1,0	0,1	*	*	+	0	2
Spinat, gekocht	92,9	14	2,3	0,5	2,1	0,3	*	*	+	0	46
Spinat, tiefgefroren	94,5	14	2,3	0,5	2,3	0,3	*	*	+	0	40
Steinpilz	87,6	17	2,8	0,5	6,0	0,4	*	*	+	0	6
Tomaten, roh	94,2	17	1,0	2,6	1,0	0,2	0,04	0,03	0,1	0	3
Wirsing, gekocht	92,5	25	2,2	3,1	2,0	0,4	*	*	+	0	6

Kalium	Calcium	Phosphor	Magnesium	Eisen	Zink	Kupfer	Vitamin A	Vitamin B1 (Thiamin)	Vitamin B2 (Riboflavin)	Niacin	Vitamin B6	Vitamin C	Folsäure	Vitamin B12
mg	mg	mg	mg	mg	µg	µg	µg	mg	mg	mg	mg	mg	µg	µg
*	38	134	*	1,4	575	149	*	0,20	0,08	0,6	*	14	*	*
372	68	51	43	0,9	260	47	2	0,05	0,05	1,0	0,07	63	70,0	0
172	20	22	9	0,3	372	49	244	0,06	0,08	0,3	0,06	13	75,0	0
554	105	65	33	1,4	1400	140	4	0,14	0,11	0,6	0,20	114	*	*
290	41	36	17	2,1	303	51	1,7 mg	0,07	0,05	0,6	0,3	7	55,0	0
189	37	30	*	0,6	*	*	*	0,06	0,03	0,5	*	5	*	*
177	10	29	12	0,7	180	71	22	0,07	0,05	0,4	0,27	140	60,0	0
1000	245	128	41	6,0	619	142	1004	0,14	0,30	1,4	0,2	166	149,0	0
235	87	46	18	1,0	310	53	11	0,09	0,07	0,5	0,26	26	103,0	0
367	4	56	14	6,5	650	200-1000	217	0,02	0,23	6,5	*	6	*	0
255	35	28	8	1,2	199	53	4	0,04	0,04	0,2	0,06	27	24,0	0
926	20	112	*	1,9	*	*	*	0,14	0,09	2,5	*	30	*	*
322	32	30	15	0,8	265	37	2	0,03	0,03	0,4	0,06	29	24,0	0
288	27	76	18	0,8	*	*	52	0,08	0,14	0,6	0,20	87	*	*
335	29	45	25	0,9	344	80	2	0,03	0,04	0,2	0,05	10	83,0	0
267	35	32	18	0,5	240	42	3	0,07	0,05	0,4	0,15	50	35,0	0
288	48	43	14	0,6	320	130	3	0,03	0,05	0,2	0,20	20	31,0	*
434	129	75	44	1,9	*	*	50	0,14	0,15	0,6	*	47	*	0
344	80	48	12	0,5	*	*	118	0,05	0,08	0,6	0,09	7	7,0	0
126	18	38	15	0,6	*	*	45	0,09	0,10	0,7	0,04	16	*	*
324	126	41	46	2,2	*	*	*	0,07	0,16	0,5	*	29	*	*
320	120	45	46	2,1	*	*	500	0,09	0,16	0,5	*	29	*	*
341	4	85	12	1,0	700	230	*	0,03	0,37	4,9	*	3	*	0
242	9	18	14	0,6	168	60	114	0,06	0,04	0,5	0,10	25	44,5	0
210	45	40	9	0,6	*	*	*	0,04	0,06	0,3	*	35	*	*

Lebensmittel	Wasser	Kalorien	Eiweiß (Protein)	Kohlenhydrate	Ballaststoffe	Fett – Gesamt	Fett - Gesättigt	Fett - Einfach ungesättigt	Fett - Mehrfach ungesättigt	Cholesterin	Natrium
je 100g	g	kcal	g	g	g	g	g	g	g	mg	mg

Gemüse und Gemüseprodukte *(Fortsetzung)*

Zucchini	93,0	19	1,6	2,2	1,1	0,4	*	*	+	0	3
Zuckermais, in Dosen	72,9	110	3,2	21,0	2,0	1,5	*	*	*	0	209
Zwiebel, roh	88,0	28	1,3	4,9	1,8	0,3	0,1	0	0,1	0	9

Getreide und Getreideerzeugnisse

Getreide, Mehl und Nudeln

Cornflakes	6,0	356	7,2	79,6	4,0	1,0	*	*	+	0	938
Eierteigwaren (Nudeln), roh	10,0	347	13,0	70,0	3,4	3,0	*	*	0,9	94	17
Früchtemüsli, ohne Zucker, i. D.	12,0	363	10,7	60,2	7,7	8,8	*	*	2,7	0	55
Haferflocken	10,3	354	12,3	58,1	9,5	8,0	1,4	2,6	3,2	0	5
Reis (natur), Korn	13,1	343	7,4	73,4	2,2	2,2	0,6	0,6	0,8	0	10
Reis (parboiled), gekocht	73,0	106	2,0	24,0	0,3	0,2	*	*	0,1	0	2
Roggenmehl, Type 1150	13,6	319	8,9	67,8	8,0	1,3	*	*	0,4	0	1
Vollkornnudeln, roh	10,0	343	15,0	64,0	8,0	3,0	*	*	0,3	0	32
Weizenmehl, Type 405	14,1	335	10,6	71,0	4,0	1,0	*	*	0,4	0	2

Backwaren

Apfelkuchen, gedeckt	56,0	203	2,7	31,2	1,9	7,5	*	*	1,9	22,0	80
Nusskuchen	24,0	436	6,6	36,9	2,0	29,1	*	*	2,1	39,0	190
Roggenbrot	40,0	217	6,2	45,7	6,5	1,0	*	*	0,5	0	523
Roggenmischbrot	41,0	210	6,4	43,7	6,2	1,1	*	*	0,6	0	537
Vollkornbrot, mit Sonnenblumenkernen	40,0	231	9,0	39,9	5,0	3,9	*	*	2,1	0	590
Weißbrot	39,0	233	7,5	48,0	3,0	1,2	*	*	0,7	0	540
Weizentoastbrot	36,0	260	6,9	48,0	3,6	4,5	*	*	0,6	0	551

Kalium	Calcium	Phosphor	Magnesium	Eisen	Zink	Kupfer	Vitamin A	Vitamin B1 (Thiamin)	Vitamin B2 (Riboflavin)	Niacin	Vitamin B6	Vitamin C	Folsäure	Vitamin B12
mg	mg	mg	mg	mg	µg	µg	µg	mg	mg	mg	mg	mg	µg	µg
152	30	25	*	1,5	260	45	37	0,20	0,09	0,4	0,1	16	*	0
230	*	*	*	*	*	*	*	*	*	*	*	*	*	*
135	31	42	11	0,5	220	46	1	0,03	0,03	0,2	0,13	10	7,0	0
120	13	59	14	2,0	280	200	28	0,06	*	1,4	+	75	5,7	0
164	27	195	67	1,6	1600	150	60	0,20	0,10	2,0	0,06	0	11,0	*
580	70	325	120	3,6	*	*	38	0,53	0,12	0,1	0,22	+	*	*
348	54	391	135	4,6	4060	530	*	0,65	0,15	1,0	0,16	0	87,0	0
150	23	325	157	2,6	1520	240	0	0,41	0,09	5,2	0,28	0	16,0	0
28	10	28	10	0,9	*	*	0	0,11	0,01	1,0	0,20	0	*	*
297	20	196	67	2,6	*	*	41	0,22	0,11	1,1	*	0	*	*
165	25	172	53	3,8	*	*	*	0,31	0,13	3,1	0,20	*	*	*
108	15	74	*	1,5	1050	170	+	0,06	0,03	0,7	0,18	0	10,0	0
100	55	66	9	0,6	*	*	50	0,03	0,04	0,7	0,04	5	*	*
200	254	252	47	1,4	*	*	110	0,12	0,09	1,9	0,17	+	*	*
244	29	118	35	2,5	1240	270	0	0,18	0,12	0,9	0,20	0	16,0	0
185	23	136	40	2,3	*	*	0	0,18	0,08	1,0	0,12	0	32,0	0
250	35	298	106	2,8	*	*	*	0,21	0,10	4,9	0,25	0	*	*
130	58	90	24	0,9	*	*	*	0,09	0,06	1,0	0,02	0	15,0	0
160	25	90	24	2,2	*	*	*	0,08	0,05	1,0	0,11	0	*	*

Lebensmittel	Wasser	Kalorien	Eiweiß (Protein)	Kohlenhydrate	Ballaststoffe	Fett - Gesamt	Fett - Gesättigt	Fett - Einfach ungesättigt	Fett - Mehrfach ungesättigt	Cholesterin	Natrium
je 100g	g	kcal	g	g	g	g	g	g	g	mg	mg

Hülsenfrüchte, Nüsse und Samen

Lebensmittel	Wasser	Kalorien	Eiweiß (Protein)	Kohlenhydrate	Ballaststoffe	Fett - Gesamt	Fett - Gesättigt	Fett - Einfach ungesättigt	Fett - Mehrfach ungesättigt	Cholesterin	Natrium
Cashewnuss	4,0	569	17,2	30,5	2,9	42,0	8,5	24,4	6,9	*	15
Erdnuss, geröstet	1,6	588	26,4	9,4	11,4	49,4	7,2	22,7	14,8	*	5
Linsen	11,8	315	23,5	52,0	10,6	1,4	*	*	*	*	6,6
Pinienkerne	3,0	674	13,0	20,5	1,0	60,0	*	*	*	*	*
Pistazienkerne	5,3	618	20,8	17,5	6,5	51,6	7,1	34,9	6,8	*	*
Sojakäse (Tofu)	85,0	85	8,0	2,0	0,5	5,0	*	*	2,0	*	7
Walnuss	5,0	666	15,0	12,1	6,1	62,0	6,8	9,8	40,9	*	2

Obst und Obstprodukte

Lebensmittel	Wasser	Kalorien	Eiweiß (Protein)	Kohlenhydrate	Ballaststoffe	Fett - Gesamt	Fett - Gesättigt	Fett - Einfach ungesättigt	Fett - Mehrfach ungesättigt	Cholesterin	Natrium
Ananas, roh	84,7	55	0,4	12,4	1,5	0,2	*	*	*	0	2
Apfel, ungeschält, roh	84,4	54	0,3	11,4	2,0	0,6	0,2	0,01	0,2	0	3
Apfelmus	84,3	79	02	19,2	2,0	0,1	*	*	*	0	2
Apfelsaft	88,0	57	0,1	11,7	+	+	*	*	+	0	2
Apfelsine, roh	85,9	42	1,0	8,3	1,6	0,2	0,02	0,1	0,1	0	1
Apfelsinensaft, frisch gepresst	88,2	46	0,7	9,4	*	0,2	*	*	0,1	0	1
Apfelsinensaft, ungesüßte Handelsware	87,6	44	0,7	9,0	*	0,2	*	*	0,1	0	1
Aprikosen, roh	86,3	43	1,0	8,5	1,5	0,1	*	*	+	0	2
Aprikosen, Konfitüre	36,9	248	0,3	60,6	0,6	0,1	*	*	+	0	*
Avocado, roh	66,0	221	1,9	0,4	6,3	23,5	3,4	16,5	2,0	0	3
Banane, roh	73,9	94	1,1	21,4	1,8	0,2	0,1	0,02	0,1	0	1
Birne, roh	84,3	55	0,5	12,4	3,3	0,3	0,1	0,03	0,1	0	2
Erdbeere, roh	89,9	32	0,8	5,5	1,6	0,4	0,04	0,1	0,2	0	2
Erdbeeren, Konfitüre	40,8	256	0,3	62,6	0,5	0,2	*	*	0,1	0	*
Grapefruit, roh	88,9	45	0,6	9,0	1,6	0,2	0,04	0,03	0,1	0	2

Kalium	Calcium	Phosphor	Magnesium	Eisen	Zink	Kupfer	Vitamin A	Vitamin B1 (Thiamin)	Vitamin B2 (Riboflavin)	Niacin	Vitamin B6	Vitamin C	Folsäure	Vitamin B12
mg	mg	mg	mg	mg	µg	µg	µg	mg	mg	mg	mg	mg	µg	µg
552	31	375	270	2,8	2090	3700	10	0,63	0,25	1,8	*	*	*	0
777	65	410	180	2,3	3380	610	110	0,25	0,14	14,3	0,40	0	*	0
810	74	412	129	7,5	3730	715	17	0,45	0,26	2,2	0,60	*	168,0	0
*	12	605	*	5,2	*	*	8	1,30	0,23	4,5	*	*	*	*
1020	130	500	160	7,3	*	*	25	0,69	0,20	1,5	*	7	58,0	0
121	105	98	103	5,4	*	*	4	0,08	0,05	0,2	0,05	0	15,0	0
570	87	410	135	2,1	2700	880	10	0,35	0,10	1,0	0,87	3	77,0	0
172	16	9	17	04	123	61	3	0,08	0,03	0,2	0,08	20	4,0	0
144	7	12	6	0,5	103	53	6	0,04	0,03	0,3	0,1	12	12,0	0
114	4	6	10	0,4	100	30-260	6	0,01	0,02	0,1	0,06	2	4,0	0
109	7	8	4	0,3	120	59	7	0,02	0,03	0,3	0,05	1	3,10	0
177	42	22	14	0,4	106	59	3	0,09	0,04	0,4	0,1	50	42,0	0
157	11	16	12	0,2	42	80	12	0,10	0,03	0,4	0,05	52	41,0	0
186	13	17	12	0,3	120	57	12	0,08	0,02	0,3	0,03	42	24,0	0
280	17	22	9	0,6	139	134	135	0,04	0,05	0,7	0,07	10	3,60	0
104	8	11	*	*	*	*	*	0,01	0,02	*	*	*	*	*
503	10	38	29	0,6	410	225	7	0,08	0,15	1,1	0,50	13	30,0	0
382	8	27	36	0,6	210	105	8	0,05	0,06	0,7	0,37	11	17,0	0
128	9	13	8	0,3	162	72	2	0,03	0,04	0,2	0,02	5	14,0	0
147	24	29	15	1,0	269	46	2	0,03	0,06	0,6	0,06	62	65,0	0
62	9	10	*	*	*	*	*	0,01	0,01	0,3	*	9	*	*
180	18	16	10	0,4	129	46	98	0,05	0,03	0,2	0,03	44	11,0	0

Lebensmittel	Wasser	Kalorien	Eiweiß (Protein)	Kohlenhydrate	Ballaststoffe	Fett - Gesamt	Fett - Gesättigt	Fett - Einfach ungesättigt	Fett - Mehrfach ungesättigt	Cholesterin	Natrium
je 100g	g	kcal	g	g	g	g	g	g	g	mg	mg
***Obst und Obstprodukte** (Fortsetzung)*											
Grapefruit, Saft (frisch gepresst)	89,8	36	0,6	7,2	*	0,1	*	*	+	0	1
Heidelbeeren, roh	84,2	37	0,7	6,1	4,9	0,6	*	*	*	0	1
Himbeeren, roh	84,5	33	1,3	4,8	4,7	0,3	*	*	*	0	1
Honigmelone, roh	85,4	54	0,9	12,4	0,7	0,1	0,03	0,01	+	0	20
Johannisbeeren, rot	84,7	33	1,1	4,9	3,5	0,2	0,04	0,03	0,1	0	1
Johannisbeeren, schwarz	81,3	39	1,3	6,1	6,8	0,2	0,03	0,01	0,1	0	1
Johannisbeeren, Konfitüre	35,0	257	0,5	62,2	2,1	0,2	*	*	0,1	0	*
Kirschen (süß), roh	81,6	63	0,9	13,3	1,3	0,3	0,1	0,1	0,1	0	3
Kirschen (sauer), roh	84,3	53	0,9	9,9	1,1	0,5	*	*	*	0	2
Kirschen, Konfitüre	36,6	250	0,5	60,8	0,5	0,1	*	*	+	0	90
Kiwi	83,5	50	0,9	9,1	2,1	0,6	*	*	*	0	4
Mandarinen, roh	86,7	46	0,6	10,2	2,0	0,3	*	*	+	0	2
Mango, roh	83,0	59	0,5	12,8	1,7	0,5	0,1	0,2	0,1	0	5
Mirabellen, roh	82,4	67	0,7	15,0	0,9	0,2	*	*	+	0	+
Olive (grün), mariniert	75,0	133	1,4	1,8	2,4	13,3	1,8	10,2	1,3	0	2250
Olive (schwarz), griech. Art	43,8	351	2,2	4,9	*	35,8	*	*	*	0	3288
Pfirsich, roh	87,5	43	0,7	9,4	1,9	0,1	*	*	+	0	1
Pflaumen, roh	83,2	49	0,6	10,2	1,6	0,2	0,03	0,01	0,1	0	2
Wassermelone	90,3	37	0,6	8,3	0,2	0,2	0,1	0,03	0,1	0	1
Weintrauben, roh	81,3	68	0,7	15,2	1,5	0,3	0,1	0,01	0,1	0	2
Weintraubensaft	82,5	68	0,2	16,6	*	+	*	*	+	0	3
Zitrone, roh, geschält	89,3	36	0,7	3,2	4,3	0,6	*	*	*	0	3

Hinweise:

+ in Spuren
* keine Angaben

Kalium	Calcium	Phosphor	Magnesium	Eisen	Zink	Kupfer	Vitamin A	Vitamin B1 (Thiamin)	Vitamin B2 (Riboflavin)	Niacin	Vitamin B6	Vitamin C	Folsäure	Vitamin B12
mg	mg	mg	mg	mg	µg	µg	µg	mg	mg	mg	mg	mg	µg	µg
142	10	13	9	0,2	*	30	*	0,04	0,02	0,2	0,01	40	1,0	0
65	13	11	2	0,9	108	97	2	0,02	0,02	0,4	0,06	22	6,0	0
169	40	44	30	1,0	*	*	4	0,03	0,07	0,3	0,08	25	30,0	0
330	6	21	10	0,2	*	*	783	0,06	0,02	0,6	*	32	30,0	0
238	29	27	13	0,9	240	140	4	0,04	0,03	0,2	0,05	36	11,0	0
310	43	40	17	1,3	293	141	13	0,05	0,05	0,3	0,08	189	16,0	0
*	*	20	*	*	*	*	*	*	*	*	*	21	*	*
229	17	20	11	0,4	72	115	6	0,04	0,04	0,3	0,05	15	52,0	0
114	8	19	8	0,5	*	*	50	0,05	0,06	0,4	*	12	75,0	0
9	*	9	*	*	*	*	*	*	*	*	*	1	*	*
295	40	31	24	0,8	*	*	7	0,02	0,05	0,4	*	71	*	0
210	33	19	11	0,3	63	56	48	0,06	0,03	0,2	0,02	32	7,0	0
190	10	13	18	0,4	*	*	205	0,05	0,04	0,7	*	37	36,0	0
230	12	33	15	0,5	*	*	42	0,06	0,04	0,6	*	7	*	*
49	96	17	19	1,7	*	*	48	0,03	0,08	0,5	0,02	0	*	0
*	*	29	*	*	*	*	*	*	*	*	*	*	*	*
204	8	21	9	0,5	145	72	15	0,03	0,05	0,9	0,03	10	2,7	0
221	14	18	10	0,4	102	99	13	0,07	0,04	0,4	0,05	5	2,0	0
158	11	11	3	0,4	275	61	38	0,05	0,05	0,3	0,07	6	5,0	0
192	18	20	9	0,5	55	83	5	0,05	0,03	0,3	0,07	4	43,0	0
148	12	12	9	0,4	40	48	*	0,04	0,02	0,2	0,02	1	2-3,0	0
144	19	16	28	0,6	106	129	+	0,05	0,02	0,2	0,06	53	6,3	0

Quellennachweis:

Alle Angaben sind entnommen aus: Die große GU Nährwert Kalorien Tabelle von I. Elmadfa, W. Aign, E. Muskat, D. Fritzsche, Neuausgabe 2000/2001, 128 Seiten, Gräfe und Unzer Verlag.

Stichwortverzeichnis

A

B

C

D

E

F

G

H

I

J

K

L

M

N

O

P

W

Z